现代临床检验技术

朱 军 等/主编

吉林科学技术出版社

图书在版编目（CIP）数据

现代临床检验技术/朱军等主编.--长春:吉林
科学技术出版社,2024.3
　　ISBN 978-7-5744-1187-6

　　Ⅰ.①现… Ⅱ.①朱… Ⅲ.①临床医学－医学检验
Ⅳ.①R446.1

中国国家版本馆CIP数据核字(2024)第064116号

现代临床检验技术

主　　编　朱　军　等
出 版 人　宛　霞
责任编辑　马　爽
封面设计　树人教育
制　　版　树人教育
幅面尺寸　185mm×260mm
开　　本　16
字　　数　295千字
印　　张　12.75
印　　数　1~1500册
版　　次　2024年3月第1版
印　　次　2024年12月第1次印刷

出　　版　吉林科学技术出版社
发　　行　吉林科学技术出版社
地　　址　长春市福祉大路5788号出版大厦A座
邮　　编　130118
发行部电话/传真　0431-81629529 81629530 81629531
　　　　　　　　　　81629532 81629533 81629534
储运部电话　0431-86059116
编辑部电话　0431-81629510
印　　刷　廊坊市印艺阁数字科技有限公司

书　　号　ISBN 978-7-5744-1187-6
定　　价　80.00元

编　委　会

主　编　朱　军（济南市第五人民医院）

　　　　许晓丽（冠县新华医院）

　　　　李素鹏（枣庄市妇幼保健院）

　　　　王伟东（宁津县人民医院）

　　　　王　娟（高密市阚家中心卫生院）

　　　　毛立萍（平原县中医院）

目　　录

目　录

第一章　医学实验室质量管理

第一节　实验室安全管理

一、临床实验室管理结构、职责及知情同意

医院法人是实验室安全第一责任人,并授权主管领导及实验室主任具体负责,由具体的职能部门主管单位安全管理工作;并设有安全委员会,职责明确,委员会成员由机构负责人、实验室管理者,感染控制人员、实验室技术人员和医学顾问等相关人员组成。

（一）临床实验室生物安全管理委员会工作职责

（1）根据国务院《病原微生物实验室生物安全管理条例》和国家相关的政策、法规、规定,制定科学、严格的管理制度。

（2）定期对有关生物安全规定的落实情况进行检查,对实验室设施、设备、材料等进行检查、维护和更新,以确保其符合国家标准。

（3）实验室使用新技术、新方法从事高致病原性病微生物相关实验活动,应当经医院生物安全管理委员会批准,防止高致病性病原微生物扩散,保证生物安全和操作人员安全的要求。

（4）定期对有关生物安全规定的落实情况进行检查,严防高致病性病原微生物被盗、被抢、丢失、泄漏,保障实验室及其病原微生物的安全。

（5）每年定期对工作人员进行培训,保证其掌握实验室技术规范、操作规程、生物安全防护知识和实际操作技能,并进行考核。

（6）建立会议制度,定期召开会议,研究、协调和解决有关医院生物安全方面的重大事项,遇有紧急问题随时召开会议。

（二）临床实验室安全责任人（科主任）职责和工作任务

（1）坚决执行国家法律法规和相关条例,贯彻实施医院有关生物安全实验室的各项决议;对实验室存在的生物安全问题及隐患应积极处置并及时上报生物安全管理办公室。

（2）任命1～2名具有微生物学实验背景和生物安全培训经历的技术人员为实验室生物安全负责人。

（3）制定生物安全管理制度、生物安全手册、生物安全管理程序、生物安全操作规程（SOP）、生物安全记录文件、生物安全培训计划及应急预案等系列相关文件,持续性改进并逐

步完善生物安全管理体系文件。

(4)负责实验室工作人员的生物安全培训和内部生物安全检查,并向生物安全管理办公室提交培训考核记录和自查报告;建立和完善实验室人员健康监测制度和记录。

(5)在执行各种程序前,应严格审查所有计划、方案、操作程序、仪器设备的安全性,保证各项生物试验记录的真实性和完整性;有权阻止不符合病原微生物实验室生物安全的所有行为。

(6)负责进行实验室生物安全监测和环境卫生学评价,及时向主管院长和生物安全管理专业委员会上报病原微生物实验室生物安全管理与控制的动态。

(7)与实验室生物安全管理员共同组织制定和实施应急系统。

(8)完成医院生物安全管理专业委员会交办的其他相关任务。

(三)实验室生物安全负责人职责和工作原则

(1)接受实验室主任(安全责任人)的任命,并对实验室主任负责,以保证持续贯彻和执行病原微生物实验室生物安全计划和政策。

(2)定期进行生物安全内部检查,包括全面性的工作场所检查,以保证遵守各项安全与健康的政策和标准。

(3)不定期与相关人员讨论违反各项安全政策的有关问题。

(4)确保每一位工作人员都接受安全教育,使他们能够意识或识别各种危险并能够处理感染性材料。

(5)对所有工作人员提供持续性生物安全指导。提供有关操作程序、技术路线改变以及所引进新设备的最新的安全文献和信息。

(6)调查所有潜在性感染或毒性物资的可能泄漏事故,向第一责任人报告调查发现并推荐有效措施。

(7)对工作人员因工作相关原因或可能的实验室获得性感染引起的疾病或缺勤的跟踪随访给予有力支持。

(8)对感染性材料溅洒事件应确保立即进行规范化的消毒处理,并形成详细的书面报告,以便在发生获得性实验室感染时备查。

(9)确保已使用材料的去污染,确保感染性废物的安全处置。

(10)确保需维护修理的仪器设备在非实验室工作人员处理前的消毒。

(11)建立病原性材料接收、转运、处置的记录程序和监督程序。

(12)感染性材料或菌种保存应建立管理档案并向主管部门报告。

(13)在执行程序前应审查所有计划、方案及操作程序的安全性。

(四)实验室工作人员职责和工作原则

(1)在实验室主任领导下和在实验室生物安全负责人指导下,负责所在专业组生物安全工作。

(2)认真阅读实验室生物安全手册、实验室通用安全手册,认真履行各项规章制度和标准操作规程。

（3）负责实施生物安全防护制度和病原微生物标准操作规范。有义务对各项手册和规程存在的生物安全缺陷提出书面建议。

（4）自觉接受上级医疗机构和经授权的医院相关部门生物安全培训。

（5）配合科室做好实习生和进修人员的生物安全培训和监督。

（6）负责自查本专业组生物安全工作并做好各项生物安全实验记录。

（7）出现问题及时向生物安全负责人或主任汇报，并按规定及时处理。

（8）有权拒绝违反实验室生物安全规程的所有操作，并及时向实验室主任汇报。

（9）严格按上岗证书规定的病原微生物菌（毒）种进行实验室操作，严禁超执业范围和能力从事病原微生物实验室工作。

二、临床实验室安全责任知情同意书

临床实验室安全责任知情同意书的具体内容如下。

根据国家相关法律法规的要求和临床实验室安全委员会制定的有关病原微生物实验室生物安全管理的一系列部门规章制度的规定，现将相关事宜告知如下：

（1）本人已熟读了本实验室生物安全手册等相关受控文件，意识到本实验室存在病原微生物获得性感染的风险和危害，对所读内容无任何疑义，对部门告知的内容已完全清楚和全面了解，并能认真履行告知的义务，全面接受各级卫生行政部门的监督管理。

（2）在实验室病原微生物检测工作中，自觉遵守《传染病防治法》《病原微生物实验室生物安全管理条例》《实验室生物安全通用要求》《病原微生物实验室生物安全环境管理条例》《人间传染的病原微生物名录》《可感染人类的高致病性病原微生物菌（毒）种或样本运输管理规定》等相关的规章、规范性文件、技术标准和规范的规定及病原微生物实验室管理的要求。

（3）根据核准的内容从事病原微生物检测工作，不得擅自改变病原微生物检测项目范围；不更改病原微生物技术操作流程，严格规范执行各种标准化操作程序，认真如实填报各项实验记录，认真履行病原微生物实验室消毒和灭菌规则及规范。

（4）有权拒绝违反实验室生物安全的一切操作，对实验室存在的生物安全等所有缺陷或隐患有权向生物安全负责人或生物安全主管进行书面报告并自留有效文件备查。同时有义务完成国家卫生健康委员会和上级生物安全管理专业委员会交办的其他相关任务。

（5）本人已知在实验室工作，有可能感染《人间传染的病原微生物名录》确定的已知的各种病原微生物如病毒性肝炎、艾滋病、梅毒等感染性疾病及由于医学学科发展的局限性等尚未了解的其他病原微生物的感染。

（6）本人保证：如违反了国家有关病原微生物实验室生物安全管理的法律、法规、规章、标准、规范、规范性文件的规定，本人将承担由此所产生的所有法律责任和民事责任。

（7）对于上述内容和有关实验室安全的其他相关文件内容，本人已被详细告知并能全面遵章执行，本人愿意亲笔签署"知情并同意"意见，同时自签字之日起将履行病原微生物实验室生物安全管理的所有法律责任和民事责任及其义务。

(8)知情同意书签字生效后一式两份,由科室和个人保管以备查询。

三、临床实验室的规章制度

为了保证临床检验质量、优化服务流程,临床实验室必须建立自己的一系列规章制度。制度是规范实验室建设、管理、工作流程中工作人员行为的准则,是临床实验室管理工作的重要环节。实验室规章制度有很多,以下为几个常用的制度。

(一)临床实验室工作制度

1.各级人员职责

明确实验室的组织和管理结构,规定所有人员的职责、权力和相互关系。在院长领导下,临床实验室实行科主任负责制,科主任负责全科的业务、教学、科研、行政管理及质量控制等工作。对其他担任行政职务的管理者、专业主管、质量主管、各级职称的卫生技术人员都要制定相应的岗位职责,形成严密的管理网络,照章行使他们的权利和义务。

2.档案管理制度

档案管理是医院临床实验室管理的重要部分,完整的档案有利于学科建设和日常医疗工作的正常进行,临床实验室档案分文书档案和计算机档案两部分。文书档案包括:①全科人员的个人基本情况;②学科建设管理档案;③仪器设备管理档案;④教学管理档案;⑤各级文件档案;⑥质控管理档案等。上述文书档案尽可能输入计算机,或转换成电子文档备份;计算机档案容易查阅、备份、修订,尤其是质量管理的文档都应该按时间的顺序、专业、项目归类,存档,并加密。

3.急诊检验管理制度

急诊化验室担负全院急诊患者和危重抢救患者的检验任务,要本着坚守岗位、检验准确、报告及时的原则制定急诊检验管理制度。就值班人员岗位职责、急诊检验项目的范围、检验标本操作流程和质量控制要求、检验仪器的使用和保养做出规定。

4.仪器管理制度

仪器是临床实验室工作的基本要素,特别是大型、精密仪器,其管理水平关系到检验的质量保证、工作效率。为了保障仪器最优的完好率、最大的使用率、发挥最好的效益,须制定仪器管理制度。其主要内容包括:建立仪器的档案,落实责任到人,制定操作规程,建立维护、校准、保养程序,规定使用权限,规范仪器的申购和报废程序等。

5.试剂材料管理制度

试剂材料管理是实验室管理的重要组成部分,直接影响检验质量与成本核算。该制度包括:①国家和卫生行政部门对临床实验室使用试剂的规定,许可证制度和有效期要求;②试剂材料采购原则;③试剂材料的质量要求;④试剂材料的入库、出库、账务(包括计算机管理系统)管理;⑤试剂的保存条件;⑥试剂材料管理人员职责等。

6.劳动纪律与考勤制度

为了保证及时完成临床实验室的各项工作任务,协调好日常工作,处理好值班与休息的关系,做到公平、公正地执行制度,各单位临床实验室根据自己的具体情况对劳动纪律、考勤做出规定。

7.计算机管理制度

为了安全有效地使用计算机,充分利用计算机资源进行实验室管理和检验数据管理,有必要制定计算机管理制度。临床实验室计算机按使用功能可分为:和自动化仪器相配套的计算机、检验信息管理计算机、行政事务管理计算机。在医院信息中心的统一管理下,按计算机不同功能制定使用制度、安全管理制度和维护制度。

(二)临床实验室有关质量管理制度

1.临床实验室质量管理制度

质量管理是医疗机构临床实验室管理的重点,没有质量保证的检验不仅不能为临床诊断和治疗提供可靠的信息依据,甚至会误导对疾病的诊断和治疗,给患者带来痛苦和损失。因此,必须建立且严格执行临床实验室质量管理制度。

2.标本采集、管理制度

标本是检验工作的对象,它的管理是检验质量的首要环节,其管理包含如下内容:①原始标本采集的要求和责任人;②标本运送、传输相关规定;③检验标本的唯一标识;④标本的验收和拒收;⑤外来标本管理办法;⑥检验项目确认和患者资料的录入;⑦检验后标本的保存制度。

3.检验报告的签发和复核制度

检验报告单是临床实验室最重要的医疗文书,无论是纸质报告单还是电子报告,都要按《病历书写规范》的格式和内容报告。报告单只能由有发报告权限的人员签发。实习学生、进修生发报告,必须经带教老师审核签字后才能有效。一般要求检验报告单发出前要有第二者复核并签字,只有一人当班的情况,可由本人复核并签字,签字要签全名或盖章。

4.差错事故处理、报告及登记制度

全体检验人员要以对患者高度负责的态度和严肃的法制观念,严格防止差错事故的发生。各实验室要在建立"差错事故防范措施"的基础上建立"差错事故登记报告制度"。发生差错,应及时处理、补救,并保留标本,同时报告科室负责人,严重的要向医务科或分管院长报告。临床实验室差错事故发生、处理后要做登记,接受教训,加强教育。

5.临床实验室信息反馈制度

临床实验室的工作是及时、准确地为临床提供实验数据,检验结果的质量直接影响患者的诊断和治疗。为及时了解临床对临床实验室的意见与要求,可以定期向服务对象征询正面或负面的反馈信息。其方法可以是投诉或抱怨的记录,向临床医生、护士发放调查表征询意见等。临床实验室管理层或者信息专管员除了进行登记、处理外,还要把整改的结果反馈给相应的服务对象,及时总结经验教训,不断提高服务质量和检测水平。

(三)临床实验室安全管理制度

1.安全医疗管理制度

临床实验室的每一位工作人员都应该建立牢固的安全医疗意识,把安全医疗贯穿在整个医疗活动中。认真学习《医疗事故处理条例》,制定安全医疗管理制度,做好医疗文书记录,实验资料记录,检验报告审核等工作。目的是减少差错,杜绝医疗事故的发生。

2.防止医院内感染的管理制度

在临床检验工作中,经常接触患者体液、分泌物、排泄物等标本,若处理不当,有造成医院内感染的危险性。根据国家卫生健康委员会颁布的《医院感染管理办法》及《医院消毒技术规范》的精神,结合临床实验室具体情况,必须制定严密的生物安全防范措施,防止医院内感染的发生和保障实验室工作人员的安全。

3.临床实验室安全、消防制度

严格进行实验室安全管理,建立、执行相应的制度是避免灾害发生,保障实验室安全的重要措施。全体工作人员务必加强安全意识,在用电、用火、化学毒品、易燃品、危险品的管理上认真执行有关制度,责任落实到人。医院、科室要定期组织检查。

此外,科务管理制度还有:临床实验室的科务会制度;临床实验室的科研、教学管理制度;科研课题管理办法;协作课题管理办法;外部服务管理办法;放射性物品管理制度;菌种保管制度;环境卫生制度等。不同实验室根据自己的具体情况制定制度和管理办法。

4.实验室人员准入制度

(1)只有被告知潜在风险、正规培训合格并取得上岗资格,同时符合进入实验室特殊要求(如经过免疫接种)的人,方可进入实验室。

(2)实验室工作人员必须在身体良好的情况下才能进入实验室。出现下列情况则不应进入实验室工作区域:患发热性疾病;感冒;上呼吸道感染;其他导致抵抗力下降的情况;妊娠;已在实验室控制区域内连续工作4小时以上;其他原因造成疲劳状态的情况。

(3)正在开展涉及有关病原微生物工作时,实验室安全责任人或生物安全负责人应禁止或限制不相关人员进入实验室。

(4)易感人员或感染后会出现严重后果的人员,不允许进入实验室。

(5)只有经过实验室安全责任人批准并做好防护的外来人员方可进入实验室工作区域。

(6)禁止儿童进入实验室工作区域。

(7)与实验室无关的动物不许带入实验室。

(8)实验室工作人员和被批准的外部人员进出实验室应进行登记和核实。

(9)实验室安全负责人对每种情况的估计和决定进入实验室工作的人员负有最终责任。

5.实验室感染性材料管理制度

对感染性物资的严格管理是保证实验室生物安全的重要内容之一,只有规范实验室管理制度和有效监督制度的执行状态,才能防止实验室感染性物资的扩散或遗失,避免发生病原微生物实验室获得性感染。因此,要求实验室结合实际和具体情况,制定以下但不局限于以下实验室感染性物资的各项管理规定：①收集标本的容器最好为塑料制品，质地坚固，正确地用盖子或塞子盖好后无泄露，在容器外部不应有残留物。②设有接收标本的房间或空间。③接收标本的工作人员应了解标本对身体健康的潜在危害，做好标准隔离。标本的内层要在生物安全柜内打开，并准备好消毒剂。④废弃的标本或培养物经高压后放入双层黄色垃圾袋内，扎紧后由专职废弃物收集人员收集后集中处理。⑤损伤性废弃物（如针头）放入锐器盒内。⑥在准备及实验过程中，必须严格执行无菌操作，定时、定点、安全、妥善放置；一旦发现污染情况，必须及时采取有效消毒措施，消除污染。每一阶段工作结束后，清洁消毒工作区。⑦感染性材料由科主任指定专人负责保管；保管员应具有高度责任心及熟练操作技能，监控感染性材料外流。⑧建立感染性材料登记册，详细填写感染性材料名称、编号来源、使用、污染和销毁情况。

6.工作人员健康管理制度

为了监控实验室获得性感染和其他职业获得性疾病的发生，应对实验室全体工作人员接受适当的健康监测。具体包括如下：①每年对全体工作人员（包括新上岗人员）进行体检和职业健康评估。②根据体检结果和个人需要，提供主动或被动免疫。③对可能发生实验室感染的各种情形（如意外事故）应及时上报，并进行早期检测和医学干预，做好记录。④实验室技术人员要在身体状况良好的情况下从事相关工作，发生发热、呼吸道感染、开放性损伤、怀孕等或因工作造成疲劳状态，免疫耐受及使用免疫抑制药等情况时，需由实验室负责人同意从事相关工作，但不宜从事高致病性病原微生物的相关工作。⑤实验室应保存工作人员的本底血清及疾病和缺勤记录。⑥实验室人员有生物危害倾向时，启动健康监测程序。⑦实验室人员出现生物危害时，启动实验室工作人员就医程序。⑧出现生物危害倾向或危害时，应及时向实验室安全负责人汇报。⑨实验室工作人员出现生物危害时，由实验室安全负责人负责全程解决；并由责任人向医院生物安全管理专业委员会报告。⑩外来进修、实习人员进入实验室前应接受生物安全培训，签订生物安全知情同意书，必要时可先安排临时性体检，档案保存。

7.临床实验室安全自查制度

为确保实验室安全制度、措施落实到位，避免生物安全等事故，特制定本制度。

(1)实验室安全负责人(科主任)每年至少组织一次生物安全全面检查，检查内容包括：生物安全管理体系运行情况、生物安全管理制度是否完善、是否落实、实验室设施、设备和人员的状态、应急装备、报警体系和撤离程序功能及状态是否正常、可燃性、传染性、放射性以及有毒物质的防护、控制情况、废弃物处置等。

(2)实验室安全负责人负责实验室生物安全的全面管理，检查、督促生物安全监督工作人员工作，每季度进行科室生物安全工作检查，检查内容包括：生物安全监督工作人员作记录、菌(毒)株、样本的运输、保存、使用、销毁情况，生物安全实验室的消毒和灭菌情况以及感染性废弃物的处理情况，生物安全设备的运行、维护情况、防护物资的储备情况。

(3)生物安全监督员负责实验室日常工作的生物安全监督、检查，内容包括：生物安全制度的执行情况、个人防护要求执行情况、实验室人员的生物安全操作是否规范等，及时发现、纠正违规行为，避免生物安全事故。

(4)对于检查中发现的问题及时纠正,必要时制定纠正措施或实施整改,并进行跟踪验证。

(5)按照资料、档案管理制度保存所有检查记录,及时归档。

(6)将自查发现的问题作为实验室生物安全培训计划解决。

8.实验室资料档案管理制度

为确保临床实验室各类记录、资料按要求归档,保存,特制订本制度。

(1)临床实验室的记录、资料保存根据资料和记录的性质,应明确规定档案保存方式和保存期限。

(2)临床实验室记录、资料应至少包括:生物安全手册、生物临床安全管理制度、人员培训考核记录、临床实验室安全检查记录、健康监护档案、事故报告、分析处理记录、废弃物处置记录、实验记录、菌(毒)种和样本收集、运输、保存、领用、销毁等记录、生物危害评估记录、生物安全柜现场检测记录、消毒、灭菌效果监测记录等。

(3)临床实验室资料档案原则上不外借。

(4)因工作需要复制资料档案者需经过审定、批准。

(5)超过保存期限的档案资料、记录,应通过临床实验室生物安全管理委员会讨论、鉴定、批准是否实施销毁,销毁至少由两人实施,做好销毁记录。

9.实验室人员培训和考核制度

为确保实验室全体工作人员熟悉实验室安全法律、法规和相关制度,建立安全意识,保证相关工作人员掌握工作必需的安全知识和技术,避免实验室感染,防止实验室事故,特制定本制度。

(1)制定实验室安全培训、考核计划,报临床实验室生物安全管理委员会批准后实施。

(2)培训对象:为实验室所有相关人员,主要包括实验人员、清洁人员、维修人员等。对新工作人员必须进行岗前培训和岗中指导,对老工作人员应进行周期性的再培训。

(3)培训内容:实验室安全相关法律、法规、办法、标准、本实验室生物安全手册、生物安全管理制度、应急预案、紧急事件的上报和处置程序,生物安全风险、生物安全操作规范、仪器设备的使用、保养、维护、个人防护用品的正确使用、菌(毒)株及样本的收集、运输、保藏、使用、销毁、实验室的消毒与灭菌、感染性废弃物处置、急救等。

(4)针对不同的工作岗位,在全员培训的基础上,组织专项实验室安全培训。

(5)培训应该由取得临床实验室安全师资培训合格的工作人员进行。

(6)培训后应对参加培训的人员进行考核,考核形式可采取多样化,如:笔试、口试、操作等。

(7)对考核合格的人员颁发相关岗位的上岗证或授权书。并将培训内容和考核结果纳入考核者个人档案。

(8)对新上岗、转岗的工作人员进行生物安全相关知识、生物安全手册等培训,明确所从事工作的生物安全风险。

(9)进入实验室的外单位人员(包括进修、实习、见习等人员)由在实验室根据所从事的生物安全进行必要的生物安全培训,所有工作均在带教人员指导下进行,学习期间不得从事风险性较高的工作。

(10)当有关部门颁发、修订的实验室安全相关法律、法规、规范、标准等,实验室生物安全手册进行修改后应组织开展相关内容的培训和考核。

(11)按照档案资料管理制度保存人员培训、考核相关记录。

10.意外事故处理与报告制度

实验室发生职业暴露后按照既往进行的该种污染的生物安全危害评估结果,快速有效地对意外暴露人员进行紧急医学处置;对污染区域进行有效的控制,最大限度地清除和控制对周围环境的污染和扩散,按进行流行病学调查和暴露人员的医学观察等原则和步骤进行处理。为确保意外事件的正常、及时、有效地得到处理,应按以下制度执行。

(1)根据既往进行的生物安全危害的评估和暴露的程度即时进行现场紧急医学处置,消除或最大程度降低病原微生物对暴露人员的伤害,同时,有效地对污染区进行防控,最大限度地防止污染对周围人员和环境的污染。

(2)一般性的小事故在紧急处置后,要立即向实验室负责人报告事故情况和处理方法,以及时发现处理中的疏漏之处和环境污染。

(3)当重大事故发生时,在进行紧急医学处置的同时,要立即向实验室负责人和医院实验室生物安全管理委员会报告情况,实验室负责人和实验室生物安全管理委员会相关人员立即到达现场紧急处理和周围环境污染防控,协调医学专家评估职业暴露的危害和对暴露人员的伤害程度,对药物可以治疗和预防该污染感染的,力争在暴露后最短时间内开始预防性用药,留取人员相应的标本备检,并同时进行医学观察。

(4)建立意外事故登记,详细记录事故发生的时间、地点及经过,暴露方式,操作的具体部位、程度,接触物种类(培养液、血液或其他体液)和含有 HIV 等情况,处理方法及经过(包括赴现场实验室负责人和实验室生物安全管理委员会相关人员以及专家),是否采用药物预防疗法,若是,则详细记录治疗用药情况、首次用药时间(暴露后几小时或几天)、药物不良反应情况(包括肝、肾功能化验结果)、定期检测日期,检测项目和结果等。

(5)根据评估结果建议育龄妇女发生职业暴露和暴露后及进行预防性用药期间,是否要避免或终止妊娠。

(6)记录对暴露现场和周围环境防控的方法,实施形式,人员、范围,评估控制处理的效果,总结评估病原微生物实验室工作程序中是否存在不当,发生暴露人员试验操作是否存在失误,整改措施和实施情况。

11.实验室安全保卫制度

为了做好临床实验室的安全管理工作,做到预防为主,防患于未然,特制定本制度。

(1)临床实验室安全保卫工作实行责任制,并制定应急预案。

(2)实验室的实验活动应与其临床实验室安全防护等级相适应。

(3)非工作人员进入实验室须经实验室工作人员批准。

（4）菌（毒）株、样本等感染性物质、剧毒、易燃、易暴、强酸、强碱等物质实行专人负责，并建立保存清单和领用、销毁记录。当发生上述物质的遗失、被抢、被盗等意外情况时，应启动应急预案。

（5）定期对实验室高压蒸汽灭菌器进行校验，确保消毒灭菌效果、计量检定符合国家压力容器管理的有关规定。

（6）保证实验室自动烟雾和热量探测及报警系统的正常运行，确保消防器材位于固定位置并能正常使用。

（7）实验室工作人员应定期对重点防火部位，易燃易爆化学品使用情况进行检查，及时消除隐患，并定期进行火灾紧急事件处置的培训和演练。

（8）实验室内禁止乱拉临时电源线。

（9）定期对实验室电气安全、仪器设备等进行检查，及时发现，并排除安全隐患。

四、不同场所及人员安全准则

针对不同等级或场所人员的生物安全防护的临床实验室，有不同的安全准则，必须在各实验室的生物安全手册中明列并加以执行。医学实验室根据功能的不同和工作的需要分为BSL-1、BSL-2、BSL-3 和 BSL-4 四个级别。临床实验室一般为 BSL-1 或 BSL-2 实验室，综合型临床实验室可因不同的区域或者单元的不同而进行不同级别设置。BSL-1 和 BSL-2 实验室安全准则分别如下述。

（一）BSL-1 实验室

实验室结构和实施、安全操作规程、安全设备适用于对健康成年人已知无致病作用的微生物。如用于教学用的普通微生物实验室等。BSL-1 适合于非常熟悉的致病因子，对实验人员和环境潜在危险小。实验室没有必要和建筑物中的一般行走区分开。一般按照标准的操作规程，在开放的实验台面上开展工作。不要求、一般也不适用特殊的安全设备和设施。实验人员在实验流程方面受过特殊训练，普通的微生物实验室，对外人的进入不特别禁止，也不需使用生物安全柜。实验一般在普通实验台上进行。由受过微生物或相关学科一般训练的工作人员监督管理实验。BSL-1 实验室安全准则为：

（1）在进行有关培养物及样品实验时，未经实验室负责人同意，禁止或限制出入实验室。

（2）禁止在工作区饮食、饮水、吸烟、化妆和处理隐形眼镜（戴隐形眼镜者也须戴口罩或面罩），不允许在工作区存放食物和日常生活用品。

（3）接触致病因子或含有致病因子的物品后，实验人员应脱掉手套并洗手；离开实验室应要脱手套并洗手。

（4）以机械装置（如移液器）移液，禁止口吸。

（5）制订锐器使用规范。

（6）所有操作均应严格遵守实验室安全操作规程，操作过程应尽可能细心，尽可能避免溅出和气溶胶的产生。

(7)每天至少消毒 1 次台面,活性物质溅出或溢出后应随时消毒台面和其他可能污染表面。

(8)所有的培养物、储存物及其他规定的废弃物在运出实验室前,均应使用可行的方法进行消毒灭活(如高压灭活)。需转移到其他地点进行消毒灭活的物品应置于耐用、防漏的专用密闭容器中(其包装应符合国家相应法规),就近灭活。

(9)采用有效的控制昆虫与啮齿类动物的措施。

(10)存在传染源时,应在实验室入口处贴上生物危险标志,同时注明:致病因子名称、工作人员姓名及电话号码。

(二)BSL-2 实验室

实验室结构和设施、安全操作规程、安全设备适用于对人或环境具有中等潜在危害的微生物。适合于对任何环境中度潜在危险的致病因子,与 BSL-1 的区别在于:实验人员均接受过致病因子处理方面的特殊培训,并由有资格的工作人员指导;进行实验时,限制进入实验室;对于污染的锐器,要特别注意;某些可能产生传染性气溶胶或飞溅物的过程,应在生物安全柜中进行。作为医疗机构中的临床实验室,其主要职能为接受、处理和检测临床样本,临床样本均具有不同程度的潜在传染性。一般情况下,针对血液途径传播的病原体的操作(如 HIV、HBV、HCV 等),建议在 BSL-2 下进行。BSL-2 强调避免皮肤、黏膜接触感染性物质。可能发生液体溅洒、溢出的操作以及可能产生感染性气溶胶的操作(如结核分枝杆菌),应在生物安全柜中进行。BSL-2 实验室应配置生物安全柜和高温消毒灭菌装置。如果涉及化学致癌物质、放射性物质和挥发性溶剂,应在Ⅰ级、Ⅱ级 B 型生物安全柜中进行。BSL-2 实验室安全准则为:在满足 BSL-1 实验室安全准则条件下还需要满足以下要求。

1.设备和防护要求

(1)可能产生致病微生物气溶胶或出现溅出的操作均应在生物安全柜(Ⅱ级生物安全柜为宜)或其他物理抑制设备中进行,并使用个体防护设备。

(2)处理高浓度或大容量感染性材料均必须在生物安全柜(Ⅱ级生物安全柜为宜)或其他物理抑制设备中进行,并使用个体防护设备。上述材料的离心操作如果使用密封的离心机转子或安全离心杯,且它们只在生物安全柜中开闭和装载感染性材料,则可在实验室中进行。

(3)当微生物的操作不可能在生物安全柜内进行而必须采取外部操作时,为防止感染性材料溅出或雾化危害,必须使用面部保护装置(护目镜、面罩、个体呼吸保护用品或其他防溅出保护设备)。

(4)在实验室中应穿着工作服或罩衫等防护服。离开实验室时,防护服必须脱下并留在实验室内,不得穿着外出,更不能携带回家。用过的工作服应先在实验室中消毒,然后统一洗涤或丢弃。

(5)当手可能接触感染材料、污染的表面或设备时应戴手套。如可能发生感染性材料的溢出或溅出,宜戴两副手套,不得戴着手套离开实验室。工作完全结束后方可除去手套。一次性手套不得清洗和再次使用。

2. 设施要求

(1)每个实验室应设洗手池,设置在靠近出口处。

(2)实验室围护结构内表面应易于清洁。地面应防滑、无缝隙,不得铺设地毯。

(3)实验台表面应不透水,耐腐蚀、耐热。

(4)实验室中的家具应牢固。为易于清洁,各种家具和设备之间应保持生物废弃物容器的台(架)。

(5)实验室如有可开启的窗户,应设置纱窗。

(6)应设置实施各种消毒方法的设施,如高压灭菌锅、化学消毒装置等对废弃物进行处理。

(7)应设置洗眼装置。

(8)实验室门应带锁、可自动关闭。

(9)实验室出口应有发光指示标志。

(10)实验室宜有不少于每小时 3~4 次的通风换气次数。

第二节　ISO 15189 质量管理体系

一、管理要求

(一)组织和管理

1. 标准规定

医学实验室或其所在组织应具有明确的法律地位。在我国,从法律上讲,实验室可分为两种情况:一种是实验室本身就是一个独立法人单位,比如,目前在国内逐步开设的私营医学实验室、外资或合资的医学实验中心等;另外一种是,大多数情况下,我国医学实验室本身不是独立法人单位,而是某个母体组织(大多数为医院,部分为研究所、院校等)的一部分,这一母体组织必须是一个独立法人单位,而且母体组织的法定代表人必须正式书面授权实验室,为医学实验室提供的服务活动承担法律责任。能满足以上两种情况之一,并能提供书面的有效法律证据,则可认为满足了标准的要求。

2. 标准规定

医学实验室在其固定机构之外开展由其负责的工作时,均应遵守本标准中的相关规定。固定机构之外的场所主要包括:离开其固定设施的场所(例如远离实验室本部的郊外开阔场试验基地)、相关的临时设施(例如该设施在时间上是临时的,过一定时间后该设施将被拆除或更换,如检验科派出的体检队)、相关的移动设施(如巡诊医疗队中的移动车辆中的检验设施)等。

3. 标准还要求医学实验室

在规定与原始样品检验有关所有成员的职责时,应明确指出其检验活动不应受到经济或政治因素的影响。在我国现有环境下,外界因素影响医学实验室的检验质量是比较常见的。标准中提到经济因素,例如,某些实验室工作人员在接受贿赂后给乙型肝炎患者出具"正常"的检验报告单;实验室试剂采购员在接受贿赂后,采购不合格试剂等。标准中还提到政治因素,这主要是指由于各种因素致使有关领导及成员对实验室工作的干扰。

4.标准规定

管理层应为实验室所有人员提供履行其职责所需的适当的权力和资源。实验室成员要履行好自己的职责,必须拥有一定的权利和资源。

5.标准规定

医学实验室应制定机密信息的保护程序和政策,其中包括与患者和临床工作人员利益相关机密信息,也包括与实验室本身利益相关的机密信息。具体地说,大致可包括(但不局限)以下几个方面:患者的个人信息,包括临床资料和非临床资料,检验结果发放的规定;实验室的所有记录;实验室检验、质控、校准的数据;实验室的电子数据及其传输过程(特别存在实验室内部计算机实行联网,或医院等母体机构计算机实行联网的情况);其他法律法规规定应保密的信息;临床部门、供应商和认可第三方要求保密的信息。

6.标准规定

实验室应明确各个组成部分(部门),并对各个部分(部门)的隶属、管理关系进行清晰的描述。标准还要求明确实验室的隶属关系,例如,医院所属的实验室,要接受所在医院人事、财务、器材等部门的管理。除此之外,医学实验室还可能与其他机构发生关系,例如,国家或地方规定的实验室质量控制部门、计量校准部门,如实验室与这些机构发生关系,就应对这种关系进行明确规定。

7.标准规定

医学实验室应对内部所有成员关系进行规定。这就要求对所有实验室成员进行岗位描述,这种描述层次可从上至下进行,如先描述质量主管,然后再描述质量管理小组各成员;先描述专业实验室组长,再描述专业实验室成员。各岗位职责描述,要求简单明确地指出该岗位的工作内容、职责和权利、与组织中其他部门和职务的关系。这里要着重指出的是,岗位不能漏人,即实验室设立了该岗位,却没有相应的人员配置。当然,一个人可同时负责多个岗位。

另外,实验室应该规定各岗位的任职条件,如岗位要求的基本素质、技术知识、工作经验等条件。并对成员的资质进行评定,没有一定的资质就不能委任相应的职务。

8.标准规定

实验室应设立负责培训及其监督的管理者(或机构)。实验室成员的培训在此标准中占有十分重要地位。人才是实验室正常运行和发展的最基本条件,成员的培训要根据他们的具体职责和经验来进行。负责成员培训和监督的人员应具备相当的资质。实验室应制定其成员培训及监督的相关程序,并对培训计划、培训效果形成记录。

9.标准规定

实验室应设立技术管理层。技术管理层应该由一名或多名在实验室某个专业领域内基本知识、基本技能、学术研究等方面领先的人员组成。他(们)的主要职责是对实验室的运作和发展进行技术指导,并提供相应的资源。

10.标准规定

实验室管理层应任命一名质量主管(也可以采用其他名称)。质量主管应有明确的职责和权利,拥有一定的实验室资源,以保证他能监督实验室整个质量管理体系的有效运行;质量主管直接对实验室管理层(者)负责,其工作不受实验室内其他机构和个人的干扰。

11.实验室的关键职能部门

主要包括最高管理者、技术管理层、质量主管、负责培训的管理者、质量控制或评价管理者以及器材和试剂的管理者等。标准规定,每个部门均有人负责。当然,在人员不够的情况下,可以一人兼多职。

(二)质量管理体系

(1)标准要求建立起来的实验室质量管理体系是文件化的管理体系,实验室的政策、过程、计划、程序和指导书均应形成文件。实验室制定的文件是行动的依据,首先要求执行文件者能接收到并充分理解文件。标准中提出文件要传达到相关人员,并不要求所有文件传达到所有的人。

(2)标准规定质量管理体系应包括(但不限于)内部质量控制,以及参加有组织的实验室间的比对活动,如外部质量评审计划。内部质量控制和有组织的实验室间比对,主要是针对检验项目而言,这是医学实验室质量管理体系中极其重要的部分。

(3)标准要求实验室确立质量管理体系的方针和目标并严格执行。质量方针是由实验室的最高管理者正式发布的该实验室总的质量宗旨和质量方向,它是指引实验室开展质量管理的大纲,是建立质量管理体系的出发点。标准中要求的质量方针包括的内容较多,但应尽可能简明扼要,因为它是以"口号"的形式来表述的。当然,为了便于员工理解,可以在质量手册中加以适度的解释说明。

质量目标是质量方针的具体化,为在一定的时间范围内或限定的范围内,实验室所规定的与质量有关的预期应达到的具体要求、标准或结果。质量目标要符合实验室的实际情况,不可过高或过低,是实验室预期能达到的,且能反应实验室的能力;质量目标是与质量有关的目标,它是围绕质量方针来展开的,与质量无关的实验室目标不应写进质量目标中;质量目标的时间范围多为 3~5 年;质量目标应尽量量化,具有可测量性。

质量方针必须形成文件写入质量手册,要求所有实验室成员熟悉、理解并落实到自己的本职岗位上。

(4)标准对质量手册的内容进行规定。主要包括:引言;医学实验室概述,其法律地位、资源以及主要职责;质量方针;人员的教育与培训;质量保证;文件控制;记录、维护与建档;设施和环境;仪器,试剂和(或)相关消耗品的管理;检验程序的验证;安全;环境方面;研究和开发(如适用);医学伦理学。

一般而言,实验室质量体系的文件可分为 3 个层次:质量手册、程序文件、作业指导书,质量手册位于质量体系文件的顶层。它是阐明实验室的质量方针并描述其整个质量体系的文件，是全部质量体系文件的核心，是质量体系建立和运行的纲领。质量手册还应描述整个质量管理体系文件的结构，使读者能清楚地了解全部质量管理体系文件的名称、内容及相互关系。

（三）文件控制

（1）标准对"文件"进行了定义。标准在"注"中指出：文件是指所有信息或指令，包括政策声明、教科书、程序、说明、校准表、生物参考区间及其来源、图表、海报、公告、备忘录、软件、图片、计划书和外源性文件，如法规、标准或检验程序等。所以，与质量管理有关的上述所有形式的文件都要求得到控制。

（2）实验室应建立文件控制程序，对文件的制定、批准、唯一识别、发布、使用、保存、修订、废止等进行详细规定。

（3）实验室应对制定质量文件所依据的文件和信息（内源性和外源性信息）进行控制，以保证文件的正确性和有效性。

（4）所有文件均应有副本。文件的原版在交付使用部门使用后，副本用于保存。实验室负责人应规定每一文件副本的保存时限。

（5）标准对受控文件保存方式的规定并不十分严格，"可以以适当的纸张或非纸张媒介保存"。实际上，大多数实验室保存文件的常见非纸张形式为电子媒介。但是，不管应以何种形式，均要能使文件长期保存。

（6）文件保存的时限、方式要遵循国家、地区的相关规定。

（7）文件的管理过程中应注意以下问题。

①文件在发布前，必须由获授权人员对之进行审核并签字批准后方可投入使用，以保证现行文件的权威性和有效性。

②记录文件现行版本的有效性是指标明文件的审核人、批准人及批准时间的文件；文件的发行情况时是指文件的发布部门、已发布到哪些部门、发布时间、接收文件者的姓名等。编制文件控制记录，目的是便于查阅、管理，避免使用失效或作废的文件。

③在使用部门的文件应是现行的、经审核和签字批准的文件版本，禁止使用未经批准的、废止的或已过文件使用时限的文件版本。

④实验室应根据各种文件的内容和具体情况，定期对文件进行评审、修订，修订后的文件须经被授权人签字批准后方可再投入使用。

⑤无效或废止的文件不可再存放在所有使用部门，任何部门和个人不得使用无效或废止的文件。

⑥保留或存档的被废止文件必须有明显标志，如标有"作废"字样。

⑦文件的手写修改需注意以下问题：实验室的文件控制程序允许对该文件进行手写修改，并经被授权人签字后可有效使用；实验室的文件控制规定中有该文件手写修改的程序和授权；手写修改之处必须有签字和时期，修改的内容必须书写清楚（不得字迹潦草，难以辨认）；实验室应尽快对已手写修改的文件进行再版重新发布，不应长期使用手写修改的文件；计算机系统

中运行的文件的更改和控制具有一定的特殊性,实验室应制定程序对之进行控制。如设置计算机中文件可供所有实验室成员浏览、仅可被授权者修改等。

(8)文件的唯一标识,其标识内容应包括标题、版本号(如已修订,应加上修订号)、发布日期(如已修订,应加上修订号)、总页数及每页的页码、文件发布部门、来源的标识。

(四)合同的评审

标准中"合同"不仅指我们在日常生活中具有法律效力并正式签订的约定,还包括与临床部门和患者已成惯例和符合双方意向的其他形式的约定。如临床部门要求实验室开展"白血病免疫分型"这一检验项目,而实验室也答应开展这一检验项目,那么这也形成了广义上的合同;实验室常规开展"血红蛋白测定"这一检验项目,临床部门经常申请这一检验项目,那么这也形成广义上的合同等。

(1)实验室应建立和运行合同评审程序,对所有合同在签订前和运行中进行评审,以保证所签订的合同合理、合法,具有可执行性,并使双方的责任得到明确。如果经过合同评审,某合同要发生改变,应注意以下问题:要清楚阐明合同中要变更的双方的要求(包括为达到新的要求所采用的方法),易于被合同各方的相关人员理解,其变更的内容应形成文件;实验室应对满足这些要求的能力和资源进行评审,以证实实验室具备必要的物力、人力和信息资源,以及实验室成员具有相应的专业技能,以满足所从事检验项目的性能要求;在满足合同要求的同时,要充分考虑所服务对象和实验室的具体情况选择合适的检验程序,既能满足临床和患者的需要,又要避免浪费实验室资源。

(2)实验室对合同评审形成记录,记录的内容至少应包括合同的修改内容和参与合同评审的各方的意见与建议。

(3)实验室委托其他实验室进行检验,在签订合同时,也要对合同进行评审。评审所委托实验室的能力和资源时,其方法类似实验室的自我评审。

(4)如同实验室在执行某合同时,不能完全符合合同的要求,就应该通知与合同有关的其他各方。例如实验室常规在4小时内发布"血液常规检验"的检验报告,但由于特殊原因,某一天实验室不能保证在4小时内发布所有检验报告,实验室就应该通知临床、患者等与此有关的部门和个人。

(5)如在执行合同的过程中,实验室发现需修改合同,实验室应严格执行合同修改和评审程序,并将所有修改内容通知所有相关方。例如实验室常规在4小时内发布"血液常规检验"的检验报告,但由于特殊原因,实验室此后不能保证在4小时内发布结果,只能保证在24小时内发布检验结果,实验室就应该对这一修改内容进行重新评审,并将此内容通知临床、患者等与此有关的部门和个人。

(五)委托实验室的检验

(1)实验室在自己不能完成某些检验项目或需要其他实验室的检验结果作为参考而委托其他实验室进行检验时,此实验室称为委托实验室,因此,需对被委托实验室进行评审。首先实验室应建立相应的选择和评审程序,在征求用户意见的基础上,对委托实验室的能力和资源进行评审,并对其检验过程实行监控,以保证所委托检验的质量。

(2)上述这种委托可以是长期的,也可是短期的、暂时的,如签订了合同,就应严格按照合同评审程序定期对之进行严格评审。这种合同要求:对整个委托检验过程(包括检验前和检验后)中对双方的要求都明确规定,并形成文件,且能使双方都准确理解;委托实验室应有能力满足被委托的检验的各方面要求。合同应符合双方的利益,合同中不应出现存在双方利益冲突的内容;对委托出去的检验项目选择合适的检验程序,以便能满足向实验室申请检验的部门和个人的要求,达到相应的效果;合同中应明确规定检验结果的解释责任。

(3)标准还规定:

①实验室对所委托的实验室进行登记,登记的内容可包括实验室的名称、地址、所属机构、所委托的检验项目和时间。

②实验室应对送达委托实验室的样品进行登记,登记内容可包括样品的来源、样品量、样品收集的时间、样品运送人员姓名、样品接收人员及时间、样品质量一般性描述等。

③实验室应将对检验结果负责的实验室的名称和地址提供给实验室服务的用户,对检验结果负责的实验室可以是本实验室或委托实验室,依委托合同中的规定而定。

④检验报告应留有副本,保存于实验室的永久性档案或患者的病历中。

(4)对于检验结果的报告,标准做出了如下规定:

①本实验室而不是委托实验室,负责向实验室服务的用户发布报告。

②检验报告可由委托实验室或本实验室填写。如由本实验室出具报告,则报告中应包括由委托实验室报告结果的所有必需要素,不得做出任何可能影响临床解释的改动。

③实验室在依据委托实验室的报告出具检验报告时,不要求原字原样地抄写,除非国家(或)地方法规有此规定。

④实验室的负责人可根据患者的具体情况以及地方的医疗环境,选择性地对检验结果做出附加的解释性评论。如果报告中有上述评论,应有评论人的签名。

(六)外部服务和供应

包括实验室外部提供给实验室的服务行为和物资产品两个方面。

1.实验室应制定外部服务和供应的政策、程序和标准

凡是可能影响实验室服务质量的外部服务和供应,实验室管理人员应对其选择、使用制定政策、程序,形成文件,并记录归档;实验室所购买的各项物品应符合实验室质量的要求,同时要考虑质量与价格比;对采用外部服务和供应的全过程所采取的措施,包括选择、评价、验证、监控、再评价等,形成记录,并按照国家、地区或当地的要求保存记录;对于一般消耗品,实验室要制定检查、接受/拒收和贮存的程序,也要制定出相应的评价标准,如何种消耗品可以接受,何种消耗品必须拒收。

2.设备及消耗品的验证和验收

对可能影响实验室服务质量的设备及消耗品,在使用前,要验证其标准规格(量的概念)和是否达到相应的规程中所制定的标准(质的概念),质和量中只要有一方面不符合规定就不能

使用。验证供应品的质量,可通过检验质控样品并验证结果的可接受性来做出决定。这里指的"可接受性",可依据权威部门的数据和本实验室的具体情况而定。验证过程中还可利用供应商对质量管理体系的符合性声明,即供应商通过的质量认可情况作为依据。如仪器或试剂有无国家权威机构颁发的许可证。

3.实验室应建立一套供货清单控制系统

它是对外部服务和供应的质量记录,这种记录应在一定的时间内保存。记录的内容至少应包括全部相关试剂、质控材料以及校准品的批号、实验室接收日期以及这些材料投入使用的日期。实验室管理评审要对所有这些质量记录进行评审。

4.外部服务和供应的再评价

评价包括三个方面,第一是供应机构的情况,包括其声誉、质量状况等;第二是对实验室的供应品的质与量;第三是服务情况,包括送货的快慢、售后服务等。对外部服务和供应的再评价要形成记录并保存;对核准的继续采用和不采用的供方及其服务、产品形成记录并保存。

(七)咨询服务

实验室中适当的专业人员应就选择何种检验及服务提供建议,包括检验重复的次数以及所需的样品类型等。适当情况下,还应提供对检验结果的解释。

有关专业人员应定期与临床医生交流,讨论如何利用实验室服务,并就学术问题进行咨询,这些交流应记录归档。有关专业人员应参与临床查房,对总体和个体病例的疗效发表意见。

(八)投诉的解决

对医学实验室的投诉通常是指临床医师、患者或其他方面对实验室服务不满意时,所做的各种形式的表述,包括申诉或声明等,它可以是服务对象的主动投诉,也可以是医学实验室主动收集的服务对象的意见。

实验室应制定政策和程序,对来自临床医师、患者或其他方面的投诉或其他反馈意见的接收、记录、调查、处理等系列过程进行规定。

实验室应对投诉的处理过程进行记录,包括抱怨的内容、调查及结果、处理及措施,并对记录加以保存。

实验室应定期以系统化的方式从其服务对象那里获取正面和负面的反馈信息,对实验室服务质量加以改进。

(九)不符合项的识别与控制

(1)医学实验室的不符合项通常指未能满足其质量管理体系的要求或所服务对象协定的要求,它通常包括不符合其制定的程序的检验过程的任何步骤、不符合其质量管理体系的要求、不符合申请检验的临床医师的要求。

实验室管理层应该制定政策和程序,保证不符合项能够得到识别与控制。这些规定应满足以下要求:

①在发生不符合项时,实验室管理层应指定专人负责解决问题。指定的人员可以是不符

合项所发生环节的管理人员。

②负责人在经过调查后,要制定对不符合项进行纠正的措施。

③如果检验不符合项有可能误导患者的诊断和治疗并导致一定临床后果,实验室应通知申请检验的临床医师。

④如有必要,可终止存在不符合项的检验程序,不发报告,以免不符合项的再次发生。特别是在检验系统出现问题又无法立即解决时,应终止检验。

⑤要立即采取纠正措施,对导致不符合项的原因和操作进行纠正。

⑥如果不符合项的检验结果已经发布,则应在必要时收回,或以适当方式进行标记。

⑦某检验程序出现不符合项并采取纠正措施后,要恢复检验程序的操作,必须得到授权。实验室管理层应对这一授权有明确规定。

⑧所有的不符合项及其处理过程和措施均应形成记录并归档保存,实验室管理层应定期评审这些记录,以发现趋势,并启动预防措施。

(2)不符合项的出现,有时是人为的因素,有时是不可避免的外界环境造成的,也有可能是实验室制定的程序和政策本身存在问题。在对不合格项的处理过程中,如果在现有条件下不符合规定的检验会再次出现,或对于实验室是否能够遵守其自身制定的质量手册中的政策程序有疑问时,就应对产生不合格项的根本原因进行认真的分析,并采取相应的对策,以达到消除不合格项的目的。

实验室应制定程序对上述分析原因、采取对策的过程进行规定,并对原因和对策进行记录。

(3)不符合检验项结果的发出,有可能误导患者的诊断和治疗。实验室应制定并实施有关程序,对不符合检验项结果审核、发布及解释说明等做出详细规定。这些处理过程应予以记录。

(十)纠正措施

实验室应建立纠正措施控制程序,以保证能及时对不符合项进行原因分析,并采取有效的纠正措施。

(1)纠正措施程序应从调查确定问题的根本原因开始,根本原因调查分析是该程序中最关键也是最困难的部分。原因调查分析工作的质量直接影响纠正措施的有效性,若没有发现问题的根本原因,而仅对表面原因进行纠正,则可能无法保证消除问题并防止问题再次发生,也就达不到纠正措施的真正目的。纠正措施程序应包括一个调查过程以确定问题产生的根本原因或潜在原因。

如果在现有条件下问题会再次出现,且无法从根本上消除其原因,那就应采取相应的预防措施。

标准中提到纠正措施应与问题的严重性及其带来的风险的大小相适应,一方面是强调纠正措施的采取必须能达到解决问题的目的,另一方面主要是防止出现矫枉过正。

(2)如果纠正措施,涉及对操作程序进行改动,实验室管理层应将这些改动形成文件并执行。

(3)纠正措施采取以后,不一定能达到预期的目的,实验室管理层应监控每一纠正措施所产生的结果,以确定这些措施可以有效地解决识别出的问题。

(4)如果在对不符合项识别或对纠正措施调查的过程中,怀疑其原因是实验室相关政策、程序或质量管理体系存在缺陷,那就需要实验室管理人员按持续改进条款中的规定对可能存在缺陷的方面进行审核,再采取相应的措施。

纠正措施的结果应提交给实验室管理层进行评审,它是管理评审中所必须进行的内容。

(十一)预防措施

相对已出现的问题所采取的纠正措施而言,预防措施是为消除潜在不符合或其他潜在的不期望的情况的原因所采取的措施,是事先主动识别改进可能性而采取的措施,而不是对已发现的问题或抱怨的反应。它与纠正措施区别的关键在于问题发生没有,若问题已经发生,则采取的对策就是纠正措施;若问题尚未发生,但存在发生的趋势和风险,则采取的措施就是预防措施。

(1)预防措施采取的前提是对不符合项的潜在来源的分析,其原因可能是多方面的,可能是检验程序及其所关联的技术方面的,也可能来自质量管理体系,在采取预防措施前这种原因的分析应该是全面和准确的。在确定不符合项的潜在来源的基础上,决定采取相应的预防措施。如需采取预防措施,应制定、执行和监控这些措施计划,使预防措施有序地进行,避免在此过程中再出现不符合项。预防措施的目的是减少不符合项发生的可能性,并借机对检验程序和质量管理体系加以改进。

(2)实验室应制定预防措施程序,该程序应包括两个方面,一方面是预防措施的启动或者准备,在此阶段不但要对相关的运行程序进行分析、评审,也要对若不采取预防措施可能导致的趋势和风险进行分析,还要对包括外部质量评价在内的相关资料进行分析,以保证预防措施是足够和有效的。另一方面预防措施的实施和监控,预防措施有可能达不到预期效果,所以实验室在采取预防措施后还要进行验证和评价。

(十二)持续改进

(1)实验室持续改进的主要途径是通过定期对所有运行程序进行的系统评审,进而采取改进措施加以实行。

(2)改进措施实行后,实验室管理层应对措施的效果进行评价,其方式为重点评审或对相关方面的审核。

(3)上述对改进措施的评价结果应提交实验室管理层进行评审。当然,如果质量管理体系存在缺陷或可改进的方面,就还应对质量管理体系进行改动。

(4)实验室持续改进的途径是多方面的。标准中提到的质量指示系统,可包括多个方面,如实验室面向患者和临床部门的实验室服务质量问卷调查、内部质量控制、参加的外部质量评价、参加的实验室间的比对等。

(十三)质量和技术记录

记录定义:阐明所取得的结果或提供所完成活动的证据的文件。它为可追溯性提供文件,它是实验室活动结果的表达方式之一,是活动已经发生及其效果的证据性文件,如实验室对所有仪器进行了校准并形成记录,那么仪器校准这一活动的结果就可在记录上表达出来,仪器校准这一活动就可追溯,如果没有记录所有活动的可追溯性就无从谈起。

(1)实验室应建立记录管理程序,对下述方面进行规定:记录应有唯一标识,便于识别;记录的采集,即如何进行记录,应包括记录的方式与形式;实验室应对记录有统一管理,建立记录目录或索引;规定记录查取的方式和权限;规定记录保存的方式、责任人及持续时间;记录的维护以及安全处理,如记录出现破损怎么办,如何防止记录的丢失、盗用等。

(2)记录应清晰,不能字迹模糊;记录的内容和表达要明确,不得模棱两可,以便于检索者查阅和准确理解。记录的存放形式,特别是实验室中有重要意义的医疗记录,要符合国家、地区或当地法规的要求。记录的存放要注意安全,防止丢失或被人盗用;要有一个适宜的环境,以防损毁、破坏。

(3)实验室应规定各种记录及检验结果的保存时间,保存期限应根据检验的性质或每个记录的特殊情况而定,应符合法律法规、客户、官方管理机构、认可机构以及本标准规定的要求。

标准中列出了需要记录的内容,但应强调,标准其他部分要求记录的内容也一定要形成记录。标准列出的记录内容为:检验申请表(在其用作检验申请表时,还包括患者的表格或病历);检验结果和报告;仪器打印出的结果;检验程序;实验室工作记录簿/记录单;查阅记录;校准函数和换算因子;质量控制记录;投诉及所采取的措施;内部及外部审核记录;外部质量评审记录/实验室间的比对;质量改进记录;仪器维护记录,包括内部及外部的校准记录;批次记录文档,供应品的证书,包装嵌入物;差错/事故记录及应对措施;人员培训及能力记录。

(十四)内部审核

审核在 GB/T19001—2000《质量管理体系标准》中的定义为:为获得审核证据并对其进行客观的评价,确定满足审核准则的程度所进行的系统的、独立的并形成文件的过程。内部审核,也称为第一方审核,用于内部目的,有组织自己或以组织的名义进行,可作为组织自我合格声明的基础;外部审核包括第二方审核和第三方审核,第二方审核由组织的相关方(如顾客)或由其他人员以相关方的名义进行,第三方审核由外部独立的组织进行,如国家实验室认可委员会组织的对某实验室的认可。

(1)内部审核是对实验室的质量管理体系中管理及技术的所有要素进行的全面审核,应定期进行。内部审核虽是全面审核,但也要注意重点,特别是对患者护理有重要影响的方面。

(2)实验室应制定内部审核程序并形成文件,对以下方面进行规定:内部审核的负责人,通常是质量主管,也可以由实验室管理层指定其他有资格的人员负责。负责人负责策划、组织并实施内部审核,一般由负责人组织内部审核小组并负责管理。员工不得审核自身的工作,特别是内部审核负责人或内部审核小组成员所担任的工作,应由其他成员进行审核。应对审核类型、频次、方法以及所需的相关文件进行详细规定。针对内部审核发现的问题,实验室应采取适当的纠正或预防措施,并将这些措施形成文件,经讨论后在约定的时间内实施。

正常情况下,刚刚建立质量管理体系后,应进行一次全面的内部审核,以后可每年一次或6个月一次,依据质量管理体系的运行情况而定。

(3)内部审核的结果应提交实验室管理进行评审,它也是管理评审所必须进行的内容。

(十五)管理评审

(1)管理评审是针对实验室质量管理体系及实验室全部的医疗服务(包括检验及咨询工作)的,其目的是确保在患者医疗护理工作中保持稳定的服务质量,并及时进行必要的变动或改进。

管理评审的结果应形成文件,这一文件应包括实验室下一阶段的目标及相应的计划和措施,以及对已出现问题或可能出现问题的环节进行改进的目标及相应的计划和措施。

管理评审的典型周期为每年一次,但是,如果实验室发生重大变化或出现重要情况,则应随时进行管理评审。

(2)标准中列出了管理评审应考虑的内容。在建立质量体系的初期,管理评审间隔应稍微短一些,以保证一旦发现该质量管理体系或其他活动有需要改进之处时,能够及早采取应对措施。

(3)应尽可能地监控并对实验室在患者医疗护理工作中所提供的服务质量和适宜性做出客观评价,其主要途径是增加与患者及临床医疗护理工作人员的交流,从中收集意见和建议。

(4)管理评审的结果以及应采取的措施是实验室管理方面重要的材料,它对指导实验室下一步工作具有重要意义,所以应将它们记录归档,也应向实验室人员通报。

二、技术要求

(一)人员

(1)标准规定实验室管理层应该做三方面工作,第一确定组织规划,即设立各种职权部门和岗位;第二要制定人事政策,包括人员的资质评定、任用及奖惩制度等;第三是对所有人员的工作内容、职责和权利、与组织中其他部门和职务的关系进行规定。做好了这三方面的工作,实验室所有人员资格和责任就得到了确定。

(2)实验室管理层应建立并保存全部人员档案,其内容包括相关教育背景、专业资格、培训、工作经历以及能力的记录,具体包括如下内容:证书或执照;如果实验室成员以前在另外的工作单位工作过,那就要记录此单位对他的评价;工作描述:工作内容、职责和权利、与组织中其他部门和职务的关系;继续教育及成绩的记录;能力评估记录;差错或事故报告的记录。这种实验室成员的档案保存,既要具有保密性,也要方便授权人员获取和查阅。档案中有关工作人员健康状况的其他记录(包括接触职业危害的记录和免疫接种的情况),具有一定的保密性,只有经授权的人员才可以查看。

(3)标准对实验室负责人提出了要求:实验室必须有明确的负责人;实验室负责人可以是

一个,也可以是多个;实验室负责人必须具有相应的能力,其能力从所接受的基础教育、研究生教育、继续教育,以及若干年的医学实验室培训或工作经验等方面来进行评估。

(4)标准还对实验室负责人或其指定人员的职责进行了规定。总体而言是负责与该实验室所提供的服务相关,包括专业、学术、顾问或咨询、组织、管理以及教育的事务。

实验室负责人无需亲自行使上述全部职能,可以指派其他实验室成员代理管理某个方面的事务,但是放权不放责,实验室负责人对于整个机构的运行以及管理负有全部责任。

(5)标准要求实验室要有足够的人力资源,同时强调的是质和量两个方面,即必须有一定数量的人员满足实验室所必需的工作岗位,且人人都能胜任其岗位工作。实验室人员不仅要满足实验室工作的需要,也要能满足质量管理体系方面工作的需要。

(6)实验室工作人员的培训可包括多个方面,但质量保证以及质量管理方面的培训是必不可少的。

(7)实验室的一些特定工作,如采样、检验、操作特殊类型的仪器设备以及实验室信息系统内计算机的使用,需要特殊知识和特定技能,也不需要实验室成员人人都掌握,这就要求实验室管理层授权,只允许具备相应知识和技能的人员操作。当然,这种授权有时是基于安全和保密的目的。

(8)实验室应对重要数据和资料使用、查阅、更改的权限进行确定,如使用计算机系统(计算机中往往保存有实验室重要的数据和资料)、患者资料(包括临床资料和非临床资料,后者如患者的社会情况等)、患者检验结果、更改检验结果、纠正单据(主要指与财务有关的票据)、修改计算机程序等。

(9)针对不同层次的工作人员,应有相应的继续教育计划。

(10)实验室应训练工作人员如何预防事故的发生,例如教育员工一般性事故发生的原因、实验室的哪个环节中容易发生哪种事故、各种事故可能导致的后果等。另外也应教育员工在事故发生后的应对措施,以防事故后果的恶化。

(11)在培训完成后对每位工作人员执行指定工作的能力进行评审,是实验室各个岗位工作能顺利进行的保证,当然,岗位情况和员工个人情况都有可能发生变化,因此实验室应定期进行这种评审。如果员工不能通过评审或岗位情况发生变化,实验室应再次对其培训并再次评审。

(12)负责对检验结果做出专业判断的工作人员,如检验报告的签发者、实验室专门向临床部门和患者提供解释和咨询的人员等,这类工作人员具体的工作形式可包括对检验结果发表意见(包括对检验过程和结果做出评价,如表明某检验过程是正确的、结果是可靠的)、解释说明检验结果的应用价值和应用范围、对患者的疾病的发展做一定的预测、对患者疾病的诊断进行模拟假设、解释说明此检验结果与正常参考范围的关系等。由于此类工作涉及的知识面较广,所以要求其具备相应的理论及实践背景并有近期从事相关工作的经验。如果国家、地区及当地法规对此类人员的执业有规定,那就必须遵守。

工作人员定期参加专业发展或其他的学术交流活动,对实验室人员素质的提高、实验室的进一步发展具有十分重要的意义。

(13)实验室所有人员均应对患者的相关资料保密,包括临床资料,如患者的检验结果、检验申请单上附带的患者的诊断;也包括非临床资料,如患者的一般社会情况、家庭情况、医疗或检验费用等。

(二)设施和环境条件

(1)实验室工作是在一定的空间内完成的,空间必须是足够的,但是也应合理分配。实验室空间的确定和分配由实验室负责人负责。

(2)实验室设计应以保证实验室工作的效率为出发点,尽量使工作人员感到合理、舒适。例如,对于某项检验操作而言,实验室提供的空间可能是足够了,但通风条件不好或光线不好,这就难以保证工作效率。当然,实验室环境应该是安全的,包括人身安全和生物安全,尽量将伤害和职业病的风险降到最低。如果实验室存在已知危险,那就应该设立警示标志或采取预防、隔离措施保护患者、工作人员以及来访者免于受到伤害。

(3)如果实验室要在本实验室采集原始样品,采集样品的空间、环境、设施除能保证样品采集的质量外,还要尽量使患者感到舒适。如患者行动不便,应尽量提供一定的辅助设施。如果样品采集过程涉及患者的隐私,如身体部位的暴露等,此时应保护患者的隐私。

(4)实验室的设计与环境应适合其所从事的工作。原始样品的采集及检验是影响检验质量的重要环节,采集或检验原始样品的环境不应影响检验结果和质量,如温度过高,放置时间稍长,就有可能影响用于凝血功能分析的标本的质量,进而使检验结果出现偏差;有时受环境的影响,采集的标本变得难以处理,或标本中混入环境中的干扰物质,而影响检测过程的质量。

实验室中与检验有关的设施应能保证检验操作和程序的正确执行,不能影响检验操作和程序的质量。这些设施包括但不局限于能源、光照、通风、供水、废弃物处置以及环境条件。例如电源不稳,仪器无法进行正常的检验程序;光线过强或过弱,实验室操作人员无法清楚地观察试剂反应过程中的颜色变化;通风不良,导致检验仪器散热不佳,进而无法正常工作等。

实验室应制定相应程序,对影响样品采集、设备运行的环境条件、设施进行监控。

(5)如果有相关的法律、法规、标准的规定,或环境因素有可能影响检验结果的质量,实验室应监测、控制并记录环境条件。

(6)如果相邻的实验室部门的工作构成干扰、两者之间存在不相容的活动,就必须采取有效的隔离措施。如果实验室间存在交叉污染的可能,也应采取必要的隔离措施加以防止。

(7)实验室管理层应具体分析,如果某区域存在影响检验质量的潜在可能,就应控制人员进入或使用。

(8)大多数实验室,特别是大型实验室,均使用计算机及其文件载体(如光盘、软盘、移动存储等)进行信息交流,这时,计算机及其文件载体的数量应与实验室的规模、复杂性相适应,满足通信的要求、保证信息的有效传输。当然,实验室有可能使用其他的通信系统,此时也应符合上述规定。

(9)应提供相应的空间保存样品、切片、组织块、保存的微生物、文件、手册、设备、试剂、实验室用品、记录以及检验结果等,这种空间应具备一定的条件并且是安全的,以保证其完整性。标准中提到的条件,通常是温度、湿度、光照等。

(10)实验室要制定规章制度,使工作区保持清洁,特别是要保证危险物品的存放及处理遵守相关法规。要建立针对实验室的整洁检查制度。有必要制定专门的程序并对相关人员进行培训。

(三)实验室设备

在标准中,实验室设备包括仪器设备、参考物质、消耗品、试剂和分析系统等,适当的时候,所有上述物质均应遵守标准的规定。

(1)实验室应配置足够的设备,满足原始样品采集、制备、处理、检验和存放等过程及服务的需要。如果实验室需要使用非永久控制的设备,如暂时借用的仪器,那么在使用期间应确保其符合标准的要求。

(2)实验室应建立设备的验收程序及验证程序,确定仪器、参考物质、消耗品、试剂和分析系统等设备在安装时或常规使用中能够达到所要求的性能标准,并且符合相关检验所要求的条件。例如,新购置的试剂要注意其有效期,使用前观察其是否出现明显的变质,在使用过程中要观察其质量是否能符合检验过程及结果的要求,与标准试剂相比是否存在影响检验质量的差距。

实验室管理层应建立一套程序,定期检测并证实设备、试剂、分析系统等经过了适当校准并处于正常功能状态。虽然标准中没有过多的描述,但是这一套程序是非常复杂的,它包括了各种影响检验质量的设备的校准;同时它也是十分重要的,因为影响检验质量的设备的校准是保证检验质量的重要环节。GB/T15481—2000《检测和校准实验室能力的通用要求》中校准的定义是:在规定条件下,为确定测量仪器或测量系统所指示的量值,或实物量具或参考物质所代表的量值,与对应的由标准所复现的量值之间的关系的一组操作。实际上,校准是一种量值比较行为,即待校准的量值与标准所复现的量值的比较。

实验室应建立设备维护程序,如果制造商提供了有关的维护程序和建议,那么就应将其内容包含于实验室建立的维护程序中。实验室进行的设备维护,应形成记录并归档保存。

实验室如果有制造商的使用说明、操作手册或其他相关文件,可酌情使用这些资料中的信息,确定在设备验证或校准中应遵循的相关标准和校准周期,以满足本款的部分或全部要求。

(3)实验室每件设备均应具有唯一标识,特别是在实验室拥有多个同一型号的设备时。

(4)实验室应建立对设备的记录,但是并不要求对每件都进行记录,保持对与检验性能有关的设备的记录即可。标准列出了要求记录的内容。

(5)实验室管理层应授权对所有重要的、影响检验质量的、大型的设备的使用,只有经授权的人员才可以操作设备。实验室管理层应保证设备的使用人员拥有由制造商提供的关于设备使用及维护的指导书(包括设备制造商提供的所有相关的使用手册和指导书),并能及时更新。

(6)实验室管理层应维持设备在安全工作条件下运行。

(7)如果发现设备出现暂时无法修复的故障,应停止使用。由实验室管理层对待修的设备进行清楚的标识,并妥善存放直至被修复。修复后的设备必须经再次校准、检定或检测表明其达到特定可接受标准的要求后方可使用,实验室管理层须对相关的证明材料进行审核,并授权再次使用。设备故障导致的检验或质量管理方面的不合格项,按不合格项的处理程序进行处理。

实验室应建立保持设备清洁的程序,采取合理措施在设备投入使用、修理或退役之前将其去污染,以保证使用人员、维修人员和环境的安全。特别要指出的是,去污染不仅仅是去除灰尘,还包括去除生物污染、有毒有害物质,特别是仪器的内部管道有可能存在生物污染、有毒有害物质时,更要注意清除。

(8)设备的使用有可能对使用者和环境造成污染,实验室应制定减少污染的措施并形成书面材料提供给在该设备上工作的人员,避免对使用者和环境造成污染。实验室还应在设备附近安放合适的个人防护用品,供设备使用者取用,以保证使用者的安全。实验室中应留出足够的空间供设备修理,以便于修理前后的去污和消毒。

(9)实验室控制的需校准或检定的设备,必须以标签或以其他方式标明该设备的校准或检定状态,如"已校准""未校准""已检定""未检定"等,其中还必须包括上次校准/检定日期和下次校准/检定日期或校准/检定的有效期。

(10)如果设备脱离实验室直接控制,如借出、搬动转移,或已被修理、维护过,该设备在实验室中重新使用之前,实验室应对其进行检查,有必要时对设备进行重新校准/检定,确保其性能已达到要求。

(11)标准对使用计算机或自动化检验设备进行收集、处理、记录、报告、存储或检索检验数据等作出了相应的规定。

(12)实验室应制定设备管理程序,对设备的安全操作、运输、贮存和使用等过程进行规定,以防止污染或损坏。

(13)如校准给出一组修正因子,实验室应有程序确保其所有备份(例如计算机软件中的备份、修正因子记录的复印件等)得到正确更新,保证设备使用的修正因子是最新的,防止旧的修正因子的误用。

(14)实验室应建立针对包括硬件、软件、质控物质、消耗品、试剂和分析系统在内的设备的保护程序,未经授权,不得对设备进行调整或改动。

(四)检验前程序

(1)标准对检验申请表中的内容进行了规定,如:患者的唯一标识、检验申请者的唯一标识、检验申请单必须有最终检验报告送达的地址、原始样品的类型和原始解剖部位(适当时)、申请的检验项目、患者的性别和出生日期、原始样品采集日期和时间、实验室收到样品的日期和时间等。

申请表的格式(电子或书面的)以及申请表送达实验室的方式应在与实验室服务的客户讨论后决定。

(2)原始样品的采集和处理,是实验室检验质量管理的源头,所以实验室管理层应制定并实施正确采集和处理原始样品的专用指导书,并使负责采集原始样品的人员方便获得这些资料,特别是在我国大多数医院原始样品由临床或护理部门进行采集这一情况下尤为必要。这些指导书应包括在原始样品采集手册中。

(3)原始样品采集手册内容比较广泛,包含了与原始样品采集有关的患者的准备、申请者的指导、申请单的填写、采集方法及注意事项、原始样品的保存等一系列内容。标准对原始样品采集手册的内容进行了详细规定,实验室在编制文件时一定要重视。

(4)原始样品采集手册是实验室的重要文件,其管理应严格遵循文件控制程序,即实验室要对其制定、批准、唯一识别、发布、使用、保存、修订、废止等进行详细规定。

(5)原始样品应可追溯到具体的个体,通常通过检验申请表来进行。

实验室不应接受或处理缺乏正确标识的原始样品。但是在原始样品中的被分析物不稳定(如脑脊液、活检标本、血气样本等)不宜过久存放、原始样品不可替代(不可再次获得,如患者特殊病理状态下采集的标本)、样品很重要(一般指其具有重要的临床应用价值,如急诊抢救状态下患者的标本)或样品有标识但不是特别明确的情况下,实验室可以选择先处理样品。待申请医师或采集原始样品的人员承担识别和接受样品的责任和(或)提供适当的信息后,再发布结果。这种情况下,负责识别原始样品的人员应在申请表上签字,或以其他可以追溯到申请表的方式进行记录(例如,在另一记录清单上同时记录此原始样品相应的申请表和负责识别原始样品的人员)。如果在无法满足上述要求的情况下进行了检验,应在报告上明确责任人。

留待进一步检验(如病毒抗体,与临床症状有关的代谢产物)的样品也应标识清楚,防止丢失或被破坏。

(6)实验室应监控样品向实验室的运送,标准提出了三方面的要求。

(7)实验室应建立样品接收记录,记录收到样品的日期和时间,同时应记录样品接收责任人。

(8)实验室应制定原始样品接收或拒收的准则并形成文件。对样品接收的过程、原则以及样品拒收的原则、过程、处理进行详细规定。如果实验室接收了不合格的原始样品,并对之进行了检验,那就应该在检验报告说明问题的性质,再解释检验结果阐明具体情况,同时也应明确此过程中的责任。

(9)实验室应定期审查各种检验项目所需的样品量,以保证采样量既不会过多也不会不足。样品量的审定依据主要来自检测过程,实验室各种检验项目的具体操作者可提出该项目的建议样品量,最后经实验室管理层审定并通知患者、临床医师及相关部门。

(10)实验室应授权人员定期对检验申请(例如检验申请单的格式及内容)和样品采集(例如原始样品采集方法、原始样品保存时间、原始样品运送的方式等)进行系统的评审,并决定做哪些检验及所用的检验方法。

(11)实验室应对标识"急"字样的原始样品的接收、标识、处理和报告过程制定相应程序,以保证满足临床和患者的需要。实验室要对急诊项目的检验申请表、原始样.品进行特殊标识,并向患者、医师等相关部门和个人详细说明这些特殊标识;实验室要规定急诊的原始样品的运送方式;实验室还要建立急诊检验样品的快速处理程序和特殊的检验结果报告标准。

(12)实验室应制定措施保证取自原始样品的部分样品可以追溯至最初的原始样品,例如,对原始样品全血来说,取自其中的血浆则为部分样品,实验室应保证能识别所有的血浆样品出自哪一个全血样品。

(13)实验室应对口头申请检验制定一个书面政策,包括接受方式、处理程序、结果报告方式等。

(14)样品应在能够保持性状稳定的条件下保留一段时间,以便在出具结果报告后可以复查,或用于额外的检验。具体的保存时间可长可短,依据样品的性质而定。

(五)检验程序

标准注明,部分条款可能不适用实验医学所涉及的所有学科,不涉及的学科不作要求。

(1)实验室应该建立所有检验项目的检验程序。首先,应明确"检验程序"的概念。检验程序包括从原始样品送达实验室到实验室形成检验报告的过程中的一系列活动,例如原始样品的处理、样品测量方法的选择和执行、设备的校准和验证、质量控制等,它不等同于"测量方法""测量步骤"等。检验程序应包括选用何种原始样品、如何对原始样品中的部分样品进行描述及其规定。

当然,检验程序不是随意建立的,它要符合以下规定:

实验室采用的检验程序应能满足实验室服务的用户的要求。例如,某检验程序的出报告时间、所采用的测量方法的不确定度达不到用户的要求,实验室就不能采用该检验程序。

实验室应有足够的资源(如设备、人员、技术等)保证该检验程序能在实验室准确执行,即检验程序适于实验室的具体情况。有些检验程序虽十分先进,如不适合实验室也不能采用。

标准提倡使用已被认可的检验程序:已出版的公认的/权威的教科书中描述的检验程序;经同行评议并公认的书刊或杂志中描述的检验程序;国际、国家或地区的法规中所明确的检验程序。

简而言之,要保证检验程序有据可依。

如果实验室自行制定检验程序,则要经过验证,且确认其符合相应的用途后,才可使用。此验证过程、结果及评价应形成文件,作为被验证的检验程序可以在实验室中使用的证据。

(2)标准对验证和评审检验程序做出如下规定。实验室要对某检验程序进行验证,那么,这种验证过程也要有据可依,标准强调,必须"用经确认的程序来验证",验证方法应为同行所公认。GB/T15481—2000《检测和校准实验室能力的通用要求》对"确定检测/校准方法性能"的技术进行了列举,内容如下(可以是其中之一,或是其组合):使用参考标准或标准物质(参考物质)进行校准;与其他方法所得结果进行比较;实验室间比对;对影响结果的因素作系统性评审;根据对方法的理论原理和实践经验的科学理解,对所得结果不确定度进行的评定。

实验室应记录验证过程中所使用的程序、获得的结果及评价,作为被验证的检验程序可以在实验室中使用的证据。

实验室应建立针对检验程序的评审程序。首先,在程序应用的初期,要由实验室负责人或指定的人员对程序进行评审,此后再定期进行;另外,实验室负责人或指定的人员每年须对实验室所有的检验程序进行全面评审,通常每年一次,特殊情况下可临时举行。检验程序的评审结果应记录归档。

(3)所有的检验程序都应形成文件,即"作业指导书"。由于它也是实验室重要的文件,所以实验室应对它的制定、批准、唯一识别、发布、使用、保存、修订、废止等进行详细规定,严格遵循文件控制程序。检验程序文件应方便相关工作人员随时查阅,例如,每个工作岗位上均放置一份相应检验程序文件的复印件。检验程序文件的制定过程中要充分征求使用者的意见,保证所有的使用者都能准确理解。

由于检验程序文件内容丰富,有着较大的篇幅,为了方便工作人员使用,实验室往往将其主要内容、关键信息制成卡片或其他简单的形式放置在工作台上,但此时也应备有完整的操作手册供检索。卡片文件或类似的系统应与完整的检验程序文件的内容相对应,不得出现不一致的内容。包括卡片文件在内的任何节略性程序都应该作为文件控制系统的一部分,严格遵循实验室的文件控制程序。

如果制造商提供的使用说明书符合相关的要求,实验室也可以直接将它作为实验室操作的程序,而检验程序文件应部分或全部地以此说明书为基础来制定。当然,这种使用说明书所使用的语言必须能被实验室的工作人员所理解,才可直接引用。

如果在执行检验程序时,不能完全遵循对应的文件规定,那么偏离的内容均应经过评审并形成文件,此后的操作按新文件执行。

某些信息可能不是检验程序文件的内容,但为工作人员进行检验操作时所必需的附加内容,那么,这种附加信息也应形成文件。

如果实验室更换新的检验试剂盒,其中的试剂或所要求的操作程序与原来的试剂盒相比,发生了重大变化,实验室应对新试剂盒进行性能和适用性检查,确保能满足实验室的检验要求。

与其他程序一样,只有经授权的人员才可对检验程序进行改动,改动的同时应注明日期。

检验程序文件同实验室其他文件一样,要具有唯一标识。

标准对检验程序文件的内容进行了适当的规定。

检验程序文件可以采用电子手册的形式,但其内容要求是一致的,且电子手册要遵循实验室文件控制程序的规定。

实验室负责人应负责保证检验程序内容的完整和现行有效,并定期进行全面评审。

(4)检验中使用的每一个程序的性能参数,如线性、精密度、以测量不确定度表示的准确性、检出限、测量区间、测量真实性、灵敏度和特异性等,应能满足其预期用途,符合实验室服务对象的要求;且满足其预期用途即可,不作过高要求。

(5)实验室应定期评审每一个检验程序所得检验结果的生物参考区间。如果实验室有理由可以相信某一特定参考区间对参考人群不再适用,则需进行调查研究,如新得出的生物参考区间同原定的生物参考区间有显著性差异,则应纠正。在实验室更改检验程序或检验前程序时,特别是检测试剂、仪器或样品类型发生变化时,如有可能导致生物参考区间的变动,也应对生物参考区间进行评审。

(6)标准要求实验室制备现行的检验程序清单,在清单中要对原始样品的要求和相关操作的性能参数与要求进行说明。此检验程序清单供实验室服务对象取用。

(7)如果实验室拟更改检验程序并可能引起结果及其解释的明显差异,则应在更改之前以书面方式向实验室服务对象做出解释。

(六)检验程序的质量保证

(1)标准对实验室建立内部质量控制体系进行了规定。实验室必须建立内部质量控制体系,其目的是保证检验结果达到预期的质量标准。内部质量控制体系为工作人员提供的信息应该是清楚易懂的。内部质量控制是针对检验程序全过程的,不仅仅是运用质控物对测量过程的监控。

(2)标准强调要实验室尽可能确定检验结果的不确定度。

(3)标准强调实验室应保证检验结果的可信度。当然,如果检验结果能溯源,实验室应设计并实施测量系统校准和真实性验证的计划,以确保结果可溯源到 SI 单位。另外,检验结果还可通过参比到一个自然常数或其他规定的参考值,来证实可信度。标准还提出了证实检验结果可信度的其他方法:参加适当的实验室间的比对计划;使用相应的参考物质;与其他检验程序进行对比或校准;进行比率型或互易型的测量;使用已经明确建立的、经规定的、性能已确定的且被有关各方普遍接受的协议标准或方法;如果供应商或制造商提供的试剂、程序或检验系统具有溯源性,那么实验室将其说明形成检验程序文件严格执行,其检验结果的可信度也能得到保证。

(4)实验室应积极参加实验室间的比对活动,例如由外部质量评审计划组织的活动,如果某项检测有相应的外部质量评价活动,实验室就应参加。实验室管理层对参加外部质量评审的结果进行监控,如果实验室检测结果达不到控制标准,则管理层还应参与制定和监督实施纠正措施。

实验室应积极参加能模拟患者的样品并对整个检验过程(包括检验前和检验后的程序)进行外部质量评审的活动,以提高整个检验过程的质量和可信度。

(5)如果某些检验项目没有正式的实验室间的比对,那么实验室就应建立有关机制,对这些检验程序进行验证,保证其可接受性。另外,在实验室间比对活动中应尽可能使用利用外部提供的测试材料,如与其他实验室交换样品,以增加其效果的可信度。实验室管理层应监控实验室间比对的结果,并参与实施和记录纠正措施。

(6)如果实验室用不同的程序、设备进行同一项目的检验,或同一项目的检验在不同地点进行,或以上各项均不同时,实验室应该建立明确的机制来判断在整个临床适用区间内检验结果的可比性。这里的"整个临床适用区间"是指某检验结果的数值有临床意义的变化范围,例如某检验项目结果的变化范围为 5~10,那么在对不同的程序、不同设备、不同检测地点进行对比时,就应该观察检验结果为 5~10 时的差异,不能仅观察 5~6 或 7~8 等范围内的差异。

这种验证过程应根据程序及仪器设备的具体情况定期进行,以保证其检验结果的可比性。

(7)实验室应建立实验室间比对的程序,形成文件,并记录这些比对活动的结果,必要时根据结果采取措施。对发现的问题或不足应采取措施,并保存有关措施和结果记录。

(七)检验后程序

检验后程序即检验后的全部过程,包括系统性的评审、规范格式和解释、授权发布、结果的报告与传递、检验样品的储存等。

(1)检验程序完成后,实验室应对检验结果进行系统性评审,例如,检验结果是否可信、质控结果是否在允许范围、与患者相关临床信息是否一致等。检验结果系统性评审的人员、发布检验结果的人员必须得到实验室管理层的授权。

(2)实验室应制定原始样品及其他实验室样品保存的规章制度,对保存时间、保存条件进行详细规定,有关人员必须遵守。

(3)不再用于检验的样品应进行安全处理,处理方法应符合当地关于废弃物处置的法规或推荐方法。

第三节　质量安全管理小组与质量管理

一、质量与安全管理小组

1997 年 3 月 20 日国家发展和改革委员会、财政部、中国科协、中华全国总工会、共青团中央、中国质量管理协会联合发出了《关于推进实验室质量管理小组活动的意见》,其中指出,质量管理小组(QC 小组)是"在生产或工作岗位上从事各种劳动的职工,围绕实验室的经营战略、方针目标和现场存在的问题,以改进质量、降低消耗、提高人的素质和经济效益为目的组织起来,运用质量管理的理论和方法开展活动的小组"。QC 小组是实验室中群众性质量管理活动的一种有效组织形式,是职工参加实验室民主管理的经验同现代科学管理方法相结合的产物。

这个概念包含了以下 4 层意思:①参加 QC 小组的人员可以是实验室的全体职工,不管是高层领导,还是一般管理者、技术人员、工人、服务人员,都可以组织 QC 小组;②QC 小组活动可以围绕实验室的经营战略、方针目标和现场存在的问题来选题,活动内容广泛;③QC 小组活动的目的是提高人的素质,发挥人的积极性和创造性,改进质量、降低消耗、提高经济效益;④QC 小组活动强调运用质量管理的理论和方法开展活动,具有突出的科学性。

QC 小组是职工参与全面质量管理,特别是质量改进活动中的一种非常重要的组织形式。开展 QC 小组活动能够体现现代管理以人为本的精神,可为实验室提高质量、降低成本、创造效益。通过小组成员共同学习、互相切磋,有助于提高工作人员的素质、塑造充满着生机和活力的实验室文化。

(一)临床实验室安全与质量控制的性质和特点

1.性质

临床实验室 QC 小组是实验室全员参与质量管理活动的一种有效的组织形式。QC 小组的性质主要表现在自主性、科学性和目的性方面。自主性是 QC 小组最主要的特性。QC 小组不同于作为科室基层组织的行政班组，它的建立无需行政命令，而强调自愿结合、自主管理，充分尊重职工的主观能动性。科学性是指 QC 小组要遵循 PDCA 工作程序，运用全面质量管理的理论和方法开展活动。QC 小组的建立和活动，主要目的是运用全面质量管理的理论和方法，科学地解决实际质量问题。因此，QC 小组是有明确的目的性。

2.主要特点

(1)明显的自主性 QC 小组以职工自愿参加为基础，实行自主管理、自我教育，互相启发，共同提高，充分发挥小组成员的聪明才智和积极性、创造性。

(2)广泛的群众性 QC 小组是吸引科室职工积极参与质量管理的有效组织形式，成员包括科主任、质量负责人、技术负责人、专业组长和一线的操作人员参加。QC 小组活动中，学技术，学管理，群策群力分析问题，解决问题。

(3)高度的民主性 QC 小组的组长可以民主推选，QC 小组成员可以轮流担任课题小组长，人人都有发挥才智和锻炼成长的机会。内部讨论问题、解决问题时，小组成员不分职位与技术等级高低，各抒己见，互相启发，集思广益，高度发扬民主，以保证既定目标的实现。

(4)严密的科学性 QC 小组在活动中遵循科学的工作程序，步步深入地分析问题，解决问题；在活动中坚持用数据说明事实，用科学的方法来分析与解决问题，而不是凭"想当然"或个人经验。

(二)活动宗旨

QC 小组的宗旨是调动人的积极性，充分发挥人的无限能力，创造尊重人、充满生气和活力的工作环境，有助于改善和提高实验室素质。

QC 小组活动的宗旨归纳为以下几点：①尊重人，创造愉快的环境；②激发职工的积极性和创造性，开发无限的人力资源；③提高职工素质，为实验室和社会做贡献；④发扬自主管理和民主精神。

(三)临床实验室质量与安全管理小组组成

为了保证检验结果的质量，每个实验室应建立各种管理性文件和技术性文件，用于指导每位检验人员规范化地按程序完成实验全过程并对每一步骤实施过程控制.然而，科室的管理人员(主任、专业组长)及具体操作人员是否不折不扣地按程序动作，这是标准化、规范化管理的关键。为了对科室主管或一般工作人员进行监督、考查，建立了科室 QC 小组，小组的成员专业能力强、业务知识专，具有代表性的人员组成工作小组受科主任领导，随时可通过各种形式对科主任、专业组长及每个操作人员在保证检验质量工作方面进行监督、检查。公开检查结果和评议并定期在全科会议汇报工作。

(四)工作制度

(1)负责全科质量监督工作,发现问题随时向专业组长和科主任提出建议,可随时抽查科内分析前、分析中、分析后各个环节质量控制情况,并对室间质评做回顾性分析。

(2)每月开1次会,研究存在的问题,听取大家意见,并在全科会议上通报内审工作中科内管理和质量的问题。

(3)接触患者的专业组(包括门诊)征求患者对科室工作的意见。

(4)要求每位成员必须熟记科室的规章制度,有严谨的工作态度,对工作认真负责,遵守科室规章制度。

(5)每位成员关心科室建设,科室发展与个人前途相关。要协助科主任的工作,充分发表建设性意见,为科室建设添砖添瓦,使科室集体兴旺发达。

(五)QC 小组工作的作用

QC 小组的工作对提高医疗质量起到了很重要的作用,其表现在:①有利于开发智力资源,发挥人的潜能,提高人的素质;②有利于预防质量问题和改进质量;③有利于实现全员参加管理;④有利于改善人与人之间的关系,增强人的团结协作精神;⑤有利于改善和加强管理工作,提高管理水平;⑥有助于提高职工的科学思维能力、组织协调能力、分析与解决问题的能力,从而使职工岗位成才。

二、品管圈

品管圈(QCC)就是由相同、相近或互补之工作场所的人们自动自发组成数人一圈的小圈团体(又称 QC 小组,一般 6 人左右),然后全体合作、集思广益,按照一定的活动程序,来解决工作现场、管理、文化等方面所发生的问题及课题。它是一种比较活泼的品管形式。品管圈的特点是参加人员强调领导、技术人员、工作人员三结合。现代的 QCC 管理内容和目标突破了原有的质量管理范围,向着更高的技术、工艺、管理方面扩展。

品管圈起始于 1950 年美国戴明教授的统计方法课程,以及 1954 年朱兰教授的质量管理课程。

品管圈活动是由日本石川专馨博士于 1962 年所创,国内多称之为质量管理小组,日本人不只是训练工程师与主管阶层而已,而是有计划地大量提高生产力。

(一)思考方向

我们不知道真正的问题有哪些,甚至不知道主要的问题在哪里。因此,我们要学会如何分析以找出主要的问题。而且,我们要学会如何列出主要问题可能的清单,再从中找出真正的问题。然后要帮忙找出解决的方法。最后,一定要知道如何在掌握的情况中,保持成果。所有参加者都可以获得以下的好处:品管圈会议中可以有机会在大众面前讲话。彼此结交更多的朋友,有助于营造工作场所愉快的气氛。更能意识到本身工作的重要性与职责,因而对自己的工作更感到自豪。改善了个性,与养成专心处理问题的能力,这些品管圈的经验也可以应用到家庭生活上。

（二）确立实验室精神培养实验室文化

实验室方针目标也就是所谓的"实验室精神"，当一个实验室确立了这样一个精神，才能使工作人员有了明确的目标，才能改变工作人员的思想意识，才能使工作人员焕发出蓬勃的生命力、创造力。现代的管理学这样认为：实验室工作的好坏已经不完全取决于严格的管理制度，还取决于实验室精神的形成和发挥，因此实验室精神构成了实验室生存的基础和发展的动力。实验室精神的培育与实验室领导人的素质和作风紧密相关，尤其是创业时期的领导人，其身体力行、言传身教，对实验室精神的定型起着关键的作用。实验室文化可以理解为实验室的观念形态，文化形式和价值体系的总和，是实验室工作人员信念和凝聚力的体现，即以人为本，以"诚""信"为基础的实验室文化。实验室的领导者如果管理有方，措施得力，在实验室中建立了具有鲜明个性和独特风格的实验室文化，确立了一种能够使实验室领导与全体工作人员上下一心、目标一致的实验室精神，那么实验室管理一定会成功，经济效益一定会提高。

（三）领导要重视 QCC 活动

领导要重视 QCC 活动，并动员、引导全体工作人员积极参与搞 QCC 活动。

QC 源于基层，产生于班组，它是"在生产或工作岗位上从事各种劳动的工作人员，围绕实验室的方针目标或现场存在的问题而组织起来开展活动"的小组，所以必须要动员所有工作人员积极、热情的投入到搞 QCC 活动中去，而这一基本要素又必须是实验室领导或主管人员有足够的重视程度，因为领导重视 QCC 活动，注重质量管理，QCC 活动才会如虎添翼。

（四）加大内部工作岗位培训力度

加大内部工作岗位培训力度，充实 QCC 技术力量。

我们常说的"质量兴业"实质就是"人才兴业"，检验结果的质量就标志着实验室工作人员的素质，像我们这种服务性行业更甚，因此工作人员的岗位再教育是现代做作业必不可少的有机组成部分，也是提高 QCC 质量的保证。邓小平曾说过："忽视教育的领导者，是缺乏远见的、不成熟的领导者。"因而落实岗位再教育的任务是领导者必负的责任，只有这样才能促进工作人员教育和实验室发展的良性循环，才能更充实 QCC 的技术力量。

（五）加大对 QCC 活动的资金投入

要加大对 QCC 活动的资金投入，加大对 QCC 成果的奖励力度。

QCC 活动的成果如果能给实验室带来效益，而实验室领导者又能给参与 QCC 活动的人员给予精神、物质奖励，必定能调动工作人员的劳动热情和积极性，形成更良性的循环，创造出更高质量的成果。加大对 QCC 先进设备的添置，改善工作环境，增加技术智力投资，这样就更能使 QCC 活动起到事半功倍的作用。

（六）活动内容

1.组圈

(1)根据同一部门或工作性质相关联、同一班次之原则，组成品管圈。

(2)选出圈长。

(3)由圈长主持圈会,并确定一名记录员,担任圈会记录工作。

(4)以民主方式决定圈名、圈徽。

(5)圈长填写"品管圈活动组圈登记表",成立品管圈,并向 QCC 推动委员会申请注册登记备案。

2.活动主题选定及制定活动计划

(1)每期品管圈活动,必须围绕一个明确的活动主题进行,结合部门工作目标,从品质、成本、效率、周期、安全、服务、管理等方面,每人提出 2～3 个问题点,并列出问题点一览表。

(2)以民主投票方式产生活动主题,主题的选定以品管圈活动在 3 个月左右能解决为原则。

(3)提出选取理由,讨论并定案。

(4)制定活动计划及进度表,并决定适合每一个圈员的职责和工作分工。

(5)主题确定后要呈报部门直接主管/经理审核,批准后方能成为正式的品管圈活动主题。

(6)活动计划表交 QCC 推行委员会备案存档。

3.目标设定

(1)明确目标值并和主题一致,目标值尽量要量化。

(2)不要设定太多的目标值,最好是一个,最多不超过两个。

(3)目标值应从实际出发,不能太高也不能太低,既有挑战性,又有可行性。

(4)对目标进行可行性分析。

4.现状调查数据收集

(1)根据上次的特性要因图(或围绕选定的主题,通过圈会),设计适合本圈现场需要的、易于数据收集、整理的查检表。

(2)决定收集数据的周期、收集时间、收集方式、记录方式及责任人。

(3)圈会结束后,各责任人员即应依照圈会所决定的方式,开始收集数据。

(4)数据一定要真实,不得经过人为修饰和造假。

(5)本阶段使用查检表。

5.数据整理

(1)对上次圈会后收集数据过程中所发生的困难点,全员检讨,并提出解决方法。

(2)检讨上次圈会后设计的查检表,如需要,加以补充或修改,使数据更能顺利收集,重新收集数据。

(3)如无前两点困难,则圈长落实责任人及时收集数据,使用 QC 手法,从各个角度去层别,作成柏拉图形式直观反映,找出影响问题点的关键项目。

(4)本阶段可根据需要使用适当之 QC 手法,如柏拉图、直方图等。

6.原因分析

(1)在圈会上确认每一关键项目。

（2）针对选定的每一关键项目，运用脑力激荡法展开特性要因分析。

（3）找出影响的主要因素，主要因素要求具体、明确且便于制定改善对策。

（4）会后落实责任人对主要因素进行验证、确认。

（5）对于重要原因以分工方式，决定各圈员负责研究、观察、分析，提出对策构想并于下次圈会时提出报告。

（6）本阶段使用脑力激荡法和特性要因法。

7.对策制定及审批

（1）根据上次圈会把握重要原因和实际观察、分析、研究的结果，按分工的方式，将所得之对策一一提出讨论，除了责任人的方案构想外，以集思广益的方式，吸收好的意见。

（2）根据上述的讨论获得对策方案后，让圈员分工整理成详细具体的方案。

（3）对所制定的具体对策方案进行分析，制定实施计划，并在圈会上讨论，交换意见，定出具体的步骤、目标、日程和负责人，注明提案人。

（4）圈长要求圈员根据讨论结果，以合理化建议的形式提出具体的改善构想。

（5）圈长将对策实施计划及合理化建议报部门主管/经理批准后实施（合理化建议实施绩效不参加合理化建议奖的评选，而直接参加品管圈成果评奖）。

（6）如对策需涉及圈外人员，一般会邀请他们来参加此次圈会，共同商量对策方法和实施进度。

（7）本阶段使用愚巧法、脑力激荡法、系统图法。

8.对策实施及检讨

（1）对所实施的对策，由各圈员就本身负责工作作出报告，顺利者给予奖励，有困难者加以分析并提出改进方案和修改计划。

（2）对前几次圈会做整体性的自主查检，尤其对数据收集、实施对策、圈员向心力、热心度等，必须全盘分析并提出改善方案。

（3）各圈员对所提出对策的改善进度进行反馈，并收集改善后的数据。

9.效果确认

（1）效果确认分为总体效果及单独效果。

（2）每一个对策实施的单独效果，通过合理化建议管理程序验证，由圈长最后总结编制成合理化建议实施绩效报告书，进行效果确认。

（3）对无效的对策需开会研讨决定取消或重新提出新的对策。

（4）总体效果将根据已实施改善对策的数据，使用 QCC 工具（总推移图及层别推移图）用统计数据来判断。改善的经济价值尽量以每年为单位，换算成具体的数值。

（5）圈会后应把所绘制的总推移图张贴到现场，并把每天的实绩打点到推移图上。

（6）本阶段可使用检查表、推移图、层别图、柏拉图等。

10.标准化

（1）为使对策效果能长期稳定地维持，标准化是品管圈改善历程的重要步骤。

(2)把品管圈有效对策纳入实验室或部门标准化体系中。

11.成果资料整理(成果比较)

(1)计算各种有形成果,并换算成金额表示。

(2)制作成果比较的图表,主要以柏拉图金额差表示。

(3)列出各圈员这几次圈会以来所获得的无形成果,并做改善前、改善后的比较,可能的话,以雷达图方式表示。

(4)将本期活动成果资料整理编制成"品管圈活动成果报告书"。

(5)本阶段可使用柏拉图、雷达图等。

12.活动总结及下一步打算

(1)任何改善都不可能是十全十美的、一次解决所有的问题,总还存在不足之处,找出不足之处,才能更上一个台阶。

(2)老问题解决了,新问题又来了,所以问题改善没有终点。

(3)按 PDCA 循环,品质需要持续改善,所以每完成一次 PDCA 循环后,就应考虑下一步计划,制定新的目标,开始新的 PDCA 改善循环。

13.成果发表

(1)对本圈的"成果报告书"再做一次总检讨,由全体圈员提出应补充或强调部分,并最后定案。

(2)依照"成果报告书",以分工方式,依各人专长,分给全体圈员,制作各类图表。

(3)图表做成后,由圈长或推选发言人上台发言,并进行讨论交流。

(4)准备参加全公司品管圈发表会。

三、质量管理体系

(一)质量管理体系的概念

《质量管理体系标准》(GB/T19001—2000)对质量管理体系进行了定义:"在质量方面指挥和控制组织的管理体系"。它对管理体系的定义是:"建立方针和目标并实现这些目标的体系"。它对体系的定义是:"相互关联或相互作用的一组要素"。综合起来,医学实验室质量管理体系是指挥和控制实验室建立质量方针和质量目标并实现质量目标的相互关联或相互作用的一组要素。《检测和校准实验室能力的通用要求》(GB/T15481—2000)对质量体系进行了定义:"为实施质量管理所需的组织结构、程序、过程和资源。"对医学实验室而言,两者的含义是一致的,前者着重于质量管理体系的精确含义,而后者更侧重于质量管理体系的组成。医学实验室主要工作是为临床诊断和治疗提供实验数据,最终成果主要体现在检验报告上,因此,能否向临床提供高质量(准确、可靠、及时)的检验报告,得到患者和临床的信赖与认可,满足患者和临床的要求,始终是医学实验室质量管理体系的核心问题。

(二)质量管理体系的构成

按照《检测和校准实验室能力的通用要求》(GB/T15481—2000)对质量管理体系的定义,

质量管理体系由组织结构、程序、过程和资源四部分组成。

1.组织结构

组织结构是指一个组织为行使其职能,按某种方式建立的职责权限及其相互关系。组织结构的本质是实验室职工的分工协作关系,目的是为实现质量方针、目标,内涵是实验室职工在职、责、权方面的结构体系。

2.程序

为进行某项活动所规定的途径称之为程序。实验室为了保证组织结构能按预定要求正常进行,除了要进行纵向、横向的协调设计外,程序或管理标准的设计也非常必要。程序性文件是实验室人工作人员的行为规范和准则。明确规定从事与某一程序文件对应的工作应由哪个部门去做,由谁去做,怎样做,使用何种设备,需要何种环境条件下去做等。凡是形成文件的程序,称之为"书面程序"或"文件化程序"。编制一份书面的或文件化的程序,其内容通常包括目的、范围、职责、工作流程、引用文件和所使用的记录、表格等。建立程序文件时,应实事求是,不要照搬其他实验室的文件,必须能客观反映本实验室的现实和整体素质。程序性文件既然作为客观工作的反映,就应对实验室的人员有约束力,任何涉及某一工作领域的人员均不能违反相应的程序。

3.过程

过程是将输入转化为输出的一组彼此相关的资源和活动。从过程的定义可以理解为,任何一个过程都有输入和输出,输入是实施过程的依据或基础,输出是完成过程的结果,完成过程必须投入适当的资源和活动。过程是一个重要的概念,有关实验室认可的 ISO 标准或导则都是建立在"所有工作是通过过程来完成的"这样一种认识的基础之上的。

4.资源

资源包括人员、设备、设施、资金、技术和方法。衡量一个实验室的资源保障,主要反映在是否具有满足检验工作所需的各种仪器、设备、设施和一批具有丰富经验、有资历的技术人员和管理人员,这是保证检验报告高质量的必要条件。检验科为了维持、发展和提高学术素质与技术水平必须做好六个方面工作,即全面管理、人才培养、仪器装备、全面质量保证、创新和特色建设及临床意识(即不断地将实验室与临床工作相结合)。

前已述及,质量体系分为组织结构、程序、过程和资源,彼此间是相对独立的,但其间又有互相依存的内在联系。

四、质量管理体系组织结构的确定和资源配置

(一)组织结构的确定

实验室应明确各个组成部分(部门),并对各个部分(部门)的隶属、管理关系进行清晰的描述。例如,某医学实验室由若干个专业实验室构成,各个专业实验室负责各自专业领域的检验;实验室还设有技术管理层和质量管理层,每个专业实验室应接受这两个部门的管理;技术

管理层和质量管理层也存在协调统一的关系等。实验室上述组织结构可以用结构图并辅以文字说明来描述。在图中,可用方框表示各种管理职务或相应部门,用箭头表示权利的指向,通过箭头线将各方框连接,可标明各种管理职务或部门在组织结构中的地位以及它们之间的关系,下级(箭头指向)必须服从上级(箭头发出)领导。在这里要着重指出的是,实验室的组织结构应能满足服务的全过程的需要,也就是说从样品采集前到检验结果报告发出后的全过程,以及相关的技术管理、质量管理、器材采购、培训、再教育等过程,均应有相应的机构对之负责。

其次,还要明确实验室的隶属关系,例如,医院所属的实验室,要接受所在医院人事、财务、器材等部门的管理。这种关系也可以用结构图来进行描述。要求结构图能确定实验室在母体组织(如医院)中的地位,描述清楚实验室与母体组织中各个机构的关系。如果结构图不能完整描述,就应辅以文字说明。除此之外,医学实验室还可能与其他机构发生关系,例如,国家或地方规定的实验室质量控制部门、计量校准部门,如实验室与这些机构发生关系,就应对这种关系进行明确规定。

第三,实验室还应对内部所有成员关系进行规定。这就要求对所有实验室成员进行岗位描述,这种描述层次可从上至下进行,如先描述质量主管,然后再描述质量管理小组各成员;先描述专业实验室组长,再描述专业实验室成员。各岗位职责描述,要求简单明确地指出该岗位的工作内容、职责和权利、与组织中其他部门和职务的关系。这里要着重指出的是,岗位不能漏人,即实验室设立了该岗位,却没有相应的人员配置。当然,一个人可同时负责多个岗位。当然,实验室应该规定各岗位的任职条件,如岗位要求的基本素质、技术知识、工作经验等条件,并对成员的资质进行评定,没有一定的资质就不能委任相应的职务。

另外,依据国家实验室认可的准则《医学实验室质量和能力的专用要求》,实验室还必须(非全部)设置的职能单位有:

1.应设立负责培训及监督的管理者(或机构)

实验室成员的培训在此标准中占有十分重要地位。负责成员培训和监督的人员应具备相当的资质。标准规定他们应熟悉相关检验目的、程序和检验结果评价。

2.应设立技术管理层

技术管理层应该由多名在实验室某个专业领域内基本知识、基本技能、学术研究等方面领先的人员组成。他们的主要职责是对实验室的运作和发展进行技术指导,并提供相应的资源。

3.实验室管理层应任命一名质量主管(也可以采用其他名称)

质量主管应有明确的职责和权利,拥有一定的实验室资源,以保证他能监督实验室整个质量管理体系的有效运行;质量主管直接对实验室管理层(者)负责,其工作不受实验室内其他机构和个人的干扰。

(二)资源配置

资源包括人员、设备、设施、资金、技术和方法。资源是实验室建立质量管理体系的必要条件。例如,医学实验室要建立血常规分析管理体系,管理者就应该配备有能力进行血常规分析的人员和相应的仪器设备,提供一定的设施和环境以保证血常规分析能正常运行,还应给予一定的资金支持。此外,血常规分析还必须有符合标准的技术和方法。资源的配置以满足要求为目的,不可造成浪费。

五、医学实验室质量管理体系的建立

医学实验室建立质量管理体系首先是一种自我认识、自我评价的过程,然后才是引进国际先进管理经验、提高管理水平、不断发展的过程。

1.医学实验室质量管理体系建立的依据

医学实验室质量管理体系建立的依据应该是相应的国家标准或国际标准,国家标准《医学实验室质量和能力的专用要求》对管理要求和技术要求均做出了详细的规定,医学实验室可遵照执行。

2.医学实验室建立质量管理体系应符合的要求

(1)注重质量策划:策划是一个组织对今后工作的构思和安排。没有好的策划,建立质量管理体系是不可能的;有效的质量管理体系也不是偶然能达到的,往往需要经过精心的策划和周密的安排。事实上,质量管理体系的任何一项活动,要取得成功,第一步就是要做好质量策划。

(2)注重整体优化:质量管理体系是一种体系,是相互关联或相互作用的一组要素组成的整体。研究体系的方法是系统工程,系统工程的核心是整体优化。实验室在建立、运行和改进质量管理体系的各个阶段,包括质量管理体系的策划、质量管理体系文件的编制、协调各部门和各要素质量活动之间的接口,都必须树立总体优化的思想。

(3)强调预防为主:预防为主,就是将质量管理的重点从管理"结果"向管理"因素"转移,不是等出现不合格才去采取措施,而是恰当地使用来自各方面的信息,分析针对潜在的不合格因素,将不合格消灭在形成过程中,做到防患于未然。

(4)一切以满足患者和临床医护部门的要求为中心:满足患者和临床医护部门的要求是医学实验室建立质量管理体系的核心,所建立的质量管理体系是否有效,最终应体现在能否满足患者和临床医护部门的要求上。

(5)强调过程概念:将活动和相关的资源作为过程进行管理,可以更高效地得到期望的结果。任何利用资源并通过管理,将输入转化为输出的活动,都可视为过程。

(6)重视质量和效益的统一:质量是医学实验室生存的目的,效益是实验室生存的基础。一个有效的医学实验室质量管理体系,既要能满足患者和临床医护部门的要求,也要能实现实验室本身的利益。实验室应在考虑利益、成本和风险的基础上使质量最佳化。

(7)强调持续的质量改进:所有的有关质量管理体系的国家或国际标准都特别重视质量改进,不能得到持续改进的质量管理体系不能长期维持。当然,持续改进也是实验室生存、发展的内在要求。

(8)强调全员参与:全体工作人员是医学实验室的基础。实验室的质量管理不仅需要管理者的正确领导,还有赖于全员的参与。在质量管理体系中,要特别强调团队精神。

六、质量管理体系文件的编制

编制质量体系文件,是建立标准化质量管理体系的过程中的一项重要工作。质量体系文件是质量体系存在的基础和依据,也是体系评价、改进、持续发展的依据。

质量体系文件一般分为 3 个层次:质量手册、质量体系程序、其他质量文件(表格、报告、作业指导书等)。质量手册是指按规定的质量方针和目标以及适用的国际标准描述质量体系;质量体系程序是指描述为实施质量体系要素所涉及的各职能部门的活动;其他质量文件是指详细的作业文件。

质量体系文件具体包括:质量手册、质量体系程序文件、详细作业文件、表格和记录。

质量体系文件的编制过程中应注意以下问题:①文件应具有系统性。质量体系文件应反映一个实验室质量体系的系统特征,是全面的,各种文件之间的关系是协调的,任何片面的、相互矛盾的规定都不应在文件体系中存在。②文件应具有法规性。文件经最高管理者批准后,对实验室的每个成员而言,它是必须执行的法规文件。③文件应具有增值效用。文件的建立应达到改善和促进质量管理的目的,它不应是夸夸其谈的实验室装饰品。④文件应具有见证性。编制好的质量体系文件应可作为实验室质量体系有效运行的客观证据,这也是文件的重要作用之一。⑤文件应具有适应性。质量体系决定文件,而不是文件决定质量体系,质量体系发生变化,文件也应做相应变化。

(一)体系文件编制的基本步骤

(1)根据准则确定适用的质量管理体系文件要求。

(2)通过各种手段,如问卷调查和面谈,收集有关现有质量管理体系和过程的数据。

(3)列出现有适用的质量管理体系文件,分析这些文件以确定其可用性。

(4)对参与文件编制人员进行文件编制以及适用的质量管理体系标准或选择其他准则的培训。

(5)从运作部门寻求并获得的其他源文件或引用文件。

(6)确定拟编制文件的结构和格式。

(7)编制覆盖质量管理体系范围中所有过程的流程图。

(8)对流程图进行分析以识别可能的改进并实施这些改进。

(9)通过试运行,确认这些文件。

(10)在实验室内使用其他适宜的方法完成质量管理体系文件。

(11)在发布前对文件评审和批准。

(二)质量手册

质量手册的核心是质量方针目标、组织机构及质量体系要素描述。质量手册中"质量方针目标"章节,应规定实验室的质量方针,明确实验室对质量的承诺,概述质量目标。还应证明该质量方针如何为所有工作人员熟悉和理解,并加以贯彻和保持。"组织机构"章节应明确实验室内部的机构设置,可详细阐明影响到质量的各管理、执行和验证职能部门的职责、权限及其接口和联系方式。"质量体系要素"章节应明确规定质量体系由哪些要素组成,并分别描述这些要素。

质量手册通常包括如下内容:

(1)标题、引言和范围:通常情况下,实验室的质量管理体系如未涉及某些专业,则应在适用范围内说明,如"本质量管理体系不适用分子生物学专业"。

(2)目次。

(3)评审、批准和修订:即质量手册的文件控制信息。

(4)授权书:包括实验室母体组织法人对实验室负责人的授权书。

(5)医学实验室简介、资源,以及主要任务。

(6)实验室公正性声明:包括实验室保证工作人员公正、诚实的声明,以及遵守有关标准准则的声明。

(7)质量方针和质量目标。

(8)组织、职责和权限。

(9)质量管理体系的描述。

(10)质量管理体系文件构架的描述。

(11)附录:支持性文件附录、程序文件汇总表、作业文件汇总表、检验项目一览表、记录汇总表、其他。

(三)质量体系程序文件

质量体系程序文件是对完成各项质量活动的方法所作的规定。其含义可从如下方面加以理解:①对影响质量的活动进行全面策划和管理,规定的对象是"影响质量的活动"。②包括质量体系的一个逻辑上独立的部分。③不涉及纯技术性的细节,这些细节应在作业指导书中加以规定。④不是工作程序文件,是质量管理的程序文件。程序文件是质量手册的核心内容,是质量手册的支持性文件,是质量手册中原则性要求的展开与落实。因此,编写程序文件时,必须以手册为依据,符合手册的规定和要求。程序文件应具有承上启下的功能,上接质量手册,下接作业指导书,控制作业文件,并把手册纲要性的规定具体落实到作业文件中,从而为实现对报告/证书的有效控制创造条件。

程序文件的结构和内容应遵循"5W+1H"原则:

why(目的):即执行程序文件的目的、执行程序文件要达到什么目的;

what(做何事):即程序的主要内容,执行程序文件要做什么事;

who(何人做):规定哪些人为程序的执行者;

when(何时做):规定程序的执行时间或时间顺序;

where(何地做):规定程序的执行地点或空间顺序;

how(如何做):规定程序的具体执行过程。

1.程序文件的结构设计

每个程序文件在编写前应先进行结构的设计,设计的方法是:

(1)列出每个程序中涉及的活动对应的要求。

(2)按活动的逻辑顺序展开。

(3)将实验室的具体活动方法进行分析,并写入相应的结构内容中。

(4)考虑运作程序时应保存的记录。

2.程序文件编写的基本方法

(1)根据类似的程序文件结构的流程图进行展开。

(2)流程图中内容作为文件中主要考虑的大构架即大条款。

(3)根据构架增加具体的内容细则即结构内容,将结构内容作为大条款中的分条款。

(4)结构内容中应主要描述谁实施这些工作,如何实施的步骤及实施后应保存的记录等。

3.程序文件的内容

(1)标题:标题应能明确识别程序文件。

(2)目的:程序文件应规定其目的,说明为什么开展该项活动,即为什么做。

(3)范围:程序文件应描述其适用范围,活动涉及的(产品、项目、过程、活动等),包括适用和不适用的情况。

(4)职责和权限:程序文件应明确人员和(或)实验室职能部门的职责和权限。即谁、做什么。

(5)活动的描述:对活动描述的详略程度取决于活动的复杂程度、使用的方法,以及从事活动的人员所必需的技能和培训的水平。不论其详略程度如何,适用时,对活动的描述应考虑以下方面:①明确实验室及其顾客和供方的需要。②以与所要求的活动相关的文字描述和(或)流程图的方式描述过程。③明确做什么、由谁或哪个职能部门做;为什么、何时、何地以及如何做。④描述过程控制以及对已识别的活动的控制(即描述影响质量的因素的控制——人、机器、材料、方法、测试、环境、信息、溯源、抽样、样品等)。⑤明确完成活动所需的资源(人员、培训、设备和材料)。⑥明确与要求的活动有关的文件。⑦明确过程的输入和输出。⑧明确要进行的测量。

实验室可以决定将上述部分内容在作业指导书中加以描述是否更为适宜。

(6)记录:在程序文件中的该部分或其他相关部分应规定所涉及活动的记录,适用时应明确这些记录所使用的表格,应规定记录的填写、归档及保存的方法。

(7)附录:在程序文件中可包括附录,其中包含一些支持性的信息,如图表、流程图等。

(8)评审、批准和修订:应明确程序文件的评审和批准以及修订的状态和日期。

(四)表格和记录

制定和保持表格是为了记录有关的数据,以证实满足了质量管理体系的要求。表格包括标题、标识号、修订的状态和日期。表格应被引用或附在质量手册、程序文件和(或)作业指导书中。表格要具有自鲜明性,用填空、选择方式或有填写说明,即不用看程序、作业文件等也可操作填写;表格还要具有简便性,能画勾的就不写数字,能写数字的就不写字母,能写字母的就不写汉字,能写汉字的就不做简答题,能做简答题的就不做论述题,简洁为上。宜用电子记录。

记录是质量管理的一项重要基础工作,是质量体系中的一个关键要素。记录的定义是:阐明所取得的结果或提供所完成活动的证据的文件。它为可追溯性提供文件,它是实验室活动结果的表达方式之一,是活动已经发生及其效果的证据性文件。如实验室对所有仪器进行了校准并形成记录,那么仪器校准这一活动的结果就可在记录上表达出来,仪器校准这一活动就可追溯,如果没有记录,所有活动的可追溯性就无从谈起。它是记载过程状态和过程结果的文件,是一种客观证据,可证实实验室的质量保证。它可为采取预防措施和纠正措施提供依据。实验室采取纠正措施、预防措施,此过程如何、达到何种效果,都可以通过相应的记录得到验证。记录还是信息管理的重要内容,离开及时、真实的质量记录,信息管理就没有实际意义。

实验室不但要建立足够和符合要求的记录,而且要对记录进行严格的管理。实验室应建立记录管理程序,对下述方面进行规范:记录应有唯一标识,便于识别;记录的采集,即如何进行记录,应包括记录的方式与形式(实验室有各种各样的活动,产生各种各样的结果,记录的方式和形式自然有所不同);实验室应对记录有统一管理,建立记录目录或索引;规定记录查取的方式和权限;规定记录保存的方式、责任人及持续时间;记录的维护以及安全处理,如记录出现破损怎么办,如何防止记录的丢失、盗用等。

记录应清晰,不能字迹模糊;记录的内容和表达要明确,不得模棱两可,以便于检索者查阅和准确理解。记录的存放形式,特别是实验室中有重要意义的医疗记录,要符合国家、地区或当地法规的要求。记录的存放要注意安全,防止丢失或被人盗用;要有一个适宜的环境,以防损毁、破坏。

(五)作业指导书

操作规程是一种作业指导书,是规定某项工作的具体操作程序的文件。也就是检验科室常用的"操作手册"。

1.临床实验室操作规程的作用和意义

操作规程是指保证过程质量的最基础的文件和为开展纯技术性质量活动提供指导,也是质量体系程序文件的支持性文件。

2.操作规程的分类

医学实验室的操作规程大致可以分为四类:方法类、设备类、样品类、数据类。

(1)按发布形式可分为:书面操作规程、口述操作规程。

(2)按内容可分为:①用于操作、检验、安装等具体过程的作业指导书;②用于指导具体管理工作的各种工作细则、计划和规章制度等;③用于指导自动化程度高而操作相对独立的标准操作规范。

(六)操作规程的编写和要求

1.基本要求

(1)内容应满足:

①满足 5W+1H 原则:任何操作规程都须用不同的方式表达出——在哪里使用此操作规

程;什么样的人使用该操作规程;此项操作的名称及内容是什么;此项操作的目的是干什么;如何按步骤完成操作。

②"最好,最实际"原则:最科学、最有效的方法;良好的可操作性和良好的综合效果。

(2)数量应满足:

①不一定每一个工作岗位,每一项工作都需要成文的操作规程。

②"没有操作规程就不能保证质量时"才用。

③描述质量体系的质量手册之中究竟要引用多少个程序文件和操作规程,就根据各组织的要求来确定。

④培训充分有效时,操作规程可适量减少。

⑤某获证实验室质量手册中引用的操作规程清单。

(3)格式应满足:以满足培训要求为目的,不拘一格;简单、明了、可获唯一理解;美观、实用。

2.编写步骤

(1)操作规程的编写任务一般由具体部门承担。

(2)明确编写目的是编写操作规程的首要环节。

(3)当操作规程涉及其他过程(或工作)时,要认真处理好接口。

(4)编写操作规程时应吸收操作人员参与,并使他们清楚操作规程的内容。

3.操作规程的管理

(1)操作规程的批准:操作规程应按规定的程序批准后才执行,一般由部门负责人批准;未经批准的操作规程不能生效。

(2)操作规程是受控文件:经批准后只能在规定的场合使用;严禁执行作废的操作规程;按规定的程序进行更改和更新。

(七)操作规程编写的具体内容

检验程序文件包括以下内容。

(1)检验目的:即我们平常说的"实验目的"。

(2)用于检验程序的原理:即我们平常说的"实验原理"。

(3)性能参数:如线性、精密度、以测量不确定度表示的准确性、检出限、测量区间、测量真实性、灵敏度和特异性。

(4)原始样品系统(如血浆、血清和尿液):指直接取自被检验者的样品。

(5)容器和添加剂类型。

(6)所需设备和试剂。

(7)校准程序(计量学溯源性):即对仪器、试剂等设备进行校准的详细步骤。

(8)程序步骤:即详细的操作步骤。

(9)质量控制程序:包括室内质量控制和外部质量评价。

(10)干扰(如乳糜血、溶血、胆红素血)和交叉反应:主要指样品中的成分对检验结果的影响。

(11)结果计算程序的原理:因为有些实验结果是由测量所得的数据推算出来的,所以必须说明结果计算的原理和过程。特别是在自动化分析仪器上进行检验时,要详细说明得出检验结果的过程。还要说明测量不确定度的来源及计算方式。

(12)生物参考区间。

(13)患者检验结果的可报告区间。这与检验程序所采用方法的检出限密切相关。超过可报告区间的检验结果一般须经复查后再向实验室服务对象报告。

(14)警告/危急值(当适用时):指显示患者有生命危险或疾病有重大转变的检验结果的数值。

(15)实验室解释:主要是指实验室对检验结果应用价值的解释,当然有时也包括检验过程的适当说明。

(16)安全性预警措施:主要指检验过程中要采取的保护人身安全、生物安全及环境安全措施。

(17)变异的潜在来源:主要指来自被检验者的、影响检验结果的病理、生理因素。

检验程序文件可以采用电子手册的形式,但其内容要求是一致的,且电子手册要遵循实验室文件控制程序的规定。

实验室负责人应保证检验程序内容的完整和现行有效,并定期进行全面评审。

(八)质量管理体系文件的管理

1.文件管理

实验室应建立文件控制程序,对文件的制定、批准、唯一标识、发布、使用、保存、修订、废止等进行详细规定。实验室应对制定质量文件所依据的文件和信息(内源性和外源性信息)进行控制,以保证文件的正确性和有效性。例如,实验室在制定红细胞计数的作业指导书时,可能要参考某些标准和科研资料,那么,在引用时,就要对这些标准和科研资料进行详细的审核,以保证正确引用。所有文件均应有副本。文件的原版在交付使用部门使用后,副本用于保存。实验室负责人应规定每一文件副本的保存时限。文件保存的时限、方式要遵循国家、地区的相关规定。

2.文件管理过程中应注意的问题

(1)文件在发布前,必须由获授权的人员对之进行审核并签字批准后方可投入使用,以保证现行文件的权威性和有效性。

(2)记录文件现行版本的有效性是指标明文件的审核人、批准人及文件批准时间,文件的发行情况是指文件的发布部门、已发布到哪些部门、发布时间、接收文件者的姓名等。编制文件控制记录,目的是便于查阅、管理,避免使用失效或作废的文件。

(3)在使用部门的文件应是现行的、经审核和签字批准的文件版本,禁止使用未经批准的、废止的或已过文件使用时限的文件版本。

(4)实验室应根据各种文件的内容和具体情况,定期对文件进行评审、修订,修订后的文件须经被授权人签字批准后方可再投入使用。

(5)无效或废止的文件不可再存放在所有使用部门,任何部门和个人不得使用无效或废止的文件。

(6)保留或存档的被废止文件必须有明显标志,如标有"作废"字样。

(7)文件的手写修改需注意以下问题:①实验室的文件控制程序允许对该文件进行手写修改,并经被授权人签字后可有效使用。②实验室的文件控制规定中有该文件手写修改的程序和授权。③手写修改之处必须有签字和时间,修改的内容必须书写清楚(不得字迹潦草,难以辨认)。④实验室应尽快对已手写修改的文件进行再版重新发布,不应长期使用手写修改的文件。

(8)计算机系统中运行的文件的更改和控制具有一定的特殊性,实验室应制定程序对之进行控制。如计算机中文件设置成可供所有实验室成员浏览、仅可被被授权者修改等。

3.文件的标识

文件的唯一标识,其标识内容应包括标题、版本号(如已修订,应加上修订号)、发布日期(如已修订,应加上修订号)、总页数及每页的页码、文件发布部门、来源的标识。

七、质量管理体系的运行及影响因素

质量管理体系运行的准则为质量管理体系建立所依据的国际标准或国家标准。由于质量体系文件是组织根据相关国际标准或国家标准和组织本身的具体情况编制而成,所以质量体系文件应是质量管理体系运行的依据。当然,在质量管理体系的运行过程中,有时需要随时根据具体情况对文件进行修改,特别是在质量管理体系运行的初期。

(一)质量管理体系的运行

质量管理体系运行的第一步是质量管理层对所有成员进行质量体系文件的宣贯。由于质量管理体系文件是质量管理体系运行的依据,所以实验室成员必须熟悉并准确理解与自己有关的所有文件。质量体系文件具体包括:质量手册、质量计划、质量体系程序文件、详细作业文件、质量记录等。质量手册是质量方针目标、组织机构及质量体系所有要素的描述,所以所有的成员都必须认真学习,掌握实验室质量管理体系的基本构成,并准确理解实验室的质量方针和质量目标。对于程序文件,因为它是"为进行某项活动或过程所规定的途径",它可能与实验室所有成员有关,也可能仅与部分或个别实验室成员有关,其宣贯针对有关部门和人员进行即可。作业指导书主要与具体的操作者有关,其宣贯针对全部操作者即可。质量记录是一类源于上述文件执行过程中的文件,所以在上述文件的宣贯过程中,附加宣贯即可。

(二)影响质量管理体系运行的因素

质量管理体系的运行要注意以下几个问题。首先,要充分注意实验室的具体实际情况。实验室质量管理体系建立所依据的国际标准或国家标准是通用标准,实验室在执行过程中符合其要求即可,而满足其要求的形式可以是多种多样的。其次,运行过程中要准确及时地收集反馈信息。任何一件事情的成功都需要经过反复实践,质量管理体系的成功运行也不例外。质量管理体系文件通过试运行必然会出现问题,实验室管理层应根据出现的问题进行全面分析,及时提出纠正措施,使质量管理体系得以逐步完善。再次,质量管理体系的运行过程中要注意协调各方面、各部门的工作。质量管理体系是一个系统,各方面的工作是相互关联的,某个方面出现问题有可能跟多个方面、多个部门有关,所以,要注意综合处理问题。最后,要加强监督作用。因为质量管理体系运行初期,实验室成员往往根据以往的工作经验,有许多不自觉地违背质量管理体系文件的行为,实验室管理层应严格进行监督,并及时纠正。

质量管理体系运行一段时间后,要及时进行内部评审、检验程序评审、管理评审,并采取预防措施、纠正措施,使质量管理体系能成功运作。

八、质量管理体系的持续改进

依据国家、国际标准建立质量管理体系是实验室提高管理水平的一种有效途径,但仅仅建立是不够的,还要保证它有效运行,并使质量管理体系得到持续改进。所以质量改进在质量管理体系的运行中占重要地位。

GB/T19001—2000《质量管理体系标准》对持续质量改进活动进行了描述,大致为:

(1)分析和评价组织的现状,识别需改进的领域。

(2)确定改进目标。

(3)寻找可能达到质量改进目标的解决办法。

(4)评价这些解决方法并做出选择。

(5)实施选定的解决方法。

(6)测量、验证、分析和评价实施的结果,确定质量改进目标是否实现。

(7)正式采纳质量改进的措施。

上述途径可以大致概括为找到需要改进的领域、寻找并确定改进方法加以实施、对实施结果进行评价并确定改进措施。以下,学者将按照 GB/T19001—2000《质量管理体系标准》和实验室认可的国家标准的有关规定,重点介绍与医学实验室的质量改进有关的活动。

实验室认可的国家标准 4.12.1 条款规定:"实验室管理层应根据质量管理体系的规定,定期对所有的运行程序进行系统评审,以识别任何潜在的不符合项来源,或质量管理体系或技术操作的改进机会。"从外部获取质量改进的信息往往是有限的,实验室持续改进的主要途径是通过定期对所有运行程序进行的系统评审。这种评审是全面的,既包括质量管理体系所有的程序,也包括检验程序等技术方面的内容。现简单介绍实验室认可的国家标准中强调的三大评审活动质量体系内部审核(以下简称内部审核)和管理评审。

(一)内部审核

内部审核对实验室质量管理体系的改进和服务质量的提高都具有重要的作用。内部审核的依据一般应包括实验室的质量管理体系文件、认可准则及其认可准则在特殊领域的应用说明、国家实验室认可委员会的其他认可要求等。实验室也可以根据审核的目的的不同,来决定审核的依据。

实验室管理者应认真研究如何建立内部审核的组织机构,确定其职责和制定其工作方针,其中最重要的是任命负责内部审核的管理者代表,或称内部审核组组长。内部审核组组长负责组建内部审核小组,建立内部审核的组织和程序,培训人员,制订计划,实施内部审核和审批审核报告。内部审核需要一批合格、称职的审核员,因此培训审核员是一项重要的工作。内审员应有一定的数量,足以应付例行的和特殊的内部审核任务,还要尽量保证其独立于被审核的部门和活动,即内审员应与受审部门和活动没有责任关系,以确保内部审核的独立性和公正性。

实验室应建立并保持实验室内部审核的书面程序。内部审核程序是实验室内部审核各项活动总的指导和规定,其内容通常包括:目的、范围、职责、内部审核的组织、内部审核的基本要求、内审员的确定与职责、内部审核计划、内部审核的基本步骤、方法和要求、内部审核结果的分析与记录、内部审核报告的编写、跟踪审核等。

(二)管理评审

管理评审是一项重要的质量活动,是实验室最高层次的对质量体系的全面检查。GB/T19001—2000《质量管理体系标准》对管理评审进行了定义:"由最高管理者就质量方针和目标,对质量体系的现状和适应性进行的正式评价。"它与内部审核不同,是针对实验室质量管理体系及实验室全部的医疗服务(包括检验及咨询工作)而言的,内部审核是针对实验室整个质量管理体系而言的,内部审核的结果是管理评审的内容之一。GB/T19001—2000《质量管理体系标准》、实验室认可的国家标准都要求实验室建立内部审核的书面程序,但对管理评审却不作要求,因为管理评审可能涉及质量体系以外的内容。

管理评审至少每年进行一次,如实验室质量体系发生重大变化或出现重要情况可随时增加管理评审的次数。评审内容应至少包括:上次管理评审的执行情况;质量方针和质量目标的实施情况,质量方针是否适宜,质量目标是否适宜、实际;质量管理体系是否适宜、充分并有效实施;实验室的组织结构是否合适,各部门及人员的职责是否明确;实验室的人员、设备、设施、资金、技术和方法配置是否充分;满意度情况及患者投诉处理情况;纠正和预防措施的实施情况;质量管理体系是否有改进的机会和变更的需要;管理人员或监督人员的报告;近期内部审核的结果;外部机构的评审结果;实验室间比对的结果;用于监测实验室在患者保健工作中的服务质量指示系统是否有效及显示的信息;不符合项;检验周期监控;持续改进过程的结果;对供应商的评价。

当然,实验室质量改进可能还有更多的方法和途径,实验室管理者应致力于经常寻找改进的机会,不断使实验室质量体系更加完善。

第二章 检验标本采集

第一节 血液学检验标本采集

一、全血细胞分析检查标本的采集

(一)病人要求

患者应处于平静状态,减少运动,避免在输脂肪乳过程中或其后采血,禁止在输液手臂同侧采集血液,冬天从室外进入室内,应等患者体温暖和后再采血,采血时一般取坐位或卧位。

(二)标本采集

1.末梢血采集

(1)采血部位的选择:成人选择左手环指,1岁以下婴儿选择大拇指或足跟部两侧采血。

(2)轻轻按摩采血部位,使其自然充血,用75%乙醇棉球消毒局部皮肤,待干。

(3)操作者用左手拇指和示指捏紧采血部位两侧,右手持无菌采血针迅速刺入采血部位。

(4)用消毒干棉球擦去第一滴血后,用微量吸管采集标本。

(5)采血完毕,用消毒干棉球压住穿刺点几分钟至止血为止。

2.静脉血采集

用普通采血法或真空采血法抽取肘前静脉、手背、手腕和外踝静脉,或幼儿的颈外静脉处静脉血2mL注入含EDTA·K_2抗凝剂的抗凝管中,立即轻轻将试管颠倒混匀5~8次,使其充分抗凝,并在试管上贴好标识。该管血液标本除用于全血细胞分析检查外,还可用于ABO血型测定、网织红细胞计数、微量元素和疟原虫涂片的检测。

(三)标本保存

1.使用末梢血做细胞检查时采集标本后应及时检测,最好在2h内完成,且不要放在冰箱内冷藏。

2.抗凝静脉血室温中可稳定8~12h,如不能及时检测,可置于4℃冰箱中,上机检测前须将其取出平衡至室温,混匀后再测定。

(四)注意事项

1.一般要求用抗凝的静脉血,尽可能不用皮肤穿刺采集末梢毛细血管血进行全血细胞分析检测。因为末梢血采集时,易受组织液的稀释,细胞成分和细胞与血浆的比例同静脉血有差别。末梢毛细血管采血量较少,特别对一些全自动分析的仪器,不易采到足够量,更不能在有疑问时重复检查。因此,除了少数不易取得静脉血,如婴儿、大面积烧伤等患者,以及某些需要经常采血检查的病例,如血液病、肿瘤化疗或放疗的病人等,均应采静脉血进行检测。

2.采静脉血时止血带压迫不能时间过长或过紧,应<1min,避免造成血红蛋白和血细胞比容增高。

3.末梢采血时,挤压力不能过大,以免过多组织液混入;同时要避开冻疮、发炎、水肿等部位,以避免影响结果;每个病人换新的薄膜手套。所以,为了保证结果的准确性,尽可能使用静脉采血方法,而不用毛细血管采血方法。

4.当标本同时用于血涂片分析时,应在采集后 4h 内制备血涂片,以免引起中性粒细胞和单核细胞形态的改变,同时标本亦不能冷藏。

5.静脉采血如不注意,常易使血样溶血,影响检验,常见溶血的技术因素有注射器或试管潮湿,或有表面活性剂污染,或抽血后未卸下针头,强力将血液排入试管管内有许多气泡,或抽血时负压过大,或止血带结扎过久又不能一针见血等。严重溶血标本原则上不能使用,应通知临床重新采血,或在报告单上注明"溶血"字样,提醒临床医师注意。

二、红细胞沉降率(血沉)检查标本的采集

1.病人要求

患者应处于平静状态,避免在输入脂肪乳过程中或其后采血。

2.标本采集

抽取静脉血 1.6mL,加入到含 0.4mL 浓度为 109mmol/L 枸橼酸钠溶液的(1:4)抗凝试管中,并轻轻颠倒 5~8 次使之充分混匀与抗凝,并在试管上贴好标识。

3.标本保存

采血后及时送检,尽快检测,室温中保存不得超过 3h。

4.注意事项

血液和抗凝剂的比例要准确,标本总量 2.0±0.1mL,<1.8mL 或>2.2mL 为不合格标本。采血过程须顺利,溶血或有细小凝块的血液标本,均影响血沉结果。

三、血栓与止血检验标本采集

(一)病人要求

1.病人采血的环境温暖,病人状态放松,避免剧烈运动,对于多次反复采血的病人最好在同一条件下采血。

2.进行血小板聚集功能试验的病人采血前 1 周,不能服用阿司匹林、双嘧达莫(潘生丁)、肝素、双香豆素等含抑制血小板聚集的药物,采血当天禁饮牛奶、豆浆和脂肪性食品。

(二)标本采集

1.收集静脉血,采血前不应拍打前臂。

2.采血时止血带不宜扎得过紧,压迫时间不应超过 5min。

3.抗凝剂首选枸橼酸钠,抗凝剂的浓度为 109mmol/L,其与血液的比例为 1:9。

4.用清洁塑料管或硅化玻璃试管采集血液标本,避免表面激活。

5.通常采集第 2 管血液标本用于凝血方面的检测,第 1 管血液用于其他的化学检测。

6.在血细胞比容(Hct)<20%或>55%时,需按以下推荐的公式来调整抗凝剂与血液的比例,公式如下:抗凝剂用量(mL)=0.00185×血量(mL)×[1-Hct(%)]。

(三)标本保存

1.原则上取血后即送检,凝血因子(特别是Ⅷ因子)分析必须立即检测或分离血浆置于-20~-40℃条件下待测。

2.全部试验最好在采集标本 4h 内完成,室温保存不超过 4h,不能按时完成的标本应分离血浆贮于-20℃或-70℃冰箱中,复溶过的标本不能再次冷冻。

3.冰箱保存血浆要放在塑料管内,防止冷激活。

4.运送标本应避免受阳光直射,减少震动。

5.标本在室温(15~25℃)保存为宜,低温会使血小板激活,高温会使血小板聚集力减弱。

6.标本保存必须加盖,以防外源污染及 CO_2 的丢失,使标本 pH 升高,使试验结果受到影响,例如会使凝血酶原时间(PT)或活化部分凝血活酶时间(APTT)结果延长。

(四)注意事项

1.采血技术要熟练,最好"一针见血",防止组织损伤而激活凝血系统,影响试验结果,例如凝血因子活性增高、血小板数量假性降低等。

2.抽血后迅速将血液和抗凝剂轻轻颠倒混匀,不能用力振荡使凝血蛋白受到破坏。

3.不能从输液三通管取血,防止样品中可能含有的小凝块及污染的组织对实验结果造成影响。

4.注射器选用,国际上推荐用 21G1.5 或 20G1.5 号针头。

5.采血时,血液要平稳地进入试管,防止产生气泡,避免纤维蛋白原、凝血因子Ⅴ和因子Ⅷ变性。

6.拒绝溶血的标本。

7.不能使用过期变质的枸橼酸盐抗凝剂抗凝,否则会使 PT、APTT 试验的结果缩短。

四、血流变学标本采集

(一)病人要求

需空腹 12h 以上,采血前 1 天晚上低脂饮食。在采血前 3 天,停用具有溶栓抗凝作用的药物、降脂药物等。运动和体位对血黏度有影响,采血时病人应取坐位,清晨空腹安静状态下进行。女性应避开月经期。

(二)标本采集

抗凝剂宜选用肝素或乙二胺四乙酸二钠盐(EDTA·Na₂),其抗凝浓度范围为10～20U/mL血及1.5g/L血,液体状的抗凝剂会稀释血液,降低其黏度,故多用固体抗凝剂。采血后立即慢速颠倒,充分混匀,防止产生泡沫及血液凝固,并在试管上贴好标识。

(三)标本保存

采血后尽快检测,标本一般于室温密封保存,时间不应超过4h,尽可能不存放于冰箱,以免影响血液的生理状态和流变特性。受实验条件限制时,标本可保存于4℃冰箱中12h,但不能在0℃以下存放,因为红细胞在冰冻条件下会发生破裂。

(四)注意事项

1.采血要求"一针见血",顺利取血,否则换一个部位重新采血。

2.采血针头的内径以较大为好(最好为7号以上),在较大处静脉(肘静脉)采血为宜,采血过程中若用到压脉带时,压脉时间要尽可能短,应在压脉带撤除至少5s后才开始抽血。

3.抽取血样时负压不宜过大,必须缓缓抽吸,以免造成血液流经针头时受到异常高的剪切力。

4.血黏度有昼夜节律性变化,与生活饮食习惯有关,一般在11:00及20:00最高,病人在治疗前后应统一采血时间,确保结果的可比性;进食会引起血细胞比容(Hct)和血浆成分的变化,采血时间以清晨空腹为宜。

五、溶血检查试验标本的采集

(一)病人要求

患者应处于平静状态,避免在输入脂肪乳过程中或其后采血。

(二)标本采集

1.大部分试验的抗凝剂选择以肝素为主,部分试验可有其他选择,如高铁血红蛋白还原试验首选枸橼酸钠抗凝,血红蛋白电泳可以ACD液、肝素、草酸盐、EDTA等抗凝,G-6-PD检测可选用EDTA·Na₂、ACD液或肝素抗凝。

2.采血要顺利,防止溶血,抽取血液标本置于抗凝试管中立即轻轻颠倒摇匀,充分抗凝。

3.酸溶血标本不用抗凝血,要采集脱纤维血,方法为抽取血液标本后,取下针头将血液慢慢注入放有几个清洁小玻璃珠的小烧瓶内,不断地轻轻摇动10～15min,直至纤维蛋白出现并附着于玻璃珠上为止,避免造成溶血。

(三)标本保存

1.G-6-PD检测标本,4℃保存,可稳定1周。

2.血红蛋白异常检测的标本采集后应尽快分离血浆,尽量减少红细胞与血浆接触,避免产生高铁血红蛋白。

3.制作成的血红蛋白溶液置 4℃冰箱保存不能超过 1 周,冰冻保存可几个月,不宜反复冻融而引起血红蛋白变性。若需长期保存,可通入 CO,制成碳氧血红蛋白(COHb),然后密封或冻干保存。

4.所有贫血检测的标本都应尽快送检,保证用新鲜标本进行检测。

(四)注意事项

1.采样及分离血浆过程不能发生溶血。

2.酸溶血试验要用脱纤维血,不能用抗凝血,因为抗凝剂会影响血液的 pH。

六、骨髓细胞检查标本的采集

骨髓检查是诊断许多疾病,特别是血液系统疾病的重要手段之一,可以进一步了解骨髓中血细胞的生成、成熟、释放的程度,以及病理细胞形态或异常细胞出现的意义,从而诊断或协助诊断、观察疗效、测知预后或排除某些疾病,因此,骨髓标本的采集、接收及处理在整个骨髓分析过程中显得尤其重要。

(一)骨髓检查的适应证

患者多次检查外周血异常,出现原因不明的肝、脾、淋巴结肿大;不明原因的发热、骨痛和恶病质;诊断一些造血系统疾病,如各种类型的白血病、再生障碍性贫血、多发性骨髓瘤、巨幼细胞性贫血、恶性组织病等具有肯定诊断意义,也可通过复查骨髓象来评价疗效和判断预后;用于提高某些疾病的诊断率,如疟原虫、黑热病原虫、红斑狼疮细胞检查等。

(二)骨髓穿刺禁忌证

某些出血性疾病如血友病;晚期妊娠的孕妇做骨髓穿刺术应慎重;局部皮肤有弥散性化脓性病变或局部骨髓炎。

(三)标本采集

1.骨髓取材

(1)髂后上棘穿刺技术:①病人侧卧,幼儿则俯卧(腹下放一枕头),侧卧时上面的腿向胸部弯曲,下面的腿伸直,使腰骶部向后突出,髂后上棘一般明显突出臀部之上,可用手指在骶椎两侧摸知,此处骨髓腔大,骨皮质薄,骨面平而大,容易刺入,多被选用。②局部用碘酒、乙醇消毒,盖上已消毒的孔巾。③麻醉局部皮肤、皮下组织及骨膜,按摩注射处至药液扩散为止。④左手固定局部皮肤,右手持穿刺针与骨面垂直转刺而入,达骨髓时有阻力消失感(或落空感),深度为针尖达骨膜后再刺入 1cm 左右。⑤取出针芯,用 5mL 干燥注射器,轻轻抽取,待红色骨髓液标本出现于针管底部即止。抽取骨髓量一般不超过 0.2mL,过多则容易混血稀释。⑥立即取下注射器,制作骨髓液涂片。因骨髓液容易凝固,动作应快。⑦拔下穿刺针,敷以消毒纱布,压迫数分钟使其止血,然后贴上胶布,3 天内禁止洗澡。⑧同时取末梢血制作血涂片。⑨特点:该部位骨质较薄,刺针容易,骨髓液丰富;很少被血液所稀释,抽出量较多,可利用其做细菌培养及查找 LE 细胞,其次对再生障碍性贫血有重要早期诊断价值。

（2）髂前上棘穿刺技术：①病人仰卧，穿刺点在髂前上棘顶端后约 1cm，常规消毒。②穿刺时左手固定髂前上棘，右手持针与骨面垂直转刺而入，凭落空感探知骨髓腔；然后再用注射器抽取骨髓，方法同前。③特点：该部位较安全，但此部位骨骼较硬，不如髂后上棘易穿，但对早期再障诊断价值较大。

（3）胸骨穿刺技术：①病人仰卧，并将胸部稍垫高，取胸骨中线，相当第 2 肋间水平，胸骨体上端为穿刺点。②用碘酒、乙醇常规消毒。局部麻醉，然后用手按摩使药液扩散。③左手固定穿刺点两旁胸骨缘，右手将针头斜面向上，针向头部 75°斜方向徐徐转动刺入，达骨髓腔时有落空感，此时轻摇穿刺针不倒，穿刺时注意用左手固定胸腔，勿过猛用力，以免不慎刺入胸腔。④特点：该部位骨髓细胞增生旺盛，尤其对早期白血病诊断价值极大。但风险较大，稍有不慎刺入胸腔容易引起气胸。

（4）脊突穿刺技术：①病人取坐位，双手伏在椅背上，使上身向前弯曲，或卧于左侧，右臂抱着大腿，使腰椎明显暴露，取第 3、4 腰椎脊突为穿刺点。②穿刺时左手固定皮肤，右手持针自脊突定点垂直刺入。③特点：痛苦较少，穿刺时病人不易看到，可减轻病人的恐慌心理。其次该部位的骨髓细胞增殖较好，仅次于胸骨。

2.骨髓涂片

制作涂片的数量为 3～5 张，若要进行细胞学染色检查，可再推 3～5 张骨髓片。用推片蘸取骨髓液少许，置于载玻片右端 1/3 处，使推片和骨髓液接触，当骨髓液扩散成一均匀的粗线，然后使推片与载玻片呈 30°～45°（骨髓液较浓时，角度要小，推的速度要慢；骨髓液较稀时，角度要大，推速要快），自右向左，均匀地向前推，在载玻片的左侧 1/6 处结束。推好的玻片平放，让其自然干燥后在涂片边膜上用铅笔标记上患者姓名。涂片后将其在空气中快速摇动，使其快干，以免细胞皱缩而形态变异。涂片不宜太厚，要头、体、尾分明，取材良好的骨髓，涂片片膜粗糙，易见骨髓小粒。

（四）标本保存

涂片要新鲜，及时染色，特殊情况可在 1 周内染色，否则会影响染色质量。

（五）注意事项

1.术前向病人说明穿刺的必要性与安全性，解除病人的顾虑。一般选择髂后上棘进行穿刺，因为该位置骨皮质薄，骨髓腔大，骨髓量多而容易穿取，且又在身后，患者不易产生恐慌心理，故列为首选。

2.穿刺时部位要固定，勿随意移动，抽不出时可采取以下措施：把穿刺针稍稍拔出或深入或变动方向再抽；或抽不出时也可将注射器向玻片上推射几次，常可获微量骨髓液。

3.对于有出血倾向的患者，穿刺后应压迫穿刺点稍久，以免术后出血不止。

4.穿刺成功的标志：骨髓抽出量一般不超过 0.2mL，抽吸瞬间病人有特殊的痛感，骨髓液中可见到淡黄色骨髓小粒或油珠，涂片检查时有骨髓特有细胞，如浆细胞、巨核细胞、组织嗜碱细胞等，分类时中性杆状核粒细胞多于分叶核粒细胞。

5.骨髓穿刺结果，一次获得性不能代表全骨髓状态，只能代表此部位该次骨髓检查结果。

6.骨髓细胞在机体死亡后相继发生自溶,尤以红、粒、巨、淋巴细胞较明显,一般超过 2～3h 无诊断价值。不易穿刺原因:多见于骨髓疏松、坏死、软骨症、肿瘤或恶性贫血。

7.用作涂片的玻片要洁净、无油腻,处理好的玻片,手指不要接触玻片面。

8.骨髓液抽取后应立即推片 5 张以上。一张好的涂片应该厚薄均匀,分头、体、尾 3 部分,尾部呈弧形,上下两边整齐(最好留出 1～2mm 的空隙)。显微镜下观察时,各类有核细胞分布均匀,红细胞互不重叠,而又不太分散者为佳。

9.涂片染色时,先染 2 张,方法基本与血片相同,但染色液应稍淡,染色时间应稍长。其余的涂片留作细胞化学染色用。备骨髓涂片的同时,应同时制备血涂片 2 张,一并送检。

七、血液寄生虫检查标本的采集

(一)疟原虫检查

1.采血时间

间日疟及三日疟应在发作数小时至 10h 左右采血,恶性疟患者应在发作后 20h 左右采血。

2.采血方法

可用毛细血管采血法和静脉采血法采集标本,用 EDTA·K$_2$ 抗凝。

3.薄血片法

取血液 1 滴于载玻片上,以常规方法推制成薄片。

4.厚血片法

在洁净玻片上,取血液 2 滴,用推片角将血液由内向外转涂成直径约为 1cm 厚薄均匀的血膜,在室温中自然干燥。

(二)微丝蚴检查

1.采血时间

以 21:00～24:00 前后为宜。

2.采血方法

采血前让患者躺卧片刻,对夜间采血有困难的病人,可在白天按每千克体重口服枸橼酸乙胺嗪(海群生)2～6mg,15min 后取血检查。标本可以采集耳垂血或用 109mmol/L 枸橼酸钠 0.4mL 抗凝 1～2mL 的静脉血。

3.鲜血片法

采耳垂血 1 滴置于玻片中央,用一张盖玻片覆盖于鲜血上进行检测。

4.厚血片法

取耳垂血 2～3 滴,置于玻片中央,用推片角将血液由内向外回转涂成 2cm×3cm 长椭圆形厚薄均匀的血膜,自然干燥。

八、红斑狼疮细胞检查标本采集

1.标本采集

抽取患者静脉血2～3mL,注于干燥洁净试管中,立即送检。

2.注意事项

送检要及时,因整个操作时间不能超过3h,时间过长,红斑狼疮细胞会溶解,检出率下降。

第二节　体液学检验标本采集

一、尿液采集

(一)患者准备

医护人员应该根据尿液检验项目的目的,口头或书面指导患者如何正确收集尿液及其注意事项。

1.清洁标本采集部位

收集尿液前应用肥皂洗手、清洁尿道口及其周围皮肤。

2.避免污染

应该避免月经、阴道分泌物、包皮垢、粪便、清洁剂等各种物质的污染,不能从尿布或便池内采集标本。

3.使用合格容器

应用透明、不与尿液成分发生反应的惰性环保材料制成的一次性容器,容器必须干燥、清洁、防渗防漏,可密封运送,而且标明患者姓名、性别、年龄、科别、住院号、标本种类等信息。

4.特殊要求

若需采集清洁尿,如中段尿、导尿标本或耻骨上段尿,一般应由医护人员操作,并告知患者及家属有关注意事项。若采集幼儿尿,一般由儿科医护人员指导,使用小儿尿袋收集。

(二)尿液标本种类

根据临床不同的检查目的及留取尿液标本的时间及方式,尿液标本主要有以下几种。

1.晨尿

即清晨起床后第1次排尿收集的尿液标本。这种标本比较浓缩,有形成分形态结构比较完整,化学成分如hCG浓度较高,可用于尿液常规分析、尿沉渣分析、尿hCG定性或定量检查、尿液红细胞位相检测等。晨尿一般不受饮食或运动等影响,检验结果相对比较稳定,有利于临床判断疾病的进展及疗效;但也有人提出由于晨尿在膀胱内停留时间较长,偏酸,不利于检出酸性环境中易变的物质,比如葡萄糖或硝酸盐,因而建议采集第2次晨尿代替首次晨尿。

2.随机尿

即随时留取的尿液标本。这种标本新鲜易得,最适合用于门诊、急诊患者尿液筛查试验,但因其受影响因素偏多,如运动、饮食、情绪和用药等,易造成结果假阳性或假阴性,导致临床结果对比性差。

3.24h 尿

患者排空膀胱后连续收集 24h 排出的全部尿液,充分混匀,测量并记录总尿量(体积数),取适量标本送检,一般 50mL,尿沉渣分析或结核杆菌检查可按要求留取尿沉淀部分送检。适合尿肌酐、尿总蛋白定量、尿微量白蛋白定量、尿儿茶酚胺、尿 17-羟皮质类固醇、17-酮类固醇、电解质等检查。

4.12h 尿

即患者正常进食,20:00 排空膀胱的尿液,于容器中加入约 10mL 甲醛作为防腐剂,再收集以后 12h 内所有尿液标本。曾常用于细胞、管型等有形成分的计数,如尿 Addis 计数等,因患者标本采集烦琐和有形成分长时间保存困难,现已少用,建议使用 3h 尿标本。

5.3h 尿

即收集上午 3h 的尿液标本。具体的做法是:嘱病人于留尿前 1 天多进高蛋白质食物,少饮水,使得尿液浓缩呈偏酸性,不含晶形或非晶形盐类。留尿日早晨 8:00 排空膀胱的尿液,然后卧床 3h,至 11:00 收集所有尿液标本。此标本适用于病人每小时或每分钟细胞排泄率。

6.尿三杯试验

按照尿液排出的先后顺序,分别用 3 个容器采集,主要检查尿液的有形成分,多用于男性下尿路及生殖系统疾病的定位判断。

7.耐受性试验尿

经前列腺按摩后排尿收集的尿液标本,通过观察尿液变化了解耐受性。

8.菌尿液收集

多用于有肾或尿路感染的患者,需做尿液病原微生物学培养、鉴定及药物敏感试验。

(1)中段尿清洗外阴及尿道口后,在不间断排尿过程中,弃去前、后时段的尿液,以无菌容器接留中间时段的尿液。

(2)导管尿、耻骨上穿刺尿患者发生尿潴留或排尿困难时,必须采用导尿术或耻骨上穿刺术取尿。征取患者或家属同意后,由临床医师无菌采集。

9.尿胆原检测

以留取 14:00～16:00 时间段的尿液为好。

(三)标本送检

尿液一般应在采集后 2h 内及时送检,最好 30min 内完成检验。尿胆红素和尿胆原等化学物质可因光解或氧化而减弱。标本送检时应注意避光。

(四)标本保存

标本如不能及时检验,或需要另存时,应正确保存,包括冷藏和加防腐剂。

1.冷藏

多保存于 2～8℃冰箱内,或保存于冰浴中,但冷藏时间最好不要超过 6h。因为冷藏时间太久,尿液中有些成分可自然分解、变质等,而且磷酸盐或尿酸盐等易析出结晶沉淀,影响有形成分的镜检。

2.防腐

临床常用的化学防腐剂有:

(1)甲醛又称福尔马林,对尿液中的细胞、管型等有形成分的形态结构有较好的固定作用。一般每升尿液中加浓度为 400g/L 的甲醛溶液 5～10mL。

(2)甲苯常用于尿糖、尿蛋白等化学成分的定性或定量检查,一般每升尿液中加甲苯 5～20mL。

(3)麝香草酚可用于尿液显微镜检查,尤其是尿浓缩结核杆菌检查及化学成分分析的标本保存。一般每升尿液中加麝香草酚 0.1g。

(4)浓盐酸用作定量测定尿 17-羟、17-酮、肾上腺素、儿茶酚胺等标本的防腐。一般每升尿液加浓盐酸 1mL。

二、粪便采集

(一)标本容器

应清洁、干燥、有盖、无吸水或渗漏,如做细菌学检查,应采用无菌有盖容器。

(二)标本采集

1.粪便常规检测

医护人员应告知患者应取新鲜粪便标本的异常成分送检,如含有黏液、脓、血等病变成分的标本部分,外观无异常的粪便则应从其表面、深处等多处取材送检,标本量一般 3～5g。

2.化学法隐血试验

应试验前 3 日禁食肉类、动物血及某些蔬菜类食物,并禁服铁剂及维生素 C 等干扰试验的药物。

3.寄生虫检查标本

(1)血吸虫孵化毛蚴:标本不应少于 30g;如做寄生虫虫体及虫卵计数时,应采集 24h 粪便。

(2)连续送检:未查到寄生虫和虫卵时,应连续送检 3d,以避免因某些寄生原虫或蠕虫的周期性排卵现象而漏检。

(3)蛲虫卵检查:须用透明薄膜拭子或玻璃纸拭子于深夜 12 时或清晨排便前自肛门周围皱襞处拭取粪便,立即送检。

(4)阿米巴滋养体检查:挑取粪便的脓血部分和稀软部分,立即保温送检。

4.脂肪定量试验

先定量服食脂肪膳食,每日 50～150g,连续 6d,从第 3 天起开始收集 72h 内的粪便,混合称重,取 60g 送检。

5.粪胆原定量试验

连续收集 3d 的粪便,每日将粪便混匀称重后取 20g 送检。

6.无粪便排出而又必须检查时

可经直肠指检或采便管拭取标本。

7.采集时间

腹泻病人在急性期用药前采集;沙门菌感染、肠热症在 2 周以后;胃肠炎病人在急性期采集新鲜标本。

三、浆膜腔积液的检查

(一)胸腹膜腔和心包积液的检查

1.标本采集

一般由临床医师根据需要在无菌条件下,对各积液部位进行穿刺而收集。理学检查、细胞学检查和化学检查各留取 2mL,厌氧菌培养留取 1mL,结核杆菌检查留取 10mL。

2.抗凝及保存

所得标本应分装两个容器内,1 份添加抗凝剂用于检查,另 1 份不加抗凝剂,用以观察有无凝固现象。理学检查和细胞学检查宜采用 EDTA·K_2 抗凝,化学检查宜采用肝素抗凝。如做细胞学检查,最好抗凝后立即离心浓集细胞;否则应在标本内加入乙醇至 10% 浓度,并置冰箱内保存。

(二)关节腔积液

1.抗凝剂

肝素。

2.标本采集

一般由临床医师采用关节腔穿刺术获取,抽出液体后要记录液体数量,穿刺标本应分装入 3 支试管,每管 2~3mL,第 1 管做理学和微生物学检查;第 2 管加肝素抗凝做化学检查和细胞学检查;第 3 管不加抗凝剂用于观察积液的一般性状和凝固性。必要时置无菌管内进行细菌培养。如果标本量很少,只有 1~2 滴,也应放置玻片上镜检,观察有无结晶,并做革兰染色检查,必要时可做细菌培养。

四、脑脊液检查

1.标本采集

一般由临床医师通过腰椎穿刺采集脑脊液,操作严守无菌原则。穿刺成功后先做压力测定,再将抽出的脑脊液分别收集于 3 支无菌试管中,每管 1~2mL,第 1 管做细菌培养,第 2 管做化学检查和免疫学检查,第 3 管做理学和显微镜检查。如疑有恶性肿瘤,再留一管做脱落细胞学检查。

2.标本送检

脑脊液标本采集后应立即送检。放置过久可因细胞破坏或细胞包裹于纤维蛋白凝块中导致细胞数降低及分类不准。

五、精液标本采集

(一)标本采集

1.手淫法

采精者由本人手淫将一次射出的全部精液收集于洁净、干燥的容器内。如需微生物培养标本,则注意无菌操作。

2.体外排精法

仅适用于手淫法或电按摩采集法不成功者。

(二)注意事项

1.标本采集的时机

在采集精液标本前,必须禁欲 3～5d,一般不超过 5d。

2.标本采集的次数

一般应间隔 1～2 周检查 1 次,连续检查 2～3 次。

3.标本运送

标本应装在洁净、消毒的塑料试管内,加盖,但不能用乳胶或塑料避孕套盛标本。精液采集后应立刻保温送检,送检时间不超过 1h。

六、前列腺液标本采集

1.标本采集

通常由临床医师用前列腺按摩法采集前列腺液标本,弃去第 1 滴标本液,直接将标本滴于干净载玻片上。

2.注意事项

立即送检,以防干涸。

七、阴道分泌物采集

1.标本采集

通常由妇产科医务人员采集。采用消毒棉拭子自阴道深部或阴道穹隆后部、宫颈管口等处取材,取材后的棉拭子置于试管内,常规检验加入 2mL 生理盐水,BV 检验直接送检。

2.注意事项

取材前 24h 内,禁止性交、盆浴、阴道灌洗和局部上药等。如在冬天,标本采集后应立即保温送检。

八、痰液标本采集

1.标本采集

主要用自然咳痰法,一般检查以清晨第 1 口痰作标本最适宜,做细胞学检查则以 9:00～10:00 留痰最好,因为痰液在呼吸道停留时间过长,细胞可能发生自溶破坏或变性而结构不清。留痰时,患者先用清水漱口数次,然后用力咳出气管深处的痰,盛于灭菌容器中,注意勿混入唾液或鼻咽分泌物,立即送检。也可做环甲膜穿刺术吸痰送检,可避免口及咽部杂菌污染,但技术要求高,不常规使用。

2.注意事项

测 24h 痰量或观察分层情况时,可加少量苯酚防腐。标本不能及时送检时,可暂时冷藏保存,但不宜超过 24h。微生物培养取样应在抗生素等药物治疗开始之前,如已用药,则应选血液药物浓度最低水平时采样。

九、支气管肺泡灌洗液标本采集

一般由临床医师经纤维支气管镜检查时采集。先用单层纱布过滤除去黏液,再将滤液每分钟 800 转离心 10min,上清液供生化和免疫检测,沉淀物做细胞学检查。用于微生物检查的标本应严格遵守无菌操作。

十、胃液标本采集

1.标本采集

采用插胃管法。插管成功后,抽空全部空腹胃液,供理学检查、显微镜检查。然后连续抽取 1h 胃液放入同一瓶中,测定基础胃酸排量(BAO),然后再给予刺激剂,连续采集胃液 1h,每15 分钟为 1 份,共 4 份,用于测定最大胃酸排量(MAO)与高峰胃酸排量(PAO)。

2.注意事项

检验前 1 天患者只能进清淡的流质饮食,检查前 12 小时内禁食、禁水和禁服抗酸分泌的药物等。

十一、十二指肠引流液标本采集

在空腹 12h 状态下,由临床医师插入十二指肠引流管首先引流出十二指肠液,然后给予330g/L 温硫酸镁刺激 Oddi 括约肌使之松弛,依次引流出胆总管液、胆囊液和肝胆管液。怀疑感染时应尽早在用药前或停止用药 1～2d 后采集标本。

十二、胆汁标本的采集

胆汁采取的方法有 3 种:十二指肠引流法、胆囊穿刺法及手术采取法。

1.十二指肠引流法

本法较常用,即在无菌操作下用导管做十二指肠引流采取胆汁。所采取的胆汁分 A、B、C 三部分,A 液来自胆总管,为橙黄色或金黄色;B 液来自胆囊,为棕黄色;C 液来自胆道,为柠檬色。因采取时通过口腔,常易混入口腔内的正常菌群,一般认为 B 液作细菌培养意义较大。

2.胆囊穿刺法

行胆囊造影术时,可同时采取胆汁。本法所采之胆汁不易污染,适宜做细菌培养。

3.手术采取法

在进行胆囊及胆管手术时可由胆总管、胆囊直接穿刺采取胆汁。本法所采集之胆汁也不易污染,适于做细菌学检验。

以上采集之标本应立即送检,否则应保存于 4℃冰箱中。

第三章 临床生物化学检验

第一节 糖代谢紊乱的生物化学检验

糖作为机体中重要的能源和结构物质,在体内多种因素的调节下,维持着相对稳定的状态。血中葡萄糖(血糖)水平是反映体内糖含量的一个重要指标。糖代谢紊乱主要表现为血糖浓度过高(高血糖症)和血糖浓度过低(低血糖症),一些糖代谢过程中的酶先天性缺陷导致的单糖或糖原在体内的累积,也属于糖代谢紊乱的范畴。引起高血糖症的最常见和最主要原因是糖尿病(DM)。

一、血糖及糖代谢紊乱

血糖是指血液中的葡萄糖。正常情况下空腹血糖浓度相对恒定在 $3.89 \sim 6.11 \text{mmol/L}$ ($70 \sim 110 \text{mg/dL}$)范围内,这是在激素、神经以及肝、肾等多种因素调节下,血糖的来源和去路保持动态平衡的结果,也是肝、肌肉、脂肪组织等各组织器官代谢协调的结果,对维持组织器官的正常生理活动具有重要意义。在各种病理因素的作用下,糖代谢紊乱,导致血糖水平异常,引起一系列临床症状。

(一)血糖及血糖调节

在机体的糖代谢中,葡萄糖居于主要地位,其他单糖所占比例小,且主要进入葡萄糖途径进行代谢。血糖浓度的维持取决于血糖的来源和去路的平衡。

由于机体的能量需求,血糖处于不断的变化和调节中,但在多种激素的精细调节下,血糖的来源和去路仍保持动态平衡,使血糖浓度维持在较窄的范围内。其中降低血糖的激素主要是胰岛素,另外胰岛素样生长因子(IGF)也能使血糖降低;升高血糖的激素有胰高血糖素、肾上腺素、皮质醇和生长激素等。此外,甲状腺素、生长抑素等激素也能间接地影响糖的代谢,从而影响血糖水平。除激素外,血糖的浓度也会受到其他各种生理因素(如饮食、运动、睡眠、月经周期、黎明现象、妊娠、药物),以及多种病理因素(如颅脑损伤、呕吐、腹泻、高热、麻醉、感染、毒血症、胰腺炎、胰腺癌)等的影响。

(二)糖尿病及其代谢紊乱

空腹血糖浓度超过 7.0mmol/L 时称为高血糖症,若超过肾糖阈值($8.9 \sim 10 \text{mmol/L}$)时则出现尿糖。高血糖症有生理性和病理性之分,病理性高血糖症主要表现为空腹血糖受损、糖耐量减低或糖尿病。糖尿病是糖代谢紊乱的最常见、最重要的表现形式。空腹血糖受损和糖耐量减退是正常糖代谢与糖尿病之间的中间状态,是发展为糖尿病及心血管病变的危险因子和标志。

1.糖尿病的定义与分型

糖尿病是一组由于胰岛素分泌不足或(和)胰岛素作用低下而引起的代谢性疾病,其特征是高血糖症。

糖尿病是一组复杂的代谢紊乱疾病,主要是由于葡萄糖的利用减少导致血糖水平升高而引起,其发病率呈逐年上升趋势,并随年龄而增长。

糖尿病的典型症状为多食、多饮、多尿和体重减轻,有时伴随视力下降,并容易继发感染,青少年患者可出现生长发育迟缓现象。长期的高血糖症将导致多种器官损害、功能紊乱和衰竭,尤其是眼、肾、神经、心血管系统。糖尿病可并发危及生命的糖尿病酮症酸中毒昏迷和非酮症高渗性昏迷。

根据病因糖尿病可分为四大类型,即1型糖尿病(T1DM)、2型糖尿病(T2DM)、其他特殊类型糖尿病和妊娠糖尿病(GDM)。其病因与分型见表3-1。在糖尿病患者中,90%～95%为T2DM,5%～10%为T1DM,其他类型仅占较小的比例。

表 3-1　糖尿病的分型及其病因

类型	病因
1型糖尿病	胰岛β细胞破坏,导致胰岛素绝对不足
免疫介导性糖尿病	
特发性糖尿病	
2型糖尿病	病因不明确,包括胰岛素抵抗伴胰岛素相对不足、胰岛素分泌不足伴胰岛素抵抗等
其他特殊类型糖尿病	
β细胞功能遗传缺陷糖尿病	①成人型糖尿病:12号染色体HNF-1α(MODY3)基因突变、7号染色体葡萄糖激酶(MODY2)基因突变、20号染色体HNF-4α(MODYl)基因突变等;②线粒体糖尿病:线粒体基因突变引起
胰岛素作用遗传性缺陷糖尿病	A型胰岛素抵抗、矮妖精貌综合征、脂肪萎缩性糖尿病、Rabson-Mendenhall综合征、假性肢端肥大等
胰腺外分泌性疾病所致糖尿病	胰腺炎、外伤及胰腺切除、肿瘤、囊性纤维化病、血色病、纤维钙化性胰腺病变等
内分泌疾病所致糖尿病	肢端肥大症、库欣综合征、胰高血糖素瘤、嗜铬细胞瘤、甲状腺功能亢进、生长抑素瘤、醛固酮瘤等
药物和化学品所致糖尿病	吡甲硝苯脲、喷他脒、烟酸、糖皮质激素、甲状腺素、二氮嗪、β肾上腺素受体激动剂、噻嗪类利尿剂、苯妥英钠、α-干扰素等
感染所致糖尿病	风疹病毒、巨细胞病毒、柯萨奇病毒感染等

续表

类型	病因
少见的免疫介导性糖尿病	抗胰岛素受体抗体、Stiffman 综合征等
其他可能伴有糖尿病的遗传综合征	唐氏综合征、Turner 综合征、Klinfelter 综合征、Wolfram 综合征、Friedreich 共济失调症、Huntington 舞蹈病、Laurence-Moon-Biedl 综合征、强直性肌营养不良、Prader-Willi 综合征、卟啉病等
妊娠糖尿病	

空腹血糖受损(IFG)反映了基础状态下糖代谢稳态的轻度异常,糖耐量减低(IGT)反映了负荷状态下机体对葡萄糖处理能力的减弱。两者作为正常糖代谢与糖尿病之间的中间状态,是发展为糖尿病及心血管病变的危险因子和标志。它们作为糖尿病的前期阶段,统称为糖调节受损(IGR),可单独或合并存在。

2.糖尿病的病因及发病机制

糖尿病的发病机制有两种:一是机体对胰岛素的作用产生抵抗,最后引起胰腺功能受损;二是胰腺 β 细胞的自身免疫性损伤。多种因素共同作用共同参与,引起胰岛素分泌的绝对和(或)相对不足,导致糖尿病的发生。

(1)1 型糖尿病:T1DM 作为一种多基因遗传病,已确认的相关易感基因约有 20 多个,目前认为与 6 号染色体上的人类白细胞抗原(HLA)有很强的关联性。发病风险是由 HLA 的 DRB1、DQA1 和 DQB1 三位点间复杂的相互作用决定的,不同民族、不同地区报道的与 T1DM 易感性相关联的 HLA 单体型不尽相同。除 HLA 外,其他的易感基因还包括 INS、CTLA4、PTPN22 等。T1DM 存在着遗传异质性,遗传背景不同的亚型在病因和临床表现上也不尽相同。

T1DM 也是一种 T 细胞介导的自身免疫性疾病,涉及体液免疫与细胞免疫异常。60%~80% 新确诊的 T1DM 患者体内会发现多种自身抗体(表 8-8)。

风疹病毒、腮腺炎病毒、柯萨奇病毒、脑心肌炎病毒和巨细胞病毒、肝炎病毒等都与 T1DM 有关。病毒感染可直接破坏胰岛 β 细胞,激发自身免疫反应,诱导多种抗原及细胞因子的表达,最终引起胰岛 β 细胞的损伤,导致 T1DM 的发生。此外,动物实验还发现链佐星、四氧嘧啶、锌螯合物以及灭鼠剂 N-3-吡啶甲基 N′-P-硝基苯脲可造成胰岛 β 细胞自身(或非自身)免疫性破坏,但在人类,这类物质诱发糖尿病的重要性不是十分明显。流行病学研究发现,儿童食用亚硝基盐(亚硝基化合物)会导致 T1DM 发病率增高。

(2)2 型糖尿病:T2DM 是遗传和环境因素共同作用而形成的多基因遗传性复杂疾病。T2DM 具有明显的遗传倾向和家族聚集性。研究表明,本病与一些特异性遗传标志物有关,如印第安人、瑙鲁人的 T2DM 与 HLA 型相关,墨西哥裔美国人 T2DM 与 Rh 血型相关,但由于 98% 以上的 T2DM 具有极大的异质性,并且其遗传因素和环境因素差别极大,虽然对本病的候选基因进行了大量研究,但其遗传基因仍不明确。

环境因素是 T2DM 的另一类致病因子,可促使和(或)加速疾病的显现,主要包括年龄、营养因素、肥胖、缺乏体力活动、宫内发育不良、不良生活习惯(如吸烟和饮酒)和精神压力等。同时随年龄增加,周围组织对胰岛素的敏感性减弱,胰岛 β 细胞的功能缺陷亦加重,故 40 岁以上 T2DM 的发病率显著上升。

食物热量和结构会影响血浆脂肪酸水平,其水平升高会加重胰岛素抵抗和 β 细胞功能损害。肥胖常是 T2DM 的伴随和前导因素,目前认为,肥胖患者是否发生 T2DM 取决于胰岛素抵抗的程度和 β 细胞的功能。多采用体重指数(BMI)、腰/臀围比值(WHR)、内脏脂肪容积、腹内脂肪层等指标预测发病的危险性。伴有其他危险因子(如高血压、高 BMI、糖尿病家族史)的人,其体力活动不足会促进 T2DM 的发展。

目前普遍认为,胰岛素抵抗(IR)和 β 细胞分泌缺陷是 T2DM 发病机制的两个主要环节。胰岛素抵抗是 T2DM 和肥胖等多种疾病发生的主要诱因之一,也是 T2DM 病理生理的基本组成部分,其特征性表现是:降低胰岛素刺激肌肉和脂肪组织摄取葡萄糖的能力,同时也抑制肝脏合成糖原的能力。其发生机制为:体内一定数量的生物化学组成成分(如 α-2-HS-糖蛋白、PC-1、RAD、TNF-α 等)能降低胰岛素在靶细胞上刺激胰岛素受体的生化功能,细胞内糖原、脂肪、蛋白质合成降低,导致葡萄糖转运体(GLUT)向细胞表面的转运不足。简单而言,IR 是指单位浓度的胰岛素细胞效应减弱,即机体对正常浓度胰岛素的生物反应性降低的现象。在 IR 状态下,为维持血糖稳定,迫使胰岛 β 细胞分泌更多的胰岛素进行代偿,导致高胰岛素血症,引发一系列代谢紊乱。IR 是 T2DM 早期的缺陷,约 90% 的患者存在胰岛素抵抗,患者对胰岛素生物反应性降低了大约 40%。

3.各型糖尿病的主要特点

(1)1 型糖尿病:指因胰岛 β 细胞破坏导致胰岛素绝对缺乏所引起的糖尿病,按病因和发病机制分为免疫介导性糖尿病和特发性糖尿病。

1)免疫介导性 1 型糖尿病:主要是由于胰岛 β 细胞的自身免疫性损害导致胰岛素分泌绝对不足引起,大多数损害是由 T 细胞介导的,多数患者体内存在自身抗体,在高血糖症出现的数年前,患者血清中存在的自身抗体就可检出。这些抗体见表 3-2。

表 3-2　免疫介导性糖尿病患者血清中的自身抗体

自身抗体	检出率
胰岛细胞抗体(ICA)	在 70%~90% 新诊断的 T1DM 患者中可检出
胰岛素自身抗体 IAA)	T1DM 患者阳性率为 50%~70%
抗 65kD 谷氨酸脱羧酶抗体	在 T1DM 患者中检出率达 90%,多见于女性
胰岛素瘤相关抗原 IA-2 和 IA-2β	60%~80% 以上新诊断的 T1DM 患者中可检出
胰岛细胞表面抗体(ICSA)	在新诊断的 T1DM 患者中阳性率为 30%~60%

特点:①任何年龄均可发病,典型病例常见于青少年;②起病较急;③血浆胰岛素及 C 肽含量低,糖耐量曲线呈低平状态;④β 细胞自身免疫性损伤是重要的发病机制,多数患者可检

出自身抗体;⑤治疗依赖胰岛素为主;⑥易发生酮症酸中毒;⑦遗传因素在发病中起重要作用,与 HLA 某些基因型有很强的关联。

2)特发性 1 型糖尿病:其显著特点是具有 T1DM 的表现,如易发生酮症酸中毒、依赖胰岛素生存等,但没有明显的自身免疫反应的证据,也没有 HLA 基因型的相关特点,这一类患者极少,主要见于非裔及亚裔人。

(2)2 型糖尿病:是一组以空腹及餐后高血糖为主要特征的代谢异常综合征,主要表现为胰岛素抵抗和胰岛 β 细胞功能减退。胰岛素抵抗干扰了胰岛 β 细胞的分泌,导致胰岛 β 细胞功能减退,不能产生足量的胰岛素,表现为早期胰岛素相对不足和后期胰岛素绝对不足。

特点:①典型病例常见于 40 岁以上肥胖的中老年成人,偶见于幼儿;②起病较慢;③血浆中胰岛素含量绝对值并不降低,但在糖刺激后呈延迟释放;④胰岛细胞胞质抗体(ICA)等自身抗体呈阴性;⑤初发患者单用口服降糖药一般可以控制血糖;⑥发生酮症酸中毒的比例不如 T1DM;⑦有遗传倾向,但与 HLA 基因型无关。

(3)特殊类型糖尿病:往往继发于其他疾病,病因众多,但患者较少,此处仅介绍几种:

1)β 细胞功能缺陷性糖尿病:包括成人型糖尿病和线粒体糖尿病。

成人型糖尿病的高血糖症出现较早,常在 25 岁之前发病,称为青年人成年发病型糖尿病(MODY),表现为胰岛素分泌的轻度受损和胰岛素作用缺陷。为常染色体显性遗传,目前已发现多个基因位点突变,已明确第一型(MODY3)主要是 12 号染色体上肝细胞核转录因子(HNF-1α)基因发生点突变,第二型(MODY2)主要是 7 号染色体葡萄糖激酶基因发生变异,第三型(MODY1)变异发生在 20 号染色体的转录因子 HNF-4α 上。其他几型虽然具有相同的临床表现,但尚不清楚特定的缺陷基因。

1997 年,美国糖尿病协会(ADA)将线粒体糖尿病列为特殊类型糖尿病。本病属于母系遗传,也可散发,人群中发病率为 0.5%~1.5%,发病年龄多在 30~40 岁。临床上可表现为从正常糖耐量到胰岛素依赖糖尿病的各种类型,最常见的是非胰岛素依赖型糖尿病,常伴有轻度至中度的神经性耳聋,患者无肥胖,无酮症倾向。目前已发现 20 余种线粒体的基因突变与发病有关,如线粒体 tRNA 3243A→G 突变、ND1 基因 3316G→A 突变等,这些基因的突变导致胰腺 β 细胞能量产生不足,引起胰岛素分泌障碍而致糖尿病的发生。

2)胰岛素作用遗传性缺陷糖尿病:主要因胰岛素受体变异所致,较少见,一些患者可伴有黑棘皮病,女性患者可有男性化表现和卵巢囊肿。若为儿童患者,胰岛素受体基因的变异可致严重的胰岛素抵抗,称为矮妖精貌综合征。

3)胰腺外分泌性疾病所致糖尿病:包括胰腺炎症、肿瘤、感染、纤维钙化性病变、损伤和胰切除、囊性纤维化病、血色病等均可引起继发性糖尿病。

4)内分泌疾病所致糖尿病:当拮抗胰岛素作用的激素(如生长激素、皮质醇、胰高血糖素和肾上腺素)在体内过量产生时可引发糖尿病,如肢端肥大症、库欣综合征、胰高血糖素瘤、嗜铬细胞瘤、甲状腺功能亢进症、生长抑素瘤、醛固酮瘤等。去除导致激素过度分泌的因素后,血糖可恢复正常。

(4)妊娠糖尿病:指在妊娠期间发现的糖尿病,包括任何程度的糖耐量减低或糖尿病发作,不排除妊娠前存在糖耐量异常而未被确认者,无论是否使用胰岛素或饮食治疗,也无论分娩后这一情况是否持续。但已知糖尿病伴妊娠者不属此型。分娩 6 周后,按复查的血糖水平和糖尿病的诊断标准重新确定为:①糖尿病;②空腹血糖受损(ⅢG);③糖耐量减低(IGT);④正常血糖。妊娠糖尿病的发生与很多因素有关,多数患者在分娩后血糖将恢复正常水平。

4.糖尿病的主要代谢紊乱

正常情况下,人体细胞内能量代谢主要由血糖供给,多余的血糖可转化为糖原、脂肪和蛋白质贮存起来。患糖尿病后,由于胰岛素的绝对或(和)相对不足,机体组织不能有效地摄取和利用血糖,不仅造成血糖浓度增高,而且组织细胞内三大营养物质的消耗增加,以满足机体的供能需要。

(1)糖尿病时体内的主要代谢紊乱:在糖代谢上,肝、肌肉和脂肪组织对葡萄糖的利用减少,糖原合成减少,而肝糖原分解和糖异生增多,导致血糖升高。

在脂肪代谢上,脂肪组织摄取葡萄糖及从血浆清除甘油三酯减少,脂肪合成减少;脂蛋白脂肪酶活性增加,脂肪分解加速,血浆游离脂肪酸和甘油三酯浓度升高;当胰岛素极度不足时,脂肪组织大量动员分解产生大量酮体,当超过机体对酮体的氧化利用能力时,酮体堆积形成酮症,进一步发展为酮症酸中毒。

在蛋白质代谢上,蛋白质合成减弱,分解代谢加速,可导致机体出现负氮平衡、体重减轻、生长发育迟缓等现象。

(2)糖尿病并发症时体内的主要代谢紊乱:长期的高血糖可导致多种并发症的产生,尤其是病程长、病情控制较差的糖尿病患者。按并发症的起病快慢,可分为急性并发症和慢性并发症两大类。急性并发症除常见的感染外,还有糖尿病酮症酸中毒昏迷、糖尿病非酮症高渗性昏迷、糖尿病乳酸性酸中毒昏迷等;慢性病变主要是微血管病变(如肾脏病变、眼底病变、神经病变)、大血管病变(如动脉粥样硬化)以及心、脑、肾等的病变和高血压等。

1)糖尿病酮症酸中毒昏迷:是糖尿病的严重急性并发症。常见于 1 型糖尿病患者伴应激时。诱发因素为感染、手术、外伤和各种拮抗胰岛素的激素分泌增加。当机体代谢紊乱发展到脂肪分解加速、酮体生成增多、血浆中酮体积累超过 2.0mmol/L 时称为酮血症。酮体进一步积聚,发生代谢性酸中毒时称为酮症酸中毒,表现为严重失水、代谢性酸中毒、电解质紊乱和广泛的功能紊乱。除尿酮呈强阳性外,血酮体常>5mmol/L、HCO_3^- 降低、血 pH<7.35,病情严重时可致昏迷,称为糖尿病酮症酸中毒昏迷。

糖尿病酮症酸中毒的发病机制主要是由于胰岛素的绝对或相对不足,拮抗胰岛素的激素(如胰高血糖素、皮质醇、儿茶酚胺及生长激素)分泌增多,肝糖原分解加速,糖异生加强,导致血糖增加,但机体不能很好地利用血糖,各组织细胞反而处于血糖饥饿状态,于是脂肪分解加速,血浆中游离脂肪酸增加,导致酮体生成增加而利用减慢,血酮体累积引起酮症。

2)糖尿病非酮症高渗性昏迷:多见于 60 岁以上 2 型糖尿病病情较轻者及少数 1 型糖尿病患者。常见的发病诱因有:口服噻嗪类利尿剂、糖皮质激素、苯妥英钠,腹膜透析或血液透析,甲亢,颅内压增高使用脱水剂治疗,降温疗法,急性胰腺炎,严重呕吐、腹泻、烧伤、尿崩症、高浓度葡萄糖治疗等各种原因引起的失水、脱水等。

发病机制复杂,未完全阐明。血浆渗透压升高程度远比糖尿病酮症酸中毒明显,加上本症患者有一定量的内源性胰岛素,故在血糖极高的情况下,一般不易发生酮症酸中毒。而且脂肪分解和胰岛素拮抗激素增高不及酮症酸中毒突出。

3)糖尿病乳酸性酸中毒昏迷:乳酸是糖代谢的中间产物,由丙酮酸还原而成,正常人乳酸/丙酮酸比值为 10∶1,处于平衡状态。患糖尿病后,由于胰岛素的绝对和相对不足,机体组织不能有效地利用血糖,丙酮酸大量还原为乳酸,使体内乳酸堆积增多。

4)糖尿病慢性并发症:长期的高血糖会使蛋白质发生非酶促糖基化反应,糖基化蛋白质分子与未被糖基化的分子互相结合交联,使分子不断加大,进一步形成大分子的糖化产物。这种反应多发生在那些半衰期较长的蛋白质分子上,如胶原蛋白、晶状体蛋白、髓鞘蛋白和弹性硬蛋白等,引起血管基膜增厚、晶状体混浊变性和神经病变等病理变化。由此引起的大血管、微血管和神经病变,是导致眼、肾、神经、心脏和血管等多器官损害的基础。

(三)低血糖症

低血糖指血糖浓度低于空腹血糖的参考水平下限,目前无统一的界定标准,多数学者建议空腹血糖浓度参考下限为 2.78mmol/L(50mg/dL)。

低血糖的临床症状因人而异,缺乏特异性,主要是与交感神经和中枢神经系统的功能异常相关。主要临床表现为战栗、多汗、恶心、心跳加速、轻度头昏头痛、饥饿和上腹不适等非特异性症状。除某些疾病外,血糖快速下降(即使未降至低血糖水平)也可出现上述症状,但血糖缓慢下降至低血糖水平者却不一定有上述症状。

当血糖低于 1.11mmol/L 或 1.67mmol/L(20mg/dL 或 30mg/dL)时,会引起严重的中枢神经系统功能障碍,出现头痛、意识错乱、视力模糊、眩晕以至于癫痫发作,严重者可出现意识丧失等症状甚至死亡。这些症状又称神经低血糖症。血糖恢复至正常水平可以迅速改善或纠正上述症状,但长时间的低血糖可导致脑功能不可逆的损伤。

1.新生儿与婴幼儿低血糖

新生儿血糖浓度远低于成人,平均约 1.94mmol/L(35mg/dL),并在出生后由于肝糖原耗尽而迅速下降。因此,在无任何低血糖临床表现的情况下,足月新生儿的血糖可低至 1.67mmol/L(30mg/dL),早产儿可低至 1.1mmol/L(20mg/dL)。

新生儿期低血糖往往是短暂的,较常见的原因包括早产、母体糖尿病、GDM 和妊娠子痫等。而婴幼儿早期发生的低血糖很少是短暂的,可能是遗传性代谢缺陷或酮性低血糖所致,多因禁食或发热性疾病而进一步降低。

2.成人空腹低血糖

成人低血糖可能是由于肝脏生成葡萄糖的速率下降或机体对葡萄糖的利用增加所致。低血糖相当普遍,而真性低血糖(低血糖紊乱)并不多见。真性低血糖常提示有严重的疾病并可能危及生命。通常血糖浓度<3.0mmol/L(55mg/dL)时,开始出现低血糖有关症状,血糖浓度<2.78mmol/L(50mg/dL)时,开始出现脑功能损伤。

诊断低血糖紊乱的经典诊断试验是72小时禁食试验。血糖浓度降低合并低血糖的体征或症状,就可诊断为低血糖紊乱,仅有血糖降低不能确诊。如果禁食期间未出现有关低血糖的体征或症状,则可以排除低血糖紊乱。

3.餐后低血糖

餐后低血糖可由多种因素引发。这些因素包括药物、胰岛素抗体、胰岛素受体抗体和先天性缺陷(如果糖-1,6-二磷酸酶缺乏)等,也包括反应性低血糖,又称功能性低血糖。

在第三届国际低血糖专题讨论会上,反应性低血糖被定义为一种临床病症,患者在日常生活中有餐后低血糖症状,并且血糖浓度低于2.5~2.8mmol/L(45~50mg/dL)。其血糖标本的要求比较特殊,需要使用动脉化的静脉血或毛细血管血。

患者在餐后约1~3小时有疲乏、肌痉挛、心悸等自觉症状,通过进食可缓解30~45分钟。这类患者有时也可无症状但有低血糖,或血糖浓度正常却有自觉症状的情况。餐后低血糖比较少见,要确诊餐后低血糖必须要在餐后出现症状的同时出现低血糖,若怀疑本病,可进行5小时进餐耐量试验或5小时葡萄糖耐量试验。

4.糖尿病性低血糖

T1DM和T2DM患者在药物治疗期间经常发生低血糖,称糖尿病性低血糖。使用胰岛素治疗的T1DM患者,每周大约出现1~2次症状性低血糖,每年大约10%的患者受严重低血糖的影响。而住院患者,由于胰岛素的强化治疗,其发生低血糖的概率约高2~6倍。由于口服降糖药或使用胰岛素,T2DM患者亦可发生低血糖,但其发生率低于T1DM患者。

糖尿病患者发生低血糖的病理生理机制包括:①血糖反馈调节机制受损:T1DM患者胰高血糖素对低血糖的反应下降,而后肾上腺素分泌不足,增加了低血糖发生的风险。其他能刺激胰高血糖素和肾上腺素分泌的因素可以纠正这类低血糖。T2DM患者在该方面的缺陷不明显。②无症状低血糖:50%的长期糖尿病患者在低血糖时没有神经性低血糖症状的出现,由于血糖降低而无症状,因此容易发生严重的低血糖,这可能与肾上腺素对低血糖的反应降低有关,尤其是经胰岛素强化治疗的T1DM患者。

5.甲苯磺丁脲耐量试验

降糖药甲苯磺丁脲又称甲糖宁,静脉注射后可刺激胰腺释放胰岛素。通过测定注射甲苯磺丁脲后血糖浓度和胰岛素浓度的变化,可以用于空腹低血糖、胰岛细胞瘤的研究和鉴别糖尿病类型。

甲苯磺丁脲耐量试验:静脉注射1mg甲苯磺丁脲前和注射之后的2、15、30、60、90、120分钟分别取血,测定葡萄糖和胰岛素浓度。结果:①健康人在30分钟后,血糖浓度较空腹时下降50%,120分钟时恢复到基础值(注射前)。②空腹低血糖患者的最低血糖浓度显著下降,且2小时血糖浓度不能恢复到基础值。

该试验还可用于鉴别糖尿病:如果20分钟时的血糖浓度仍维持在基础水平的80%~

84%,则其患糖尿病的可能性有 50%。但该试验不能用于糖尿病的诊断。

测定胰岛素浓度能提供进一步的诊断:正常人 2 分钟时胰岛素峰值低于 $150\mu IU/mL$;胰岛细胞瘤患者其峰值增高,并且 60 分钟时胰岛素的浓度仍高,这是胰岛细胞瘤最重要的诊断依据。

(四)糖代谢的先天异常

糖代谢的先天性障碍是由于糖代谢相关酶类发生先天性异常或缺陷,导致某些单糖或糖原在体内贮积。多数为常染色体隐性遗传,患者症状轻重不等,可伴有血糖水平降低。临床常见有半乳糖代谢异常、果糖代谢异常、戊糖代谢紊乱和糖原贮积症等。

二、糖代谢紊乱的主要检测项目

糖代谢紊乱相关疾病检测指标是实验诊断的重要技术措施,血糖水平和临床症状相结合能对糖尿病进行诊断。临床实验室检测血糖以及血糖调节物、糖化蛋白以及并发症相关的其他代谢产物等,有利于糖尿病及其并发症的早期诊断、鉴别诊断、指导治疗和评估预后。

(一)空腹血糖

空腹血糖(FPG)是指至少 8 小时内不摄入含热量食物后测定的血浆葡萄糖,是糖尿病最常用的检测项目。

1.检测方法

血糖的测定方法主要分为三大类:氧化还原法、缩合法及酶法。前两类已被淘汰,国际推荐的参考方法是己糖激酶法,目前国内多采用国家卫生健康委员会临检中心推荐的葡萄糖氧化酶法,另外还可以采用葡萄糖脱氢酶法。利用分光光度法测定酶促反应中生成的产物,或检测酶促反应中产生的电流,产物的生成量与电流强度及葡萄糖浓度成正比。

2.参考区间

成人空腹血清葡萄糖为 3.9~6.1mmol/L(70~110mg/dL)。不同样本的葡萄糖浓度参考范围见表 3-3。

表 3-3　体液空腹葡萄糖浓度参考值

标本	葡萄糖浓度(mmol/L)	葡萄糖浓度(mg/dL)
血浆/血清		
成人	3.9~6.1	70~110
儿童	3.5~5.6	60~100
早产新生儿	1.1~3.3	20~60
足月新生儿	1.7~3.3	30~60
全血(成人)	3.5~5.3	65~95

3.临床意义

血糖浓度受神经系统和激素的调节,保持一个相对平衡的状态,当各种因素导致这些调节失去原有的相对平衡后,会出现血糖值异常。空腹血糖水平反映了胰岛素分泌能力,其增高与葡萄糖耐量减低是相平行的:若胰岛素分泌能力不低于正常的25%,空腹血糖多是正常或只轻度升高,一般人全血血糖不超过6.1mmol/L(110mg/dL),血浆血糖不超过6.9mmol/L(125mg/dL);当胰岛素分泌进一步降低,但不低于正常的40%,则空腹血糖在5.8~11.1mmol/L(104~200mg/dL);空腹血糖超过11.1mmol/L(200mg/dL)时,提示胰岛素分泌极少或缺乏。

空腹血糖水平是诊断糖尿病最主要的依据。若空腹全血血糖不止一次超过6.7mmol/L(120mg/dL),血浆血糖等于或超过7.8mmol/L(140mg/dL),即可确诊为糖尿病。一般应2次重复测定,以防误差。同时还要注意精神、饮食及药物等因素的影响。凡空腹全血血糖在6.1mmol/L(110mg/dL)以上,血浆血糖在6.9mmol/L(125mg/dL)以上,而又低于上述诊断标准时,应做葡萄糖耐量试验。若有明确的糖尿病症状,应先做餐后2小时血糖测定。一般糖尿病患者的空腹血糖,在失去控制时可高达10~16.7mmol/L(180~300mg/dL);在重型及长期控制不好的患者,空腹血糖也可高达22.2mmol/L(400mg/dL)。

当血糖水平很高时,空腹血糖水平是首先要关注的,有低血糖风险者(老年人,血糖控制较好者)也应测定餐前血糖。糖尿病患者的空腹血糖也可能正常。

4.评价

(1)样本的处理:血糖测定一般可以测血浆、血清和全血葡萄糖。推荐以血浆葡萄糖浓度为诊断糖尿病的指标。由于葡萄糖溶于自由水,而红细胞中所含的自由水较少,所以全血葡萄糖浓度比血浆或血清低12%~15%,且受血细胞比容影响。一般来说用血浆或血清测定结果更为可靠。除与标本的性质有关外,血糖测定还受饮食、取血部位和测定方法的影响。餐后血糖升高,静脉血糖<毛细血管血糖<动脉血糖。所以如果不是特殊试验,血糖测定必须为清晨空腹静脉取血。

取血后如全血在室温下放置,由于血细胞中的糖酵解会使血糖浓度每小时下降5%~7%(0.4mmol/L或10mg/dL),当有白细胞增多或细菌污染时,葡萄糖的损失会增加,若标本采集后立即分离血浆或血清,则可使血糖在室温下稳定24小时。如不能立即检测又不能立即分离血浆或血清,就必须将血液加入含氟化钠的抗凝瓶,以抑制糖酵解途径中的酶,保证测定准确:标本中加入碘乙酸钠或氟化钠可抑制糖酵解作用,使血糖在室温下稳定3天。氟化钠通过抑制烯醇化酶而防止糖酵解。氟化物也是一种弱的抗凝剂,但在几个小时后可有血液凝集出现。因此建议使用氟化物-草酸盐混合物,如每毫升血液加2mg草酸钾和2mg氟化钠以阻止后期凝集现象。但高浓度氟离子会抑制脲酶和某些酶活性,因而标本不宜用脲酶法测定尿素,也不适用于某些酶的直接测定。草酸钾会使细胞水分外渗,血浆稀释,这种标本不能用于测定其他物质。

床旁检查用的是便携式血糖仪,采用毛细血管全血标本测定,由于受到血细胞比容以及其他非糖还原物质的影响,空腹全血葡萄糖浓度比血浆葡萄糖浓度低12%~15%。而在有葡萄糖负荷时,毛细血管的葡萄糖浓度却比静脉血高2~4mmol/L,因此,使用不同的标本应采用不同的参考值(表 8-10)。

(2)应用的评价:FPG 是糖尿病的常用检测项目,但应注意在 2 型糖尿病中,高血糖是相对较晚才产生的,因此仅用 FPG 这个标准将延误诊断,并对糖尿病人群的流行估计过低。在临床已诊断的 2 型糖尿病患者中,有 30%已有糖尿病并发症(如视网膜病、蛋白尿和神经肌肉疾病),说明 2 型糖尿病可能至少在临床诊断前 10 年就发生了。

(3)检测方法的评价:己糖激酶(HK)法准确度和精密度高,特异性高于葡萄糖氧化酶法,适用于自动化分析,为葡萄糖测定的参考方法。

葡萄糖氧化酶-过氧化物酶(GOD-POD)法中,葡萄糖氧化酶(GOD)高特异性催化 β-D-葡萄糖,过氧化物酶(POD)的特异性远低于 GOD。尿酸、维生素 C、胆红素、血红蛋白,四环素和谷胱甘肽等可抑制呈色反应(通过与 H_2O_2 竞争色素原受体),用离子交换树脂过滤可以除去大部分干扰物质。本法准确度和精密度都能达到临床要求,操作简便,适用于常规检验。本法也适用于测定脑脊液葡萄糖浓度。尿中含较高浓度可干扰过氧化反应的物质(如尿酸),使测定值出现负偏差,因而本法不能直接用于尿标本测定,可使用离子交换树脂除去尿中干扰物再测定。

采用氧电极直接测定葡萄糖氧化酶法第一步反应消耗的氧来进行定量,摒弃特异性不高的第二步反应。结合过氧化氢酶的使用,能有效防止 H_2O_2 转变为 O_2 而影响测定结果。该法可用于血浆、血清、脑脊液及尿标本的测定,但由于血细胞会消耗氧气,故不能用于全血标本。

葡萄糖脱氢酶(GD)法高度特异,不受各种抗凝剂和血浆中其他物质的干扰,商品试剂中含有变旋酶,以加速 β-D-葡萄糖的变旋过程。制成固相酶,可用于连续流动分析,也可用于离心沉淀物的分析。

(二)餐后 2 小时血糖

1.检测方法

监测餐后 2 小时血糖有两种方法:一种是口服 75g 无水葡萄糖后做葡萄糖耐量试验;另一种是吃 100g 面粉制成的馒头或方便面(含糖量相当于 75g 无水葡萄糖,也叫馒头餐试验)。从吃第一口饭的时间开始计算,然后测量 2 小时后的血糖值。

2.参考区间

餐后 2 小时血糖<7.8mmol/L。

3.临床意义

影响餐后血糖的因素有很多,餐后胰岛素第一时相的分泌,胰高血糖素的分泌,肌肉、肝脏和脂肪组织对胰岛素的敏感性,餐前血糖水平,进食的种类和时间,胃肠道的消化和吸收功能,餐后运动,情绪等都会对餐后血糖有影响。很多 2 型糖尿病患者空腹血糖不高,而餐后血糖很高,若只查空腹血糖,很容易误诊,当餐后血糖≥11.1mmol/L(200mg/dL)时,诊断糖尿病敏感性更高、漏诊率更低。

餐后 2 小时血糖监测适用于空腹血糖已获良好控制但仍不能达到治疗目标者。对于糖尿病患者,餐后 2 小时血糖是一个非常有价值的监测指标:①反映胰岛 β 细胞的储备功能,即进食后胰岛 β 细胞分泌胰岛素的能力。若胰岛 β 细胞的储备功能良好,周围组织对胰岛素作用敏感,则餐后 2 小时血糖值应降到 7.8mmol/L(140mg/dL)以下。如果胰岛 β 细胞的储备功能良好,甚至高于正常水平,但存在明显的胰岛素抵抗;或胰岛素抵抗不明显,但胰岛 β 细胞功能已较差,则餐后 2 小时血糖可明显升高。②若餐后 2 小时血糖>11.1mmol/L(200mg/dL),则易发生糖尿病眼、肾、神经等慢性并发症。对于中年以下和病情不重者,要严格控制餐后 2 小时血糖值在 7.8mmol/L(140mg/dL)以下;对于老年糖尿病患者或并发症较重者,餐后 2 小时血糖可适当放宽至 7.8~11.1mmol/L(140~200mg/dL)。③餐后 2 小时血糖能较好地反映进食量及使用的降糖药是否合适,这是仅查空腹血糖所不能替代的。

餐后血糖升高是心血管疾病死亡的独立危险因素,当餐后血糖值在 7.8~11.1mmol/L(140~200mg/dL)时已经存在大血管病变,血糖值越高,大血管病变的危险性越高。餐后血糖值是 HbA_{1C} 的主要决定者,两者高度相关,严格控制餐后血糖将更有利于 HbA_{1C} 控制达标,使血管内皮细胞的结构和功能得到更好的保护,降低心血管并发症的死亡率。

4.评价

餐后 2 小时血糖测定是诊断糖尿病的另一种重要方法。临床上有不少患者,空腹血糖不高,但餐后 2 小时血糖明显增高。

餐后 2 小时血糖实际上是一种简化的葡萄糖耐量试验。由于这种方法较口服葡萄糖耐量试验抽血次数少,简单易行,易为患者接受,所以是临床上用于筛选和发现空腹血糖正常的糖尿病患者的最常用方法。

餐后 2 小时血糖检查的缺点是,有些糖尿病患者服糖后血糖高峰不在 2 小时,而是在 1 小时后,到 2 小时的时候血糖高峰已下降,这样的患者易被漏诊。所以,对餐后 2 小时血糖可疑升高的患者,宜在餐后 1 小时和 2 小时各抽血一次为好,或者直接做糖耐量试验。

(三)葡萄糖耐量试验

1.检测方法

葡萄糖耐量试验包括口服葡萄糖耐量试验(OGTT)和静脉葡萄糖耐量试验(IGTT),是在口服或静脉注射一定量葡萄糖后 2 小时内做系列血糖测定,以评价个体的血糖调节能力的标准方法,对确定健康和疾病个体也有价值。常用的是 OGTT。

WHO 推荐的标准化 OGTT:试验前 3 天,受试者每日食物中含糖量不低于 150g,且维持正常活动,影响试验的药物应在 3 天前停用。试验前应空腹 10~16 小时,坐位取血后 5 分钟内饮入 250mL 含 75g 无水葡萄糖的糖水(妊娠妇女用量为 100g;儿童按 1.75g/kg 计算,总量不超过 75g)。之后,每隔 30 分钟取血 1 次,共 4 次,历时 2 小时(必要时可延长血标本的收集时间,可长达服糖后 6 小时)。采血同时,每隔 1 小时留取尿液做尿糖测定。整个试验过程中不可吸烟、喝咖啡、喝茶或进食。根据 5 次血糖水平(空腹时为 0 时间)绘制糖耐量曲线。

OGTT 结合 FPG 可协助诊断糖尿病及相关状态:

(1)FPG 正常(<6.1mmol/L),并且 2 小时 PG<7.8mmol/L 为正常糖耐量。

(2)FPG 介于 6.1～7.0mmol/L 之间,2 小时 PG＜7.8mmol/L 为 IFG。

(3)FPG＜7.0mmol/L,2 小时 PG 介于 7.8～11.1mmol/L 为 IGT。

(4)血浆 FPG≥7.0mmol/L,2 小时 PG＞11.1mmol/L 为糖尿病性糖耐量。

2.临床意义

OGTT 主要用于下列情况:①诊断 GDM。②诊断 IGT。③有无法解释的肾病、神经病变或视网膜病变,其随机血糖＜7.8mmol/L,可用 OGTT 了解糖代谢状况。此时如 OGTT 异常,不代表有肯定因果关系,还应该排除其他疾病。④人群筛查,以获取流行病学数据。

3.评价

OGTT 在糖尿病的诊断中并非必需,因此不推荐临床常规应用。大多数糖尿病患者会出现 FPG 水平增加,除 GDM 外,FPG＜5.6mmol/L(100mg/dL)或随机血糖＜7.8mmol/L(140mg/dL)足可排除糖尿病的诊断,所以临床上首先推荐测定 FPG。

虽然 OGTT 比 FPG 更灵敏,但它受多种因素影响且重复性差。除非第一次 OGTT 结果明显异常,否则应该在不同时间做 2 次 OGTT 测定以判断是否异常。

IGTT 的适应证与 OGTT 相同,对某些不宜做 OGTT 的患者(如不能承受大剂量口服葡萄糖、胃切除后及其他可致口服葡萄糖吸收不良的患者),为排除葡萄糖吸收因素的影响,应按 WHO 的方法进行 IGTT。

(四)糖化血红蛋白

成人血红蛋白(Hb)通常由 HbA(97%)、HbA_2(2.5%)和 HbF(0.5%)组成。HbA 由 4 条肽链组成,包括 2 条 α 链和 2 条 β 链。对 HbA 进行色谱分析发现了几种次要的血红蛋白,即 HbA_{1a}、HbA_{1b} 和 HbA_{1c},统称为 HbA_1,或快速血红蛋白(因它在电泳时迁移比 HbA 快得多)或糖化血红蛋白(GHb)。GHb 是血红蛋白与血糖进行非酶促反应结合的产物,它们的糖基化位点是血红蛋白 β 链 N 末端的缬氨酸残基,其生成是一个缓慢的、不可逆的过程,生成量与血糖的浓度和高血糖存在的时间相关。糖基化也可以发生在血红蛋白 β 链的其他位点,如赖氨酸残基或 α 链上,所生成的糖化蛋白称为 HbA_0,不能用根据电荷不同的方法而将其与普通血红蛋白分离(表 3-4)。

表 3-4　糖化血红蛋白的命名

名称	组成
HbA_0	糖基化发生在 β 链的其他位点,如赖氨酸残基或 α 链上
HbA_{1a1}	1,6-二磷酸果糖结合在 HbA 的 β 链 N 末端上
HbA_{1a2}	6-磷酸葡萄糖结合在 HbA 的 β 链 N 末端上
HbA_{1a}	由 HbA_{1a1} 和 HbA_{1a2} 组成
HbA_{1b}	丙酮酸结合在 HbA 的 β 链 N 末端上
HbA_{1c}	葡萄糖结合在 HbA 的 β 链 N 末端的缬氨酸残基上
$Pre\text{-}HbA_{1c}$	HbA_{1c} 中存在不稳定的希夫碱
HbA_1	由 HbA_{1a}、HbA_{1b}、HbA_{1c} 组成

续表

名称	组成
总的糖化血红蛋白	HbA_{1c} 及其他所有的血红蛋白-碳水化合物复合物

其中,HbA_{1c} 是由葡萄糖与 HbA 的 β 链氨基末端缬氨酸残基缩合而成,先形成一种不稳定的希夫碱(前 HbA_{1c}),希夫碱解离或经 Amadori 分子重排而形成 HbA_{1c}。HbA_1 的主要成分是 HbA_{1c},约占 80%,且浓度相对稳定。为简便实用,临床上常以 HbA_{1c} 代表总的糖化血红蛋白水平。

1.检测方法

GHb 的测定方法有多种:①根据电荷差异:可采用离子交换层析、高效液相色谱分析(HPLC)、常规电泳和等电聚焦电泳等方法;②根据结构差异:可采用亲和层析和免疫测定法;③化学分析技术:可采用比色法、分光光度法。目前临床使用的糖化血红蛋白自动分析仪多采用离子交换柱高效液相色谱法,不管什么方法,结果都表示为糖化血红蛋白占总血红蛋白的百分比。化学分析技术已经很少使用。如果操作正确,大多数方法都有很好的精密度,但不同方法在测定组分上存在差异。

2.参考区间

糖化血红蛋白参考范围见表 3-5。

表 3-5　糖化血红蛋白参考范围

糖化血红蛋白种类	平均值(%)	参考范围(%)
$HbA_1(A_{1a+b+c})$	6.5	5.0~8.0
仅 HbA_{1c}	4.5	3.6~6.0
总糖化血红蛋白(A_1+A_0)	5.5	4.5~7.0

3.临床意义

GHb 的形成是不可逆的,其浓度与红细胞寿命(平均 120 天)和该时期内血糖的平均浓度有关,不受每天葡萄糖波动的影响,也不受运动或食物的影响,所以 GHb 反映的是过去 6~8 周的平均血糖浓度,这可为评估血糖的控制情况提供可靠的实验室指标。而血糖血浓度急剧变化后,在起初 2 个月 HbA_{1c} 的变化速度很快,在 3 个月之后则进入一个动态的稳定状态。

2010 年,美国糖尿病协会(ADA)在最新修订的《糖尿病治疗指南》中首次将 HbA_{1c} 作为新的糖尿病诊断指标,诊断标准定为 6.5%(但这个标准还未被广泛接受)。根据该指南,HbA_{1c} 水平在 5% 左右表示未患糖尿病,HbA_{1c} 水平在 5.7%~6.4% 预示进展至糖尿病前期阶段,$HbA_{1c} \geqslant 6.5\%$ 则表明已患糖尿病。但对于患有糖尿病的孕妇或有贫血等血红蛋白异常的患者,不主张做糖化血红蛋白检查,因为异常的血红蛋白可干扰糖化血红蛋白的测定。

为达到理想的糖尿病控制,ADA 推荐大多数糖尿病患者的目标为 HbA_{1c} 水平≤7%(一些组织建议降为<6.5%),希望这一目标可以有效预防糖尿病相关严重并发症,如肾病、神经病变、视网膜病变和牙龈病变。对经治疗后血糖控制稳定的糖尿病患者,应将糖化血红蛋白作为

常规检测指标,至少每 6 个月一次。在某些临床状态下(如糖尿病妊娠、未接受治疗或调整治疗时),应增加检测次数(每 3 个月一次),及时提供有价值的信息。

一些研究提示 HbA_{1c} 为糖尿病患者心血管事件的独立预测危险因素,HbA_{1c} 水平每增高 1%,对 T1DM 患者而言发生冠心病的相对危险增加 32%;对 T2DM 患者而言,危险性增加 18%。

4.评价

离子交换柱高效液相色谱法对全血直接测定 HbA_{1c},其批内和批间变异系数 CV 均可以小于 1%,结果精确,HbA_{1c} 检测结果不受存在的变异型血红蛋白及其衍生物的影响。

GHb 测定标本采用静脉血,用 EDTA、草酸盐和氟化物抗凝,患者无需空腹。全血标本可于 4℃储存 1 周以上。高于 4℃,HbA_{1a} 和 HbA_{1b} 会随时间和温度而上升,而 HbA_{1c} 仅轻微变化,-70℃则可保存 18 周以上,一般不推荐-20℃保存。肝素抗凝标本需在 2 天内完成测定,且不适用于某些方法,故不推荐使用。

由于 GHb 的形成与红细胞的寿命有关,在有溶血性疾病或其他原因引起红细胞寿命缩短时,GHb 明显减少。同样,如果近期有大量失血,新生红细胞大量产生,会使 GHb 结果偏低,然而仍可用于监测上述患者,但其测定值必须与自身以前测定值作比较而不是与参考值作比较。高浓度 GHb 也可见于缺铁性贫血患者,这可能与较多的衰老红细胞有关。HbF、HbS 和 HbC 等异常血红蛋白则因血红蛋白病和测定方法的不同,可引起 GHb 的假性升高或降低。

GHb 参考范围的个体差异很小,且不受急性疾病的影响,年龄的影响目前尚无定论。对于控制不良的糖尿病患者,测定值可达参考范围上限的 2 倍或更多,但很少再超过 15%,若超过应考虑是否存在 HbF 干扰。

与 FPG 和餐后 2 小时血糖水平相比,HbA_{1c} 的检测方法已标准化,与糖尿病长期并发症的相关性更强,生物变异性小,无需空腹或特定时间采血,不易受急性(如应激、疾病相关)血糖波动的影响,检测结果可以作为血糖管理或治疗的指导。

(五)糖化血清蛋白与糖化白蛋白

除了血红蛋白,血液中的葡萄糖也可与血清蛋白的 N 末端发生非酶促的糖基化反应,形成高分子酮胺化合物,其结构类似果糖胺,总称为糖化血清蛋白。由于 90% 以上的糖化血清蛋白是糖化白蛋白(GA),葡萄糖与血清白蛋白链内第 189 位赖氨酸结合,因此 GA 可以反映糖化血清蛋白的总体水平。

1.检测方法

果糖胺的测定方法有多种,目前应用最广的方法是利用碱性条件下果糖胺的 Amadori 重排产物具有还原性而设计的,它可与硝基四氮唑蓝(NBT)起呈色反应,其颜色深浅与果糖胺含量成正比。

还可采用 ELISA 法、HPLC 法、酮胺氧化酶(KAOD)法等多种方法测定糖化白蛋白,临床多用 KAOD 法,可结合血清白蛋白含量,计算出糖化白蛋白占血清白蛋白的比例。

2.参考区间

非糖尿病人群果糖胺参考范围为 $205\sim285\mu mol/L$。

健康成年人糖化血清蛋白$(1.9\pm0.25)mmol/L$。

糖化白蛋白正常参考范围为 $10.8\%\sim17.1\%$。

3.临床意义

由于白蛋白的半衰期比血红蛋白短,转换率快,为 $17\sim19$ 天,故可通过测定血清糖基化蛋白水平来反映 $2\sim3$ 周前的血糖控制情况,在反映血糖控制效果上比 GHb 更敏感、更及时。在一些特殊情况下,如透析性的贫血、急性全身性疾病期、肝病、糖尿病合并妊娠、降糖药物调整期等,糖化白蛋白更准确地反映短期内的平均血糖变化。

由于测定糖化白蛋白监测的是短期血糖的改变,因此它应与 GHb 结合应用而不是替代。当患者有血红蛋白异变体(如 HbS 或 HbC)存在时,会使红细胞寿命下降,此时糖化血红蛋白的意义不大,而 GA 则有价值。

4.评价

NBT 法快速、经济,已用于自动化仪器分析,线性可达 $1000\mu mol/L$,CV 为 5.4% 左右。红细胞寿命和血红蛋白变异体不影响糖化白蛋白的结果,但它受血浆总蛋白浓度的影响,血清白蛋白$<30g/L$ 或尿中蛋白质浓度$>1g/L$ 时,果糖胺的结果不可靠。中度溶血、胆红素和维生素 C 会干扰测定。

KAOD 法可运用于自动化生化分析仪上,精密度高、准确性好,胆红素对其干扰较小。

由于所有糖化血清蛋白都是果糖胺,而白蛋白是血清蛋白质中含量最多的组分,虽然测定果糖胺主要是测定糖化白蛋白,但果糖胺反映的是血清中总的糖化血清蛋白,在白蛋白浓度和半衰期发生明显改变时,会对糖化白蛋白产生很大影响,故对于肾病综合征(NS)、肝硬化、异常蛋白血症或急性时相反应之后的患者,果糖胺结果不可靠。此外,果糖胺容易受到血液中胆红素、乳糜和低分子物质等的影响。

(六)胰岛素及 C 肽

胰岛素是胰岛 β 细胞所产生的多肽激素,主要作用是促进肝、骨骼肌和脂肪组织对葡萄糖的摄取,促进葡萄糖转换成糖原或脂肪储存,抑制肝脏的糖异生,刺激蛋白质合成并抑制蛋白质分解,总的效应是降低血糖。

胰岛 β 细胞粗面内质网的核糖核蛋白体首先合成前胰岛素原,很快被酶切去信号肽后,生成胰岛素原,贮存在高尔基体的分泌小泡内,最后被蛋白水解酶水解成活性胰岛素(51 个氨基酸残基)和含 31 个氨基酸残基的无活性的 C 肽。

正常人体中胰岛素呈脉冲式分泌,基础分泌量约 $1U/h$,每天总量约 40U。健康人在葡萄糖的刺激下,胰岛素呈二时相脉冲式分泌:静脉注射葡萄糖后的 $1\sim2$ 分钟内是第一时相,10分钟内结束,这一时相呈尖而高的分泌峰,代表贮存胰岛素的快速释放。第二时相紧接第一时相,持续 $60\sim120$ 分钟,直到血糖水平回到正常,代表了胰岛素的合成和持续释放能力。

胰岛素相对分子量为 5.8kD,分泌入血后在体内的生物半衰期为 5～10 分钟,主要被肝脏摄取并降解,少量由肾小球滤过后在近曲小管重吸收和降解。

C 肽分子量为 3.6kD,没有生物活性,但对保证胰岛素的正常结构却是必须的。虽然胰岛素和 C 肽等摩尔数分泌入血,但由于 C 肽的半衰期更长(约 35 分钟),因此在禁食后血浆 C 肽的浓度比胰岛素高 5～10 倍。C 肽主要在肾脏中降解,部分以原形从尿液排出。

1.检测方法

利用胰岛素和 C 肽的抗原性,采用免疫学方法进行检测。目前有放射免疫分析法(RIA)、酶联免疫吸附法(ELISA)、化学发光免疫分析法(CLIA)、电化学发光免疫分析法(ECLIA)等。

2.参考区间

空腹胰岛素(CLIA 法):4.0～15.6U/L;空腹胰岛素(ECLIA 法):17.8～173.0pmol/L;C 肽(ECLIA 法):250.0～600.0pmol/L。

3.临床意义

胰岛素测定最主要的临床用途是:①对空腹低血糖患者进行评估。②确认需进行胰岛素治疗的糖尿病患者,并将他们与靠饮食控制的糖尿病患者分开。如在口服葡萄糖 75g 后血浆胰岛素水平超过 $60\mu U/mL$ 时不可能发生微血管并发症,这时能够靠饮食控制;但如果胰岛素峰值 $<40\mu U/mL$,则需要胰岛素治疗而且很可能发生微血管病变。③预测 2 型糖尿病的发展并评估患者状况,预测糖尿病易感性。④通过测定血胰岛素浓度和胰岛素抗体来评估胰岛素抵抗机制。

随着胰岛 β 细胞功能进行性损害,它对葡萄糖刺激反应的第一时相将丧失,而其他的刺激物(如氨基酸或胰高血糖素)仍能刺激其释放,所以大多数 2 型糖尿病仍保留第二时相的反应。而 1 型糖尿病患者则基本没有任何反应。

C 肽测定的主要用途:①主要用于评估空腹低血糖。某些 β 细胞瘤患者,尤其是存在间歇性胰岛素分泌过多时,胰岛素检测可正常,但 C 肽浓度却升高。当注射胰岛素导致低血糖发生时,胰岛素水平会很高而 C 肽降低,这是因为药用胰岛素中没有 C 肽存在,且外源性胰岛素会抑制 β 细胞的分泌功能。②评估胰岛素的分泌:基础或刺激性(通过胰高血糖素或葡萄糖)尿和空腹血清 C 肽水平可用于评价患者的胰岛素分泌能力和分泌速度,并以此来鉴别糖尿病类型。例如糖尿病患者在用胰高血糖素刺激后 C 肽 $>1.8ng/mL$,可能是 2 型糖尿病,若 $<0.5ng/mL$ 则可能是 1 型糖尿病。但 C 肽测定对糖尿病患者的常规监测作用不大。③监测胰腺手术效果:在全胰腺切除术后检测不到血清 C 肽,而在胰腺或胰岛细胞移植成功后其浓度应该增加。当需要连续评估 β 细胞功能或不能频繁采血时,可测定尿 C 肽。24 小时尿 C 肽(非肾功能衰竭患者,因肾功能衰竭可使 C 肽浓度上升)与空腹血清 C 肽浓度相关性很好,并与葡萄糖负载后连续取血标本的 C 肽浓度相关性也很好。

4.评价

测定 C 肽比测定胰岛素有更多优点:①由于肝的代谢可以忽略,所以与外周血胰岛素浓度相比,C 肽浓度可更好地反映 β 细胞功能;②C 肽不受外源性胰岛素干扰,且不与胰岛素抗体反应。

用外源性胰岛素治疗的患者会产生抗胰岛素抗体，可与免疫法使用的抗体竞争。内源性抗体和它结合的胰岛素可被聚乙二醇（PEG）沉淀，再测定游离胰岛素。用盐酸洗脱抗体结合的胰岛素，PEG 沉淀抗体可测定总胰岛素。

C 肽主要通过肾脏排泄，肾病时，血中 C 肽浓度会升高，同时尿 C 肽浓度的个体差异大，限制了其作为评价胰岛素分泌能力的价值。

（七）胰岛素原

胰岛素原是胰岛素的前体和主要储存形式，其生物活性仅相当于胰岛素的 10%。正常情况下仅少量的胰岛素原（胰岛素的 3%）进入血液循环。但肝脏清除它的能力仅为清除胰岛素能力的 25%，导致前者的半衰期比后者长 2～3 倍，约为 30 分钟，因此在禁食后血浆胰岛素原浓度可达血浆胰岛素浓度的10%～15%。

1.检测方法

利用胰岛素原的抗原性，采用免疫学方法进行检测。目前有放射免疫分析法（RIA）、酶联免疫吸附法（ELISA）、电化学发光免疫分析法（ECLIA）等多种方法。

2.参考区间

正常人空腹胰岛素原参考范围是 1.11～6.9pmol/L（也有报道为 2.1～12.6pmol/L），各实验室需建立自己的参考值。

3.临床意义

胰岛素原浓度增加见于：①胰腺 β 细胞肿瘤，大多数 β 细胞瘤患者都有胰岛素、C 肽和胰岛素原浓度的增加。因肿瘤使胰岛素原不能转变为胰岛素，部分患者只有胰岛素原升高。尽管胰岛素原生物学活性很低，高浓度胰岛素原仍可能导致低血糖。②罕见的家族性高胰岛素原血症，其原因是胰岛素原转化为胰岛素的能力减弱。③存在可能与抗体起交叉反应的胰岛素原样物质。④1 型糖尿病由于胰岛素合成和分泌极度下降，刚合成的胰岛素原在未转变为胰岛素的情况下即释放入血，造成血浆胰岛素原升高。⑤在 2 型糖尿病患者，胰岛素原比例和胰岛素原转化中间体都会增加，并且与心血管危险因子关联。⑥妊娠糖尿病（GDM）有明显高浓度水平的胰岛素原及其裂解产物——32、33 位氨基酸断裂的胰岛素原。最近报道，胰岛素原在胰岛素样物质中所占的比例增加，可作为妊娠糖尿病筛查预测指标，比年龄、肥胖和高血糖更好。在慢性肾功能衰竭、肝硬化和甲状腺功能亢进患者中也可见胰岛素原浓度增加。

4.评价

作为胰岛素的前体和主要储存形式，胰岛素原的检测仍较困难，其原因是：①血浆中胰岛素原浓度低，难获得纯品，故抗体制备困难；②不易获得胰岛素原参考品；③多数抗血清与胰岛素和 C 肽有交叉反应（两者浓度都较高），同时胰岛素原转化中间体也会干扰检测结果。目前已开始生产基因重组的胰岛素原，并由此制备单克隆抗体，将提供可靠的胰岛素原标准品和检测方法。

(八)酮体

酮体由乙酰乙酸、丙酮和 β-羟丁酸组成,主要来源于游离脂肪酸在肝脏的氧化代谢产物。正常情况下,长链脂肪酸被肝脏摄取,重新酯化为甘油三酯贮存在肝脏内,或转变为极低密度脂蛋白再进入血浆。正常人血液中酮体浓度较低,其相对组成为:乙酰乙酸占 20%,丙酮占 2%,β-羟丁酸约占 78%。当糖代谢发生障碍时,脂肪分解代谢加速,不能充分氧化,产生大量的中间产物——酮体,过多的酮体从尿中排出,称为酮尿。

1.检测方法

酮体含有三种成分,检测样本可来自血液和尿液。尿酮的检测多采用酮体检查片法和尿酮体试纸条法作半定量测定。β-羟丁酸的测定方法包括酸氧化比色法、气相色谱法、酶法和毛细管电泳法。临床常用的是酶法。

2.参考区间

以丙酮计,血浆酮体定量<0.05mmol/L(20mg/L),尿酮体定性为阴性,定量为 20~50mg/d。健康成年人血清 β-羟丁酸为 0.03~0.3mmol/L。

3.临床意义

在未控制的糖尿病中,由于胰岛素缺乏,导致重新酯化作用减弱而脂解作用增强,使血浆中游离脂肪酸增加;同时胰高血糖素/胰岛素比率增加使得脂肪酸在肝脏中的氧化作用增强,肝脏酮体生成增加而在外周组织中的代谢减少,导致血液中乙酰乙酸堆积。其中小部分乙酰乙酸可自发性脱羧生成丙酮,而大部分则转变为 β-羟丁酸。

酮体形成过多会导致其在血中浓度增加(酮血症)和在尿中的排泄增加(酮尿)。这个过程可发生于糖的来源减少(饥饿或频繁呕吐)或糖的利用下降(如糖尿病、糖原贮积症等)。对于糖尿病酮症酸中毒,血中酮体的半定量比检测尿中酮体更为准确。虽然尿酮体排泄并不总是与血中酮体浓度成比例,但由于尿酮体检测的方便性,已广泛用于 1 型糖尿病的病情监测。

酮体的三种成分相对比例与细胞的氧化还原状态有关。在健康人,β-羟丁酸与乙酰乙酸以等摩尔的浓度存在,两者基本构成血清中所有酮体,丙酮是次要成分。在严重糖尿病中,β-羟丁酸/丙酮的比率可增至 16:1,这是因为此时机体有大量还原型烟酰胺腺嘌呤二核苷酸(NADH)存在,促进了 β-羟丁酸的生成。目前大多数尿液酮体试验仅检测乙酰乙酸,这将导致实验检测结果与病情不相符的情况,即当患者酮症酸中毒早期时尿中的酮体主要是 β-羟丁酸,测定尿液酮体可能仅有弱阳性;当治疗症状缓解后,β-羟丁酸转变为乙酰乙酸时尿中乙酰乙酸含量增高,临床却表现为酮症加重。因此需要监测 β-羟丁酸的含量才能得到酮症的比较真实的情况。同时需要注意的是,即使临床病情已经改善,也不能放松监测。

尿酮体阳性还见于饥饿、高脂饮食、呕吐、腹泻、脱水、妊娠中毒血症、甲状腺中毒症、消化吸收障碍等。

4.评价

测定血液和尿液中酮体的常用方法中,没有一种方法能与乙酰乙酸、丙酮和 β-羟丁酸同时起反应。

糖尿病酮症酸中毒时,往往以β-羟丁酸升高较明显,而临床上测定尿液酮体用的亚硝基铁氰化钠仅对乙酰乙酸起反应,该方法对乙酰乙酸敏感性较好,对丙酮敏感性较差,与β-羟丁酸几乎不发生反应,故当尿中以β-羟丁酸为主时易漏诊,患者早期尿酮体阴性率比较高。为了提高尿液酮体检验的阳性率,可将尿液中的β-羟丁酸氧化成乙酰乙酸,再使之分解成丙酮后再检测。

丙酮和乙酰乙酸都有挥发性,且乙酰乙酸容易分解成丙酮,因此检查时要尽量用新鲜尿(至少在排尿后2小时内)以提高检出率。

紧张、剧烈运动、浓缩尿、低pH、高色素尿或含有大量甲基多巴代谢物的尿液标本可以呈酮体假阳性反应。

酶法测定β-羟丁酸灵敏度高、速度快、样品用量少、样品无需预处理、适合各种型号的自动生化分析仪。乙酰乙酸、血红蛋白、胆红素对本法干扰小。

(九)丙酮酸及乳酸

乳酸是糖代谢的中间产物,主要来源于骨骼肌、脑、皮肤、肾髓质和红细胞。血液中乳酸浓度和这些组织产生乳酸的速率以及肝脏对乳酸的代谢速度有关,约65%的乳酸由肝脏利用。乳酸循环是指葡萄糖在外周组织转化为乳酸,而乳酸在肝脏中又转化为葡萄糖。肝外乳酸通过骨骼肌和肾皮质的氧化作用清除。乳酸产物增加会促进肝对乳酸的清除,但当乳酸浓度超过2mmol/L时,肝脏对其的摄取就会达到饱和。剧烈运动时,乳酸浓度可在短时间内明显增加。乳酸性酸中毒没有可接受的浓度标准,但一般认为乳酸浓度超过5mmol/L以及pH<7.25时提示有明显的乳酸性酸中毒。

1.检测方法

乳酸的测定方法有化学氧化法、酶催化法、电化学法和酶电极感应器法。化学氧化法使用高锰酸盐或二氧化锰将乳酸氧化成乙醛和CO_2或CO;电化学法是在乳酸脱氢酶作用下铁氰基团氧化乳酸,同时自身被还原成为亚铁氰基团,亚铁氰基团在铂电极表面被氧化,产生的电流与亚铁氰基团量成正比,也与乳酸浓度呈正相关。酶电极感应器法是在乳酸氧化酶催化下,乳酸生成丙酮酸和H_2O_2,H_2O_2在铂电极表面发生氧化还原反应,释放出电子,产生电流,用安培计测定H_2O_2生成量,计算出乳酸浓度。

丙酮酸测定方法包括2,4-二硝基苯肼法、乳酸脱氢酶法、高效液相色谱法等。

2.参考区间

不同标本的乳酸和丙酮酸参考范围见表3-6及表3-7。

表3-6　不同标本的乳酸参考范围

标本	乳酸浓度(mmol/L)	乳酸浓度(mg/dL)
静脉血		
静息时	0.5~1.3	5~12

续表

标本	乳酸浓度(mmol/L)	乳酸浓度(mg/dL)
住院患者	0.9～1.7	8～15
动脉血		
静息时	0.36～0.75	3～7
住院患者	0.36～1.25	3～11
24 小时尿液	5.5～22mmol	49.5～198mg

表 3-7　不同标本的丙酮酸参考范围

标本	丙酮酸浓度(mmol/L)	丙酮酸浓度(mg/dL)
安静状态下		
空腹静脉全血	0.03～0.10	0.3～0.9
动脉全血	0.02～0.08	0.2～0.7
脑脊液(CSF)	0.06～0.19	0.5～1.7
24 小时尿	≤1mmol	≤8.81mg

3.临床意义

乳酸性酸中毒在下列两类临床情况下发生:①A 型(缺氧型):常见,与组织氧合作用降低有关,如休克、低血容量和左心室衰竭;②B 型:与某些疾病(如糖尿病、肿瘤、肝病)、药物或毒物(如乙醇、甲醇、水杨酸)或先天代谢紊乱(如甲基丙二酸血症、丙酮酸血症和脂肪酸氧化缺陷)有关。机制还不清楚,但推测是线粒体功能缺陷,使氧的利用削弱。乳酸性酸中毒比较常见,住院患者发生率约为 1%,病死率超过 60%,而如果同时存在低血压,则病死率接近 100%。

乳酸性酸中毒另一个不常见且难以诊断的病因是 D-乳酸性酸中毒。D-乳酸不由人代谢产生,而是由肠道吸收后在体内积累。D-乳酸可以导致全身性酸中毒,常见于空回肠分流术后,表现为乳酸性脑病(意识模糊、共济失调、嗜睡),并有血浆 D-乳酸浓度升高。实际上所有测定乳酸的方法都使用 L-乳酸脱氢酶,而不能测定 D-乳酸。D-乳酸可用气液色谱法或用 D-乳酸脱氢酶测定。

脑脊液(CSF)中乳酸浓度通常与血中乳酸相同。但是当 CSF 发生生物化学改变时,其乳酸浓度的变化与血中浓度无关。CSF 中乳酸浓度上升可见于脑血管意外、颅内出血、细菌性脑膜炎、癫痫和其他一些中枢神经系统疾病。在病毒性脑膜炎,CSF 乳酸浓度常不增加。因此,CSF 乳酸浓度可用于鉴别病毒性和细菌性脑膜炎。

测量丙酮酸浓度可用于评价有先天代谢紊乱而使血清乳酸浓度增加的患者。与乳酸/丙酮酸比例增加有关的先天代谢紊乱包括丙酮酸羧化酶缺陷和氧化磷酸化酶缺陷。乳酸/丙酮酸比率升高可作为敏感的指标,用于发现齐多夫定治疗所致的线粒体性肌肉毒性。乳酸/丙酮酸比率<25 提示糖异生缺陷,而比率增加(≥35)时则提示细胞内缺氧。

4.评价

化学氧化法测定乳酸影响因素多、样本需要立即送检,否则影响结果的准确性;酶催化法灵敏度高、线性范围宽且适用于自动化分析,是乳酸测定较理想的常规方法。

为避免分析前其他因素对乳酸检测结果的影响,患者在采血前应该保持空腹和完全静息至少 2 小时,以使血中乳酸浓度达到稳态。

2,4-二硝基苯肼法测定丙酮酸易受到其他 α-酮酸的干扰,特异性差、操作烦琐,已被淘汰;高效液相色谱法仪器要求高、操作复杂;目前测定丙酮酸的首选方法是乳酸脱氢酶法。

丙酮酸很不稳定,在采血后 2 分钟内就可出现明显的下降,应利用高氯酸等制备无蛋白滤液测定丙酮酸。在偏磷酸滤液中,丙酮酸室温下可稳定 6 天,4℃可稳定 8 天。丙酮酸标准物也需新鲜制备。

(十)尿微量白蛋白

微量白蛋白尿是指在尿中出现微量白蛋白,因含量太少,不能用常规方法检测。生理条件下尿液中仅出现极少量白蛋白。微量白蛋白尿反映肾脏异常渗漏蛋白质。

1.检测方法

尿微量白蛋白的测定方法包括两类:一类是染料结合法,包括溴酚蓝染料结合法、凝胶过滤溴酚蓝结合法以及新开发的阴离子染料 Albumin blue 580 结合法等(目前国内无试剂供应);另一类是免疫学方法,包括放射免疫法、化学发光法、酶联免疫吸附试验、免疫荧光法、免疫乳胶凝集试验、高效液相色谱法,以及目前普遍使用的免疫比浊法(包括散射比浊法和透射比浊法,前者需要专门设备,后者在临床广泛应用,适用于手工和各种生化分析仪)。报告方式不一,有的以每升尿中白蛋白量表示,有的以 24 小时排泄量表示,常用的报告方式是以白蛋白/肌酐比值报告。

2.参考区间

健康成年人尿液白蛋白含量(免疫透射比浊法):24 小时尿液:<30mg/24h,定时尿:<30μg/min,随意尿:<30μg/mg 肌酐。

3.临床意义

尿微量白蛋白被公认为是早期肾脏损伤的检测指标。糖尿病患者有很高的肾脏损害风险。大约 1/3 的 1 型糖尿病患者最终发展为慢性肾衰;2 型糖尿病发展为糖尿病性肾病的概率不及 1 型糖尿病,但因其人数众多,占糖尿病肾病的 60%。

糖尿病、高血压及心血管疾病都可引起肾脏损伤,因此,尿液微量白蛋白对该三大高发疾病的早期诊断、治疗评价等具有重要的参考价值。

尿微量白蛋白作为一个敏感的指标,其升高早于糖尿病合并高血压、心血管病变、神经性病变等并发症出现之前。有研究显示,尿常规检查中尿蛋白阴性的糖尿病患者,其中 2/3 已发生微量白蛋白尿,虽然无任何肾脏病变的体征,但已经是糖尿病性肾病早期,在此阶段积极治疗,能缓解糖尿病性肾病的发展,并能预防心脑血管病变。因此,微量白蛋白尿的检测十分重要。

对于 1 型和 2 型糖尿病患者,尿微量白蛋白持续≥20μg/min 说明发展为明显肾脏疾病的危险将增加 20 倍;持续性尿蛋白定性阳性(相当于尿白蛋白≥200μg/min),提示已有明显的糖尿病性肾病。尿微量白蛋白增加对预报 1 型糖尿病患者发生糖尿病性肾病、终末期肾病和增生性眼病都有价值;在 2 型糖尿病患者,尿微量白蛋白增加可预报渐进性肾脏疾病、动脉粥样硬化和心血管病死亡率。

尿微量白蛋白的检出不仅是糖尿病性肾病的早期表现,也是高血压、心血管疾病的独立危险因素。原发性高血压与肾脏损伤关系密切,尿微量白蛋白作为高血压相关肾损伤的早期检测指标之一,其水平与血压水平及病程相关。微量白蛋白尿还与动脉粥样硬化相关的缺血性心血管事件的发生及发展相关,对其进展预测、疗效评价等有重要参考价值。

尿微量白蛋白病理性升高还见于系统性红斑狼疮、妊娠子痫前期等。

4.评价

尿微量白蛋白是一种灵敏、简便、快速的指标,易于在常规实验室中广泛应用,对早期肾损害的诊断远远优于常规的定性或半定量试验。

测定尿微量白蛋白最理想的方法是留取 24 小时标本,测定 24 小时尿微量白蛋白是公认的诊断糖尿病早期肾病的标准方法,但是采集 24 小时尿标本留取困难,在实际应用上受到限制。随机尿测定是目前最常用、最易行的方法,但由于受尿流量波动影响稳定性较差,无实用价值,因此需同时测定肌酐,由于每日肌酐排除量相对恒定,可避免尿量变化对结果的影响,患者间生物变异低。

尿微量白蛋白测定的影响因素众多,其分析前影响因素,包括患者健康状况、样本收集的间隔时间、尿液样本的种类(24 小时尿、过夜尿、晨尿、随机尿)、尿液样本的分析前处理和保存等。分析中影响检测的包括血红蛋白和胆红素的干扰、尿液 pH 变化、肾脏病变时尿液其他蛋白成分的干扰等。

目前尿微量白蛋白检测没有标准化,既没有参考物质也没有参考方法,这也是分析过程中遇到的最主要的问题。

三、糖代谢紊乱主要检测项目的临床应用

糖尿病的实验室监测指标在糖尿病及其并发症的筛查、病因分类、临床诊断、鉴别诊断、疗效评估、病情监测以及病理机制探讨等方面具有重要价值。国际临床生物化学学会(NACB)和美国糖尿病协会专业执行委员会根据循证实验室医学的研究结果和目前临床实践的情况,提出了实验室检查指标运用于糖尿病诊断、病程监控以及并发症诊断等的指导性建议。

(一)糖尿病的早期筛查

糖尿病的早期筛查指标包括:①免疫学标志物(包括 ICA、IAA、GAD 和 IA-2 抗体等);②基因标志物,如 HLA 的某些基因型;③胰岛素分泌,包括空腹分泌、脉冲分泌和葡萄糖刺激分泌;④血糖,包括 IFG 和 IGT。

这些指标不是全部都用,对于 1 型糖尿病而言,由于检查成本昂贵且尚无有效的治疗方案,故不推荐使用免疫学标志物进行常规筛查,只有下述几种情况下才进行该项检查:①某些最初诊断为 2 型糖尿病,却出现了 1 型糖尿病的自身抗体并发展为依赖胰岛素治疗者;②准备捐赠肾脏或部分胰腺用于移植的非糖尿病家族成员;③评估妊娠糖尿病妇女演变为 1 型糖尿病的风险;④从儿童糖尿病患者中鉴别出 1 型糖尿病,以尽早进行胰岛素治疗。

对于 2 型糖尿病,由于在临床诊断时,30% 已存在糖尿病并发症,说明至少在临床诊断的 10 年前疾病就已经发生了,因此,推荐对有关人群进行 FPG 或 OGTT 筛查(表 3-8)。

表 3-8　建议进行空腹血糖或口服葡萄糖耐量试验筛查的人群

1.所有年满 45 周岁的人群,每 3 年进行一次筛查

2.对于较年轻的人群,如有以下情况,应进行筛查:

(1)肥胖个体,体重≥120%标准体重或者 BMI * ≥27kg/m²

(2)存在与糖尿病发病高度相关的因素

(3)糖尿病发病的高危种族(如非裔、亚裔、土著美国人、西班牙裔和太平洋岛屿居民)

(4)已确诊妊娠糖尿病或者生育过>9kg 体重的婴儿

(5)高血压患者

(6)高密度脂蛋白胆固醇水平≤0.90mmol/L(35mg/dL)或甘油三酯水平≥2.82mmol/L(250mg/dL)

(7)曾经有糖耐量受损或者空腹血糖减低的个体

注: * BMI 为体重指数,BMI=体重(kg)/身高的平方(m²)。

(二)糖尿病的生物化学诊断

目前糖尿病和妊娠糖尿病的诊断主要取决于生物化学检验结果,其诊断标准见表 3-9 和表 3-10。另外,空腹血糖受损和糖耐量减低作为糖尿病进程中的两种病理状态,也有相应的诊断标准(表 3-11)。

表 3-9　糖尿病的诊断标准

1.HbA_1c≥6.5% *

2.空腹血浆葡萄糖浓度(FPG)≥7.0mmol/L(126mg/dL)

3.口服葡萄糖耐量试验(OGTT)中 2 小时血浆葡萄糖浓度(2h-PG)≥11.1mmol/L(200mg/dL)

4.糖尿病的典型症状(如多尿、多饮和无原因体重减轻等),同时随机血糖浓度≥11.1mmol/L(200mg/dL)

5.未发现有明确的高血糖时,应重复检测以确诊

注: * 2010 年美国糖尿病协会正式批准 HbA_{1c} 作为糖尿病的诊断指标之一

(三)糖尿病治疗效果评价

糖尿病是一个长期存在的疾病,因此必须对其进行监控,以观察疗效和疾病进程。HbA_{1c}、GA 等可反映不同时间段内血糖的控制情况。

GA 反映的是糖尿病患者测定前 2~3 周的血糖平均水平,HbA_{1c} 反映的是过去 6~8 周的平均血糖浓度。当机体处于应急状态时,如外伤、感染及急性心血管事件等病变发生时,非糖尿病患者出现的高血糖,很难与糖尿病鉴别,而 GA 和 HbA_{1c} 的联合测定,有助于了解高血糖

的持续事件,从而鉴别高血糖是糖尿病还是单纯的应激状态。

GA 浓度变化快,早于 HbA_{1c},能很好地评价降糖的效果。对于无症状性低血糖或夜间低血糖发生的患者,尤其是反应较迟钝的老年患者,GA 结合血糖水平有助于推测近段时间是否频发低血糖;若患者空腹血糖值明显偏高,而 GA 无明显升高或与血糖快速增高程度不一致,则推测患者近期可能有低血糖发生,因此不能盲目增加降糖药物的用量。

筛选:

表 3-10 妊娠糖尿病的诊断标准

对所有 24～28 孕周、具中高危妊娠糖尿病倾向的妊娠妇女进行筛查

空腹条件下,口服 50g 葡萄糖,测定 1 小时血浆葡萄糖浓度,若血糖＞7.8mmol/L(140mg/dL),则需进行葡萄糖耐量试验

诊断:

1.空腹早晨测定

2.测定空腹血浆葡萄糖浓度

3.口服 100g 或 75g 葡萄糖

4.测定 3 小时或 2 小时内的血浆葡萄糖浓度

5.至少有 2 项检测结果与下述结果相符或超过,即可诊断:

时间	100g 葡萄糖负荷试验 * 血浆葡萄糖浓度	75g 葡萄糖负荷试验 * 血浆葡萄糖浓度
空腹	5.3mmol/L(95mg/dL)	5.3mmol/L(95mg/dL)
1 小时	10.0mmol/L(180mg/dL)	10.0mmol/L(180mg/dL)
2 小时	8.6mmol/L(155mg/dL)	8.6mmol/L(155mg/dL)
3 小时	7.8mmol/L(140mg/dL)	

6.如果结果正常,而临床疑似妊娠糖尿病,则需在妊娠第 3 个三月期重复上述测定

注:* 100g 和 75g 葡萄糖负荷试验均可,目前尚无统一标准,多数采用 100g 进行负荷试验

表 3-11 空腹血糖受损和糖耐量减低的诊断标准

空腹血糖受损(IFG)

空腹血浆葡萄糖浓度在 6.1 * ～7.0mmol/L(110 * ～126mg/dL)内

口服葡萄糖耐量试验(OGTT)2 小时血浆葡萄糖(2h-PG)＜7.8mmol/L(140mg/dL)糖耐量减低(IGT)

1.空腹血浆葡萄糖浓度＜7.0mmol/L(126mg/dL)

2.口服葡萄糖耐量试验(OGTT),2 小时血浆葡萄糖(2h-PG)在 7.8～11.1mmol/L(140～200mg/dL)。

检测结果同时满足以上 2 项时,即可诊断

注:* 2003 年美国糖尿病协会(ADA)推荐降低空腹血糖受损诊断标准的下限为 5.6mmol/L(100mg/dL)

(四)糖尿病并发症的生物化学诊断

MD 酮症酸中毒、高渗性非酮症糖尿病性昏迷和乳酸性酸中毒糖尿病性昏迷是糖尿病最常见的急性并发症,但三者的处理方式截然不同。

三者的鉴别诊断主要依据实验室检查结果。诊断 MD 酮症酸中毒的要点是体内酮体增加和代谢性酸中毒,如尿、血酮体明显强阳性,后者定量多大于 5mmol/L;血 pH 和 CO_2 结合力降低,碱剩余负值增大,阴离子间隙增大;但血浆渗透压仅轻度上升。高渗性非酮症糖尿病性昏迷的诊断要点是体内的高渗状态,实验室检查结果为"三高",即血糖特别高($>$33.3mmol/L)、血钠高($\geqslant$145mmol/L)、血渗透压高[$>$350mOsm/(kg·H_2O)];尿糖呈强阳性,血清酮体可稍增高,但 pH 大多正常。乳酸性酸中毒糖尿病性昏迷的诊断要点为体内乳酸明显增加,特别是血乳酸浓度$>$2mmol/L,pH 降低,乳酸/丙酮酸比值$>$10 并除外其他酸中毒原因时,可确诊本病。

糖尿病慢性并发症的实验室监测指标包括:①血糖与尿糖;②糖化蛋白(包括 GHb 及 GA 等);③尿蛋白(微量白蛋白尿与临床蛋白尿);④其他并发症评估指标,如肌酐、胆固醇、甘油三酯等;⑤胰腺移植效果评估指标,如 C 肽和胰岛素等。

第二节　脂质和脂蛋白代谢紊乱的生物化学检验

一、概述

(一)血浆脂质和脂蛋白代谢

1.血浆脂质和脂蛋白的概念

血浆脂质包括总胆固醇(TC)、磷脂(PL)、甘油三酯(TG)、糖脂、游离脂肪酸(FFA)等。血浆中最多的脂质有 TC、PL 和 TG,其中 TC 包括游离胆固醇(FC)、胆固醇酯(CE)。血浆脂质总量为 4.0～7.0g/L。由于脂类不溶或微溶于水,因此无论是外源性或内源性脂类均与蛋白质结合形成溶解度较大的脂蛋白(LP),以复合体形式在血液循环中运输。

2.血浆脂质和脂蛋白的结构与分类

(1)脂质和脂蛋白的结构特征:一般认为血浆脂蛋白都具有类似的基本结构,呈球状,不溶于水的 TG 和 CE 为核心,位于球状结构内部。表面覆盖有少量胆固醇和极性的蛋白质、PL、FFA,故具有亲水性;PL 的极性部位于脂蛋白的表层,非极性部分可与脂蛋白内的脂类结合,维持脂蛋白的结构并保持其水溶性。PL 和胆固醇对维系脂蛋白的构型均具有重要作用,而使 LP 颗粒能稳定地分散在水相血浆中。

(2)脂蛋白的分类:血浆 LP 的构成不均一,难以按理化性质进行分类。目前主要依据各种 LP 的水化密度及电泳迁移率的不同分别利用超速离心法和电泳法分类。

超速离心法是根据各种 LP 在一定密度的介质中进行离心时,因漂浮速率不同而进行分离的方法。通常可将血浆 LP 分为乳糜微粒(CM)、极低密度脂蛋白(VLDL)、中间密度脂蛋白(IDL)、低密度脂蛋白(LDL)和高密度脂蛋白(HDL)。

由于其表面电荷量大小及分子量大小不同,脂蛋白在电场中迁移速率也不同,以此可将血浆 LP 分为乳糜微粒、β-脂蛋白、前 β-脂蛋白和 α-脂蛋白 4 种。

3.血浆脂蛋白的特征

各种脂蛋白的物理化学性质和组成成分不相同,血浆 LP 的特征如表 3-12 所示。

表 3-12　人血浆 LP 的特征

分类	CM	VLDL	IDL	LDL	HDL
密度(g/mL)	<0.95	0.95～1.006	1.006～1.019	1.019～1.063	1.063～1.210
电泳位置	原点	前 α	α 和前 α 之间	α	β
主要脂质	外源性 TG	内源性 TG	内源性 TG、CE	CE	PL
主要 Apo	A I	B100	8100	8100	A I
	B48	C I	E	A II	
	C I	C II	D		
	C II	C III			
	C III	E			
合成部位	小肠黏膜细胞	肝细胞	血浆	血浆	肝、肠、血浆
功能	转运外源性 TG	转运内源性 TG	转运内源性 TG、CE	转运内源性 CE	逆向转运 CE

4.载脂蛋白基因结构与染色体基因定位

(1)基因结构的共同特点:大部分 Apo 的基因和 cDNA 都已得到分离和确定,其核苷酸顺序也进行了测定。除 Apo A IV、B、LP(a)外,它们的共同特点是含有 3 个内含子和 4 个外显子,上述 Apo 基因结构的相似性提示它们可能来源于一个共同的祖先,即 Apo C I 基因。Apo A IV 与其他 Apo 基因结构不同,它只含有 3 个外显子。Apo 基因结构的另一个特点是几个基因位置很近,定位于同一染色体的一个位点上或附近,呈紧密连锁状态,形成基因簇。

(2)基因簇的分布:基因簇是基因组中以紧密连锁方式有序地进行排列而形成的一组结构基因,或属于同一个操纵子,或不属于同一个操纵子。

人体 Apo 基因 A I、C III、A IV、A V 在第 11 号染色体上的位置毗邻,它们分布在 22 000 个核苷酸碱基对之内,排列顺序为 A I→C III→A IV→A V。Apo E、Apo C I、Apo C II 基因分布在第 19 号染色体上,相互间距离仅为 4000 个核苷酸碱基对。这种 Apo 基因簇的分布,反映这些基因在进化的早期比较接近。

5.脂蛋白受体

脂类在血液中以 LP 形式进行运送,并可与细胞膜上存在的特异受体相结合,被摄取进入细胞内进行代谢。LDL 受体也是迄今为止报道的研究最详尽的受体,其次是清道夫受体,再就是 VLDL 受体。脂蛋白受体在决定脂类代谢途径、参与脂类代谢、调节血浆 LP 水平等方面起重要作用。

(1)LDL 受体

1)结构和分布:LDL 受体是一种多功能蛋白,由 836 个氨基酸残基组成的 36 面体结构蛋白,分子量约 115kD,由 5 种不同的区域构成。从细胞膜内到细胞膜外,其功能结构区域名称依次为:配体结合结构域、表皮生长因子(EGF)前体结构域、糖基结构域、跨膜结构域和胞液结构域。人 LDL 受体基因约 45kD,由 18 个外显子和 17 个内含子组成。LDL 受体广泛分布于肝、动脉壁平滑肌细胞、肾上腺皮质细胞、血管内皮细胞、淋巴细胞、单核细胞和巨噬细胞,各组织或细胞分布的 LDL 受体活性差别很大。

2)功能:LDL 或 VLDL、β-VLDL 等含 Apo B100、Apo E 的 LP 均可与 LDL 受体结合,内吞入细胞使其获得脂类,主要是胆固醇,这种代谢过程称为 LDL 受体途径。当血浆中 LDL 与细胞膜上有被区域的 LDL 受体结合(第 1 步),使其出现有被小窝(第 2 步),接着从膜上分离形成有被小泡(第 3 步),随后其上的网格蛋白解聚脱落,再结合到膜上(第 4 步),其内的 pH 降低,使受体与 LDL 解离(第 5 步),LDL 受体重新回到膜上进行下一次循环(第 6、7 步)。有被小泡与溶酶体融合后,LDL 经溶酶体酶作用,胆固醇酯水解成游离胆固醇和脂肪酸,甘油三酯水解成甘油和脂肪酸,Apo B100 水解成氨基酸。LDL 被溶酶体水解形成的游离胆固醇再进入胞质的代谢库,供细胞膜等膜结构利用。

细胞内游离胆固醇在调节细胞胆固醇代谢上具有重要作用,若胞内胆固醇浓度升高,可能出现三种情况:①抑制 HMG-CoA 还原酶,以减少自身的胆固醇合成;②抑制 LDL 受体基因的表达,减少 LDL 受体的合成,从而减少 LDL 的摄取,这种 LDL 受体减少的调节过程称为下调;③激活内质网脂酰基 CoA 胆固醇酰转移酶(ACAT),使游离胆固醇在胞质内酯化成胆固醇酯贮存,以供细胞的需要。通过上述三方面的作用,控制细胞内胆固醇含量处于正常动态平衡状态。

(2)VLDL 受体:在 Apo B100 存在下,LDL 受体可以结合 LDL,有 Apo E 存在时,LDL 受体既可结合 LDL,又可结合 VLDL、β-VLDL。与 LDL 受体不同,还有一种仅与含 Apo E 脂蛋白结合的特异受体。

1)结构特点:VLDL 受体结构与 LDL 受体类似,由与 LDL 受体结构相同的 5 部分组成,即配体结合结构域、EGF 前体结构域、糖基结构域、跨膜结构域和胞液结构域。然而并非完全相同,与 LDL 受体相比,配体结构域有 55% 的相同性,EGF 前体结构域有 52% 的相同性,糖基结构域仅有 19% 的相同性,跨膜结构域有 32% 的相同性,胞液结构域有 46% 的相同性。LDL 受体对含 Apo B100 的 LDL,含 Apo E 的 VLDL、β-VLDL、VLDL 残粒均有高亲和性。VLDL 受体仅对含 Apo E 的脂蛋白 VLDL、β-VLDL 和 VLDL 残粒有高亲和性结合,对 LDL 则为显著的低亲和性。VLDL 受体广泛分布于代谢活跃的心肌、骨骼肌、脂肪组织等细胞。

2)生理功能:LDL 受体受细胞内胆固醇负反馈抑制,VLDL 受体则不受其负反馈抑制;当 VLDL 受体的 mRNA 量成倍增加时,不受 LDL 乃至 β-VLDL 的影响。这是因为 VLDL 的配体关系使 β-VLDL 的摄取不受限制。这一点对单核细胞来源的巨噬细胞,其泡沫化在早期动脉粥样硬化的斑块形成中有重要意义。

(3)清道夫受体:遗传性 LDL 受体缺陷的杂合子是不能摄取 LDL 的,但动脉粥样硬化斑块的巨噬细胞,使 LDL 来源的胆固醇酯蓄积并泡沫化,其原因不能用 LDL 受体途径代谢进行解释,因为从这条途径不可能摄取过多的脂质,推测存在一种 LDL 受体途径以外的脂质摄取途径,使巨噬细胞摄取乙酰化 LDL。Brown 等提出这种设想并定名为清道夫受体(SR)。现在认为,人体内脂质过氧化反应导致的变性 LDL 可被巨噬细胞无限制地摄取入细胞内,这是因为变性 LDL 分子中带有多种分子的负电荷,可与清道夫受体结合。

1)结构:清道夫受体有两种亚基,以三聚体形式存在,是分子量为 220kD 的膜糖蛋白,N 末端在细胞膜内侧,C 末端在膜外侧存在,是内翻外"inside-out"型的受体。SR 家族至少可分为 SR-A、SR-B、SR-C、SR-D、SR-E 和 SR-F 六大类,目前研究最多的是两大类,即 SR-A 和 SR-B。A 类清道夫受体(SR-A)由 6 个结构功能区组成,包括胞质区、跨膜区、间隔区、α-螺旋区、胶原区、C-端侧特异域;B 类清道夫受体(SR-B)包括 SR-B I、SR-B II 和 CD36。SR-B 和 SR-A 部分配体类同,可以参与修饰脂 oxLDL、AcLDL,对 LDL、HDL 以及 VLDL 也有较强的亲和性,并参与脂类代谢。

2)配体:清道夫受体配体谱广泛,包括:①乙酰化或氧化修饰的 LDL;②多聚次黄嘌呤核苷酸、多聚鸟嘌呤核苷酸;③多糖如硫酸右旋糖酐;④某些磷脂,如丝氨酸磷脂,但卵磷脂不是配体;⑤细菌脂多糖,如内毒素等。这样广泛的配体谱的共同特点是均为多阴离子化合物。II 型清道夫受体无 SRCR 域,但仍具有与 I 型相同的功能,显然配体结合域不在 SRCR 域,推测其结合域在胶原蛋白样域。

3)功能:近年来大量实验研究发现 LDL 在巨噬细胞、血管内皮细胞和平滑肌细胞可被氧化成氧化 LDL,并通过清道夫受体被巨噬细胞摄取,使其泡沫化成泡沫细胞,从而促进粥样斑块形成。在此过程中巨噬细胞通过清道夫受体清除细胞外液中的修饰 LDL,尤其是氧化 LDL,可能是机体的一种防御功能,巨噬细胞的清道夫受体在粥样斑块形成机制中起重要作用。

6.脂蛋白代谢

LP 代谢可分为外源性脂质代谢和内源性脂质代谢,均以肝脏为中心,主要关键酶有脂蛋白脂肪酶(LPL)、肝脂酶(HL 或 HTGL)、卵磷脂胆固醇酯酰转移酶(LCAT)、HMG-CoA 还原酶。参与脂类代谢的特殊蛋白质有胆固醇酯转移蛋白(CETP)、LDL 受体相关蛋白质(LRP)、微粒体甘油三酯转移蛋白(MTTP)、胆固醇调节元件结合蛋白(SREBP)。

(1)外源性脂质代谢:从食物中摄取的脂质(主要是 TG),在肠内被胰腺分泌的脂肪酶水解成脂肪酸和甘油-酯(MG),由肠黏膜吸收进入细胞内,再重组成 TG 及磷脂。这些新产生的 TG 与少量的胆固醇、磷脂、Apo B48、Apo A I 构成巨大分子的 CM,从淋巴管经胸导管进入血液循环。血液中的 CM 从 HDL 获得 Apo C 和 Apo E 而转化为成熟型。CM 中的 TG 被血管上皮细胞分泌的 LPL 水解产生甘油及脂肪酸,被细胞摄取利用或贮存。CM 经 LPL 作用后,一部分转移给高密度脂蛋白,剩下的残留物称为 CM 残粒,随血液进入肝脏迅速代谢。

(2)内源性脂质代谢

1)VLDL 和 LDL 代谢:肝脏是脂质代谢的主要器官,也是合成 LP 的起始部位。由内源性 TG(体内合成)、Apo B100、Apo C、Apo E 等在肝脏合成大分子颗粒 VLDL 后,释放入血液。VLDL 是内源性脂质进入末梢组织的脂质运输载体。

血液中富含 TG 的 LP(CM、VLDL)的代谢途径基本相同。CM 经 LPL 作用,其内的 TG 水解后变成残粒,由肝细胞的 Apo E(残粒)受体结合摄取进入细胞内代谢。同 CM 一样,VLDL 中的 TG 在血液中经血管壁的 LPL 水解生成脂肪酸被末梢组织利用,同时从其他脂蛋白中得到胆固醇,当脂蛋白中的 TG 和胆固醇含量相等时,此时称为 IDL。IDL 的去向有两条代谢途径:一是直接经肝脏 Apo E 受体结合摄取进入肝细胞代谢;二是再经 HTGL 作用转变成以 Apo B100 和游离胆固醇为主要成分的 LDL,经末梢组织的 Apo B(LDL)受体(LDLR)结合进入细胞内,进行代谢。

2)HDL 代谢:HDL 是含有 Apo AⅠ、Apo AⅡ、磷脂和胆固醇的小型 HDL 颗粒,在肝脏和小肠合成,属于未成形的 HDL_n(nascent HDL)。HDL 在 CM、VLDL 颗粒,经 LDL 作用分解其内部 TG 的过程中,获取表层含有的 PL 和 Apo AⅠ而产生新生 HDL,再变成圆盘状。又从末梢组织细胞膜获得游离胆固醇(FC),再经结合在 HDL 中的 LCAT 作用后,并在有 Apo AⅠ的存在下生成 CE 进入 HDL 内部形成成熟型 HDL_3,而后接受细胞膜 FC,再经 LCAT 作用后生成的 CE 进入内部,变成富含 CE 的球形 HDL,一部分经肝受体摄取;另外,HDL_2 在 CETP 介导下,与 VLDL、LDL 进行 CE 交换,同时也转运 TG,以 VLDL、LDL 形式经肝脏摄取,最终使末梢组织的 FC 输送到肝脏(胆固醇逆转运)。HDL_2 中的 TG 经肝脏的 HTGL 作用,再变成 HDL_3,这一相互转变(HDL_2 与 HDL_3 间),使 HDL 在逆转运中再利用,可防止肝外细胞摄取过多的 LDL,从而防止动脉粥样硬化的发生。

(3)磷脂代谢:PL 是细胞膜的主要结构成分,其合成速率的改变对内膜形态的影响较大,神经元的增长速度也会受到影响。PL 是含有磷酸的脂类,按组分不同分为以甘油为骨架的磷酸甘油脂和以鞘氨醇为骨架的鞘脂。鞘脂又称为神经鞘脂,包括鞘磷脂和鞘糖脂,均不含甘油。

神经鞘脂是不含甘油的一类 PL,分子结构中,一分子脂肪酸以酰胺键与鞘氨醇的氨基相连。神经鞘脂主要存在于细胞膜,是其重要化学组分。以下主要介绍与遗传性溶酶体脂质贮积症有关的 PL 代谢紊乱。

1)神经鞘磷脂的代谢:神经鞘磷脂是人体内含量最多的神经鞘脂,包括含有神经鞘氨类化合物的脂质,主要存在于脑及神经组织中的含神经鞘氨醇或异构体或其衍生物或其同系物等脂质内,构成生物膜的重要成分,其组成成分为鞘氨醇、脂肪酸和磷酸胆碱。神经鞘磷脂的合成分为三个阶段:①合成鞘氨醇;②合成神经酰胺;③神经鞘磷脂的合成。溶酶体内含有神经鞘磷脂酶等多种水解神经鞘磷脂的酶,进行分解代谢。若先天缺乏此类酶,神经鞘磷脂不能被水解而堆积在细胞内,则出现神经鞘磷脂质贮积症,主要临床症状为肝、脾肿大和智力障碍。神经鞘磷脂大量贮积在细胞内,易形成泡沫细胞,如先天缺乏神经鞘磷脂酶的尼曼-皮克患者,在骨髓细胞中均可见到体积大于红细胞 5～10 倍的泡沫细胞,称为尼曼.皮克细胞。

2)神经节苷脂的代谢:神经节苷脂属于鞘糖脂,主要存在于脑灰质中,是神经鞘的重要组成成分。在脑组织内,以神经酰胺为基础,通过核苷二磷酸,逐步代入葡萄糖、半乳糖、唾液酸和乙酰半乳糖胺,即可进一步合成神经节苷脂。溶酶体内含有水解神经节苷脂的 β-N-乙酰氨基半乳糖苷酶 A,进行分解代谢,一旦此酶缺乏,神经节苷脂贮积,出现脂代谢紊乱疾病,临床称为泰氏-萨氏病。

3)脑苷脂的代谢:脑苷脂属于鞘糖脂类,是神经酰胺的衍生物、神经髓鞘的重要组分。在肝、脑和乳腺内,特异的糖基转移酶,使尿苷二磷酸半乳糖(UDP-半乳糖)的糖基转移至神经酰胺分子上,合成脑苷脂。溶酶体内含有 β-葡萄糖脑苷脂酶,可水解脑苷脂,进行分解代谢。

(二)脂蛋白代谢紊乱

LP 代谢紊乱的常见现象是血中 TC 或 TG 升高,或者是各种 LP 水平异常增高。高脂蛋白血症是指血浆中 CM、VLDL、LDL、HDL 等 LP 有一种或几种浓度过高的现象。一般根据血浆(血清)外观、血 TC、TG 浓度以及血清 LP 含量进行高脂蛋白血症分型。从 LP 代谢紊乱的原因分类可分为原发性和继发性两大类。原发性是遗传缺陷所致,如家族性高胆固醇血症。继发性是继发于许多疾病所致,如糖尿病、肾病等可继发引起高脂血症。除高脂蛋白血症外,临床还可以见到低脂蛋白血症。

1.原发性高脂蛋白血症分型

1967 年,Fredrickson 等用改进的纸上电泳法分离血浆 LP,将高脂血症分为 5 型,即 Ⅰ、Ⅱ、Ⅲ、Ⅳ 和 Ⅴ型。1970 年,世界卫生组织(WHO)以临床表型为基础分为 6 型,将原来的 Ⅱ 型又分为 Ⅱa 和 Ⅱb 两型。这一分型方案,除要求测定血脂指标外,还需要进行血清 LP 电泳图谱分析,并将血清置于 4℃过夜后,观察血清混浊程度,再确定分型。

2.常见遗传性脂代谢的 Apo、受体和酶异常

(1)Apo AⅠ 异常症:每 500 人中有 1 例 Apo AⅠ 结构基因杂合子出现,比野生型多一个或少一个正电荷或负电荷。大多数变异体无明显血脂的变化。仅有 Apo AⅠ Marburg 病在 107 位上的 Lys 缺失,引起轻度的 TG 升高。Apo AⅠ 和 Apo CⅢ 基因重排导致的变异可引起家族性 Apo AⅠ 和 Apo CⅢ 缺陷者表现为高密度脂蛋白—胆固醇(HDL-C)水平降低,易出现早期动脉粥样硬化。Apo AⅠ 减少会导致 LCAT 活性降低,使含 Apo CⅠ、Apo AⅣ 的脂蛋白如 CM 置换发生障碍,从而在体内蓄积。

(2)Apo B 异常症:Apo B 缺陷将出现无 β-脂蛋白血症或低 β-脂蛋白血症。无 β-脂蛋白血症是纯合子隐性遗传病,称为 Bassen-Kornzweig 综合征,有脂肪吸收障碍(脂肪泻)、红细胞变形(棘状红细胞症)和运动失调等症状。低 β-脂蛋白血症为显性遗传病,杂合子者血中低密度脂蛋白胆固醇(LDL-C)浓度低,与无 β-脂蛋白血症有区别。经三个家族分析,患者肠黏膜细胞的 Apo B48 合成正常而不能合成 Apo B100,即 Apo B48 外显子以外的 ApoB100 外显子区域异常,由于 LDL 受体区域附近的点突变(Arg 3500→Glu),使 LDL 受体结合能力降低。

Apo B100 在血浆 LP 中分子量最大,氨基酸链最长,因此在合成蛋白质和形成 LP 的过程中,任何部位或环节均可能发生变异,据此推测,今后发现的 Apo B100 的变异将会更多。

(3)Apo CⅡ 异常症:Apo CⅡ 缺陷导致 LPL 活性降低。因为 Apo CⅡ 是 LPL 发挥催化作用不可缺少的辅因子。Apo CⅡ 异常会出现高 TG 血症,即高 CM 血症和高 VLDL 血症,发

病率约为 1/10 万,现已发现 Apo CⅡ有多种变异体。

(4)Apo E 异常症:Apo E 是 LDL 受体的配体,其表型不同,与 LDL 受体结合的能力也不同,E4 和 E3 几乎相同,E2 几乎无结合能力。E2 纯合子因为第 158 位氨基酸残基突变,CM 残粒或 β-VLDL 滞留导致高 TC、TG 血症,此型高脂蛋白血症易出现早期动脉粥样硬化。典型例子是家族性Ⅲ型高脂血症,ε2 基因纯合子人群分布频率为 1%,家族性Ⅱ型高脂血症发病率为 2/10 000~3/10 000。

(5)LDL 受体异常:LDL 受体异常导致家族性高胆固醇血症(FH)发生,属显性遗传,遗传频率约为 1/500。杂合子的高 LDL 血症易导致动脉粥样硬化。FH 的 LDL 受体基因变异和 LDL 受体合成的过程中均可出现异常。LDL 受体基因突变根据对受体蛋白表型的影响可分为 5 类:①受体合成缺乏型,因为 mRNA 转录障碍导致总体蛋白性质改变,生物学活性降低;②细胞内运输缺陷型,是分子量为 120kD 的受体前躯体异常,从内网网到高尔基复合体运送障碍,富含 Cys 域阅读框缺失;③配体结合缺陷型,细胞表面的分子量为 160kD 的成熟受体数量显著减少,使 LDL 受体结合能力下降;④内吞缺陷型,为受体不能局部化使 LDL 无法结合而进入细胞内。

(6)LPL 与 HTGL 异常症:LPL 与 Apo CⅡ异常都会出现高 CM 血症,但是血中 VLDL 并不升高,常伴有胰腺炎产生。HTGL 缺乏,有与Ⅲ型高脂血症类似的症状,CM 残粒滞留。

(7)LCAT 异常症:LCAT 缺乏者,HDL 中 CE 比例增加,使 HDL 处于新生未成熟圆盘状态;相反,LDL 的 CE 减少,TG 增多,临床上表现为角膜混浊、肾损害、溶血性贫血等症状,鱼眼病就是 LCAT 基因突变,使 Cys 替代 Arg 引起 LCAT 活性降低,致使 HDL 结构变化,并使血浆中 Apo AⅠ、Apo AⅡ和 HDL 浓度仅为正常人的 20%。

(8)CETP 异常症:CETP 缺陷者或者活性受到强烈抑制则呈现高 HDL 血症,血浆 LDL 浓度降低,同时还有可能出现动脉粥样硬化症。

(9)高脂蛋白(a)血症:LP(a)水平≥30mg/dL 为高 LP(a)血症,是冠心病的独立危险因素。Apo(a)基因位于 6 号染色体 q26-27 区。Apo(a)含有一个疏水信号肽序列,其后为 37 个拷贝数的 kringle4(K4),相继为一个 kringle5(K5)及一个胰蛋白酶样区。由于 Apo(a)分子中的 kringle4 的数目在 15~37 之间波动,因此 Apo(a)有多种异构体。而血浆中 Lp(a)浓度与 Apo(a)分子量呈高度负相关,而 Apo(a)的分子量取决于其分子中 kringle4 的数目多少。在 Apo(a)基因中,每个 kringle4 区有 342 个核苷酸,24 个 kringle4 区的核苷酸序列完全相同,另 4 个 kringle4 区仅有 3 个核苷酸不同,其余的则有 11~71 个核苷酸不同。Apo(a)蛋白的多态性取决于基因的多态性。Apo(a)基因多态性可以用 KpnI 限制性片段作为探针,从 Apo(a)中获取的进行杂交分析。Apo(a)基因 5′末端非翻译区翻译启动点上游-1371 部位的一个 VNTR (TTTTA)的多态性及转录起始点＋93 位占 C→T 的置换均会影响 Apo(a)的翻译水平。最近的报道表明,无血缘关系的人,即使具有分子量大小一致的 Apo(a)蛋白异构体,血浆 LP(a) 的水平仍有巨大差异,提示除 kringle4 拷贝数对 LP(a)血浆水平有影响外,还存在大量对 LP (a)水平有影响力的 Apo(a)基因多态性。

3.溶酶体神经鞘脂贮积病

溶酶体内含多种水解酶,可分解多种物质,其中酸性水解酶特别丰富。溶酶体因酶的缺陷或破裂或异常释放等均可导致疾病,如溶酶体水解酶遗传性缺陷,细胞内代谢物不能被分解而贮积于次级溶酶体内,从而引起贮积病。如先天缺乏 β-葡萄糖脑苷脂酶,则可导致戈谢病的产生,在骨髓细胞中均可见到体积大于红细胞数倍的泡沫细胞,称为戈谢细胞。

目前报道的有 60 余种溶酶体酶缺陷病。溶酶体因酶缺陷导致的疾病,主要是脂质代谢紊乱的疾病,以神经鞘脂代谢紊乱为特点的脂质贮积疾病发病率很低,约为 $1/10\ 000 \sim 1/100\ 000$。

4.继发性高脂蛋白血症

(1)概念:某些原发性疾病在发病过程中导致脂质代谢紊乱,进而出现高脂蛋白血症,称为继发性高脂蛋白血症。引起继发性高脂血症或高脂蛋白血症的病因是多方面的,如糖尿病、肾病及某些内分泌紊乱等疾病。

(2)病因:某些疾病和药物等导致继发性高脂血症,原发性疾病治疗取得一定效果后,约有 40% 的高脂血症患者血脂水平可以恢复正常。继发性高脂血症主要有以下几种原因。

1)糖尿病:在肝脏,由于游离脂肪酸合成 VLDL 亢进,在胰岛素缺乏的状态下,LPL 活性降低,CM、VLDL 的分解量减少,出现以高 TG 血症和低 HDL 血症为特征的继发性高脂血症。另外,胰岛素依赖性糖尿病因为胰岛素的严重缺乏,导致糖利用障碍,从而引起脂肪组织分解加剧,引起显著的高 TG 血症。

2)肥胖:游离脂肪酸增加与抗胰岛素作用促使胰岛素分泌亢进,出现 VLDL 增加。肥胖指标为体重指数(BMI)。BM $120 \sim 23.9\mathrm{kg/m^2}$ 为正常,$24 \sim 26.9\mathrm{kg/m^2}$ 属超重或偏胖,$27\mathrm{kg/m^2}$ 或以上为肥胖。

3)甲状腺功能低下症:肝脏 LDL 受体减少,以出现高胆固醇血症为特征,LPL 和 HTGL 活性降低,使 IDL 升高。

4)Cushing 综合征:糖皮质促进脂肪分解,使肝脏合成 VLDL 增加,血中 VLDL、LDL 浓度升高,多以Ⅱa、Ⅱb、Ⅳ型高脂血症出现。

5)肾病及肾病综合征:因低白蛋白血症的原因,使白蛋白、Apo B 合成亢进,从而使 VLDL 合成也增加,血中 VLDL 及其代谢物 LDL 产生增加,多以Ⅱ型高脂血症出现。另外,慢性肾功能不全,因 LPL 活性降低,出现以 VLDL 升高为主的高脂血症,呈现Ⅳ型高脂血症。

6)药物性高脂血症:多见于肾上腺皮质激素用药不当所致。

(三)脂蛋白代谢紊乱与动脉粥样硬化

动脉粥样硬化的病因非常复杂,它是遗传、环境、年龄、性别等多种因素相互作用的结果。此外,内皮炎症也是重要因素,氧化 LDL 在血管内膜中堆积,对平滑肌细胞的增生与泡沫细胞形成也是非常重要的。在动脉粥样硬化形成的多种病因中,LP 代谢紊乱是一个极其重要的因素之一。

1.动脉粥样硬化概述

动脉粥样硬化(AS)是指动脉内膜的脂质、血液成分的沉积,平滑肌细胞及胶原纤维增生,伴有坏死及钙化等不同程度的病变的一类慢性进行性病理过程。动脉粥样硬化主要损伤动脉壁内膜,是血管壁纤维化增厚和狭窄的一种病理改变。凡能增加胆固醇内流和沉积的 LP 如 LDL、β-VLDL、oxLDL 等,是致动脉粥样硬化的因素;凡能促进胆固醇外运的 LP 如 HDL,则具有抗动脉粥样硬化性作用,称为抗动脉粥样硬化性因素。

2.动脉粥样硬化危险因素

AS 的主要危险因素有:①高脂血症;②高血压;③吸烟;④性别;⑤内分泌因素;⑥遗传因素等。上述危险因素中高脂血症、高血压、吸烟是促进 AS 发病全过程的三大主要因素。AS 病因绝非一种因素所致,可能为多种因素联合作用引起。

阐述动脉粥样硬化发病机制的主要学说有:脂源性学说、内皮细胞损伤学说、受体缺失学说、细胞因子学说、病毒学说和癌基因学说。多种原因使血管内皮细胞损害,单核细胞黏附其上侵入内膜,并分化成巨噬细胞,与此同时,血小板也黏附并分泌多种因子,使血管壁中膜平滑肌细胞游走进入内膜,巨噬细胞和平滑肌细胞泡沫化形成泡沫细胞,进一步使游走进入内膜的平滑肌细胞增殖,形成粥样硬化斑块。

3.引起动脉粥样硬化的脂蛋白

(1)脂蛋白残:粒富含 TG 的 CM 和 VLDL 经 LPL 水解生成脂蛋白残粒(CM 残粒与 IDL),并转变成富含胆固醇酯和 Apo E 的颗粒沉积于血管壁。Ⅲ型高脂血症出现异常脂蛋白残粒即 β-VLDL,因为肝脏的残粒(Apo E)受体结合率降低,Apo E2/2 和 Apo E 缺失等使血液中滞留的 LP 转变成异常脂蛋白β-VLDL,经清道夫受体介导摄取进入巨噬细胞引起动脉粥样硬化的增强作用。

(2)变性 LDL:LDL 的蛋白组分经化学修饰,使其正常的立体构象发生改变,生物学活性也有相应的变化,这种经化学修饰的 LDL 称为变性 LDL 或修饰 LDL,目前发现的变性 LDL 包括乙酰 LDL、氧化 LDL 和糖化 LDL。其中乙酰 LDL 是 LDL 中的 Apo B100 赖氨酸残基被乙酰化产生修饰 LDL,激活巨噬细胞,并经清道夫受体介导,使巨噬细胞摄取乙酰 LDL 而转变成泡沫细胞,促进 AS 形成。

(3)B 型 LDL:血中 LDL-C 升高,LDL 被氧化是动脉粥样硬化发生的前提条件,但有部分冠心病(CHD)患者血清 LDL-C 在正常范围,如果再分析其 LDL 亚组分,健康人和 CHD 患者可能会有差别,因为 LDL 亚组分不同和特性差异,其氧化易感性和被巨噬细胞摄取的量也不同,与 CHD 的发生、发展呈高度相关性。LDL 一般分为 A 型和 B 型亚组分,其中 B 型是小而密的 LDL,是动脉粥样硬化发生的高危险因素。流行病学调查发现,含 B 型 LDL 为主的个体较含一般 LDL 者发生心肌梗死的危险性高 3 倍。

小而密 LDL(SD-LDL)可能与遗传有关。同时 TG 含量也决定了 SD-LDL 表型。通常高 TG 的患者会有高 SD-LDL 和低 HDL 的表型,因为血浆中过高的 TG 会通过 CETP 转移到 LDL 和 HDL 中,成为 LPL 更好的底物,伴随着 LDL 中 TG 不断被水解,LDL 颗粒被转化为小而密 LDL。富含 TG 的小而密 LDL 不易通过 LDL 受体介导途径从循环中清除,会在血浆中停留,且抗氧化性弱,更易被氧化,并被巨噬细胞摄取,促进动脉粥样硬化的发生。

(4)LP(a):目前已发现 Apo(a)基因位点中至少有 26 个等位基因与多态性有关。这些等位基因至少表达有 34 种 Apo(a)异构体。Apo(a)的生理功能可能是转运脂质到末梢细胞,LP(a)是公认的致动脉粥样硬化的独立危险因素。

(四)高密度脂蛋白的抗动脉粥样硬化功能

血液 HDL 水平与 AS 性心脑血管疾病的发病率呈负相关,主要通过参与体内胆固醇酯逆转运起抗动脉粥样硬化作用,包括对 LDL 氧化抑制、中和修饰 LDL 配基活性以及抑制内皮细胞黏附分子的表达等功能。

HDL 的抗动脉粥样硬化功能表现为 HDL 及 Apo A I 促进细胞胆固醇外流作用。在胆固醇酯逆转运中,HDL 与 Apo A I 将来自外周细胞的胆固醇运出,转移给 HDL,再运至肝脏,最后胆固醇通过转变为胆汁酸从胆道排出,维持血液中胆固醇的正常水平。HDL 的作用可分成两种,即脱泡沫化作用和抗泡沫化作用。前者是指形成的泡沫细胞脱去胆固醇;后者是在修饰 LDL 处理巨噬细胞的实验体系中同时加入 HDL,使泡沫细胞的形成受到抑制。脱泡沫化作用是使蓄积的 CE 在中性胆固醇酯水解酶(NCEH)催化下,水解成 FC,然后移出细胞外至 HDL,该途径称为 NCEH 途径。抗泡沫化时,来自溶酶体的 FC 有两种转移途径,第一是在内质网首先被 ACAT 酯化,再经过 NCEH 脱酯化反应依赖途径运至细胞膜,第二是不通过 NCEH,在肝脏经胆固醇酯逆转运系统直接移至细胞膜,这一途径称为非依赖 NCEH 途径。由于抗泡沫化作用比脱泡沫化作用强,因此非依赖途径要比依赖途径效能高。在细胞内的实际代谢过程可能相同也可能不尽相同。HDL 具有多种抗氧化成分,能有效防止由高价金属离子和细胞诱导的 LDL 氧化修饰,使 oxLDL 产生量减少。一旦 HDL 被氧化成 oxHDL,则失去这种抑制作用。HDL 的抗氧化作用还涉及血清中的一种酯酶即对氧磷酶,它可以解除具有生物活性的氧化磷脂。

二、脂蛋白代谢紊乱的主要检测指标

血浆 LP 和脂质测定是临床生物化学检验的常规测定项目,血脂检测在早期发现与诊断高脂蛋白血症,协助诊断动脉粥样硬化症,评价动脉粥样硬化疾病如冠心病、脑梗死,糖尿病等的危险度,监测评价饮食与药物治疗效果等方面有重要的应用价值。目前临床常规检测的有血清(浆)TC、TG、HDL-C、LDL-C、LP(a)、Apo A I、Apo B。近年来研究和临床应用发现 FFA、LCAT、oxLDL、SD-LDL、过氧化脂质等项目具有越来越重要的参考价值;以 Apo E 基因型分析为代表的血脂基因分析也具有重要的协助诊断价值。

(一)总胆固醇

总胆固醇(TC)是指血液中各 LP 所含胆固醇之总和,分为酯化型胆固醇(CE)和游离型胆固醇(FC),其中 CE 占 60%~70%,FC 占 30%~40%,两种类型的比例在健康个体或个体之间是恒定的。FC 中的 C3 的-OH 在卵磷脂胆固醇酯酰转移酶(LCAT)作用下,可分别与亚油酸(43%)、油酸(24%)、软脂酸(10%)、亚麻油酸(6%)、花生四烯酸(6%)、硬脂酸(3%)等脂肪酸结合成胆固醇脂。血清中胆固醇在 LDL 中最多,其次是 HDL 和 VLDL,CM 最少。

1.检测方法

决定性方法为同位素稀释-质谱法,常规方法为酶法。

2.参考区间

2007 年《中国成人血脂异常防治指南》确定我国人 TC 参考区间为:合适范围:低于 5.18mmol/L(200mg/dL);边缘升高:5.18～6.19mmol/L(200～239mg/dL);升高:高于 6.22mmol/L(240mg/dL)。

3.临床意义

TC 浓度增高,冠心病等心血管疾病发生的危险性增高。但由于 TC 主要由 LDL 和 HDL 两种 LP 转运,而两者在脂类疾病发病机制中作用相反。故胆固醇值并非越低越好。①新生儿 TC 很低,哺乳后很快接近成人水平,之后常随年龄而上升,但到 70 岁后不再上升,甚或有所下降。中青年期女性低于男性,女性绝经后 TC 水平较同年龄男性高。②长期高胆固醇、高饱和脂肪酸摄入可造成 TC 升高。③黑人儿童及成年人的总胆固醇水平要高于白人。④与 LP 代谢相关酶或受体基因发生突变,是引起 TC 显著升高的主要原因。

4.评价

在终点法中血红蛋白高于 2g/L 时引起正干扰;胆红素高于 0.1g/L 时有明显负干扰;血中维生素 C 与甲基多巴浓度高于治疗水平时,会使结果降低。但是在速率法中上述干扰物质影响较小。高 TG 血症无明显影响。

(二)甘油三酯

甘油三酯(TG)构成脂肪组织,参与 TC、CE 合成及血栓形成。由于其甘油骨架上分别结合了 3 分子脂肪酸、2 分子脂肪酸或 1 分子脂肪酸,所以分别存在甘油三酯(TG)、甘油二酯(DG)和甘油-酯(MG)。血清中 90%～95% 是 TG,TG 中结合的脂肪酸分别为油酸(44%)、软脂酸(26%)、亚油酸(16%)和棕榈油酸(7%)。

1.检测方法

决定性方法为同位素稀释-质谱法,参考方法为二氯甲烷抽提,变色酸显色法,常规方法为酶法。

2.参考区间

受生活习惯、饮食条件等影响,TG 水平在个体内和个体间差异较大。2007 年《中国成人血脂异常防治指南》建议仍然沿用 1997 年《血脂异常防治建议》的标准规定,即合适范围:1.7mmol/L(150mg/dL)以下;边缘升高:1.7～2.25mmol/L(150～199mg/dL);升高:≥2.26mmol/L(200mg/dL)。

3.临床意义

(1)生理性改变:TG 受生活条件和饮食方式、年龄、性别等影响。如高脂肪饮食后 TG 升高,一般餐后 2~4 小时达高峰,8 小时后基本恢复空腹水平;运动不足、肥胖可使 TG 升高;成年后随年龄上升 TG 水平上升(中青年男性高于女性,50 岁后女性高于男性)。人群中血清TG 水平呈明显的正偏态分布。

(2)病理性改变:轻至中度升高者:即 2.26~5.63mmol/L(200~500mg/dL),患冠心病的危险性增加;重度升高者,即>5.63mmol/L(500mg/dL)时,常可伴发急性胰腺炎。

(3)低 TG 血:症是指 TG<0.56mmol/L。原发性者见于无 β-脂蛋白血症和低 β-脂蛋白血症,为遗传性疾病;继发性者见于继发性脂质代谢异常,如消化道疾病(肝疾病、吸收不良综合征)、内分泌疾病(甲状腺功能亢进、慢性肾上腺皮质功能不全)、癌症晚期、恶病质及肝素等药物的应用。

4.评价

当高 TG 同时伴有 TC、LDL-C 增高,HDL-C 减低,并同时存在冠心病其他危险因子(如冠心病家族史、饮酒、吸烟、肥胖等)时,对动脉粥样硬化和冠心病诊断更有意义;多项研究结果发现,TG 水平与胰岛素抵抗有关,是糖尿病的独立危险因子。

(三)血浆脂蛋白测定

脂蛋白(LP)是一种既有蛋白质又有胆固醇,还有 PL 的复合体,如何定量,尚无一种较为理想的方法。目前用于测定血浆 LP 的方法有超速离心分离纯化法、电泳分离法、血浆静置试验和血浆脂蛋白胆固醇测定法。

因为 LP 中胆固醇含量较为稳定,目前以测定 LP 中胆固醇总量的方法作为 LP 的定量依据,即测定 HDL、LDL 或 VLDL 中的胆固醇,并分别称为高密度脂蛋白胆固醇(HDL-C)、低密度脂蛋白胆固醇(LDL-C)或极低密度脂蛋白胆固醇(VLDL-C)。对于 LP(a),除免疫学方法外,也可用电泳法测定血浆 LP(a)中的胆固醇[LP(a)-C]。

1.密度脂蛋白胆固醇

高密度脂蛋白是血清中颗粒最小、密度最大的一组 LP,被视为人体内具有抗动脉粥样硬化的 LP,同时大量流行病资料表明,血清 HDL-C 水平与冠心病发病呈负相关,因而将 HDL-C 称为"好的胆固醇"。

(1)检测方法:参考方法为超速离心法,目前常规检测方法为均相测定法。

(2)参考区间:HDL-C 合适范围为 1.04mmol/L(40mg/dL)~1.55mmol/L(60mg/dL)。1.55mmol/L(60mg/dL)以上为升高,1.04mmol/L(40mg/dL)以下为降低。2001 年全民胆固醇教育计划(NCEP)成人治疗计划(ATP)Ⅲ报告认为 HDL-C 的合适范围为>1.04mmol/L(40mg/dL)。

(3)临床意义:随着 HDL-C 水平降低,缺血性心血管病的发病危险增加,HDL-C<1.04mmol/L 的人群与 HDL-C≥1.55mmol/L 的人群相比,缺血性心血管病危险增加 50%。

(4)评价:影响血浆(清)HDL-C 水平的因素很多,主要有:①年龄和性别:儿童时期男女HDL-C 水平相同;青春期男性开始下降,至 18~19 岁达最低点,以后男性低于女性,女性绝经后与男性接近;②种族:黑人比白人 HDL-C 高,美国人高于中国人,中国人与日本人、欧洲人接近;③饮食:高糖及素食时 HDL-C 降低;④肥胖:肥胖者常有 TG 升高,同时伴有 HDL-C 降低;⑤饮酒与吸烟:饮酒使 HDL-C 升高,而吸烟使 HDL-C 减低;⑥运动:长期足量运动使 HDL-C 升高;⑦药物:睾酮等雄激素、降脂药中的普罗布考、β-受体阻断剂(普萘洛尔)、噻嗪类利尿药等,使 HDL-C 降低;雌激素类药物、烟酸和苯氧乙酸类降脂药(吉非贝齐、苯扎贝特)、洛伐他汀、苯妥英钠等,使 HDL-C 升高;⑧疾病。

对于女性代谢综合征患者而言,HDL-C 水平边界性降低普遍存在,因此,HDL-C<1.29mmol/L(50mg/dL)是诊断代谢综合征的指标。

2.低密度脂蛋白胆固醇

LDL-C 超速离心法为低密度脂蛋白胆固醇测定的参考方法。可供选择的方法主要有:表面活性剂清除法(SUR 法),过氧化氢酶清除法(CAT 法),杯芳烃法(CAL 法),可溶性反应法(SOL 法)和保护性试剂法(PRO 法)。应用 Friedewald 方程也可以得到 LDL-C 浓度,但 Seyed-AliAhmadi 的研究认为,对于血清甘油三酯低或总胆固醇过高的患者,Friedewald 方程可能会过高估计 LDL-C 浓度。因此要用线性回归修正的公式计算。

(1)检测方法:参考方法为超速离心法,常规方法为第三代均相测定法。

(2)参考区间:2007 年《中国成人血脂异常防治指南》规定,LDL-C 合适范围:<3.37mmol/L(130mg/dL);边缘升高(危险阈值):3.37~4.12mmol/L(130mg/dL~159mg/dL);升高:>4.14mmol/L(160mg/dL)。NCEPATPⅢ明确要求,高脂血症患者血 LDL-C 的治疗目标值定为 2.6mmol/L(100mg/dL)以下。

(3)临床意义:LDL-C 水平与缺血性心血管病发生的相对危险及绝对危险上升趋势及程度与 TC 相似。

LDL-C 水平增高见于家族性高胆固醇血症(TC 增高,LDL-C 增高,伴有 HDL-C 减低)、Ⅱa 型高脂蛋白血症(TC 增高,LDL-C 增高,TG 正常或轻度增高)。

(4)评价:与 HDL 测定相同,高脂血症对 LDL 检测可产生干扰。生理条件下 LDL-C 水平随年龄增高而上升,青年与中年男性高于女性,老年前期与老年期女性高于男性。

3.小而密低密度脂蛋白

根据非变性梯度凝胶扫描测定 LDL 主峰颗粒直径(PPD)将 LDL 分成两种亚型:PPD>25.5nm 为 A 型,即为大 LDL(large LDL),密度接近 1.02g/mL;B 型 LDLPPD<25.5nm,密度接近 1.06g/mL,又称为小而密低密度脂蛋白(SD-LDL)。

(1)检测方法:SD-LDL 的检测方法有多种,密度梯度超速离心法是检测 LDL 亚型的"金标准",而梯度凝胶电泳法则是最常用的方法,肝素,镁沉淀法则是 SD-LDL 检测方法的研究热点,此法利用肝素-镁离子可选择性沉淀密度小于 1.044g/L 的脂蛋白的特点,分离得到密度大于 1.044g/L 的 SD-LDL 和 HDL 的上清液,通过自动生化分析仪选择性测定上清液中 SD-LDL-C 和 SD-LDL Apo B 的含量,进而实现 SD-LDL 的定量。

SD-LDL 是 LDL 中胆固醇成分所占比例较小而蛋白质比例较大的部分。SD-LDL 颗粒包含更少的胆固醇酯,胆固醇/Apo B 比值更低。

(2)临床意义:由于 SD-LDL 与高 TG 在代谢上密切联系,并且高 TG 又与低 HDL-C 相伴,临床上常将高 TG、低 HDL-C 及 SD-LDL 增多三者同时存在合称为致动脉粥样硬化脂蛋白表型或脂质三联症。SD-LDL-C 水平是冠心病患者检测代谢综合征的有效指标。

(3)评价:SD-LDL 可促进 AS 的发生、发展,是心脑血管事件发生的独立危险因素之一,SD-LDL 比 LDL 更具有致 AS 作用,检测不同 LDL 亚型水平比仅测定 LDL-C 的临床价值更高,且定量检测高危患者 SD-LDL 水平更为重要。肝素-镁沉淀法具有简便、快速的优点,为临床常规检测 SD-LDL 提供了可能。

4.脂蛋白(a)

脂蛋白(a)[LP(a)]是密度介于 HDL 和 LDL 之间,并与两者重叠的一种特殊的脂蛋白。

(1)检测方法:目前尚无公认的测定血清 LP(a)的参考方法。临床实验室测定血清 LP(a)常用的方法主要有免疫比浊法和 ELISA,其中以免疫透射比浊法最为常用。

(2)参考区间:健康成人血清 LP(a)<300mg/L。

(3)临床意义

1)生理性改变:一般认为 LP(a)在同一个体中相当恒定,但个体间差异很大,波动范围在 0~1.0mg/L。LP(a)水平高低主要由遗传因素决定,基本不受性别、年龄、饮食、营养和环境的影响;亦有报道女性闭经后有上升趋势,新生儿为成人水平的 1/10,6 个月后达成人水平;妊娠期妇女 LP(a)出现生理性变动;黑人 LP(a)水平明显高于白人,但黑人 CHD 发病率并不高。

2)病理性改变:LP(a)病理性增高:①缺血性心、脑血管疾病;②心肌梗死、外科手术、急性创伤和急性炎症,LP(a)和其他急性时相蛋白一样增高;③肾病综合征和尿毒症;④除肝癌以外的恶性肿瘤;⑤糖尿病性肾病。

LP(a)病理性降低:肝脏疾病(慢性肝炎除外),因为 LP(a)合成于肝脏。

5.脂蛋白电泳分型

(1)检测方法:以琼脂糖凝胶为支持介质,先用脂类染料将血清进行预染,使血清脂蛋白着色,然后电泳,再用光密度计直接扫描测定各区带,计算出 α-、β-和前 β-脂蛋白的相对百分比。最近通过电泳技术的改进,根据 LP 的电泳图谱,可对各组分的胆固醇、甘油三酯进行定量测定。

(2)参考区间:电泳法:α-脂蛋白占 26%~45%,β-脂蛋白占 43%~58%,前 β-脂蛋白占 6%~22%。

(3)临床意义:用于高脂蛋白血症的诊断分型参考。

(四)载脂蛋白测定

血清 Apo 包括 AI、AⅡ、Bl00、CⅡ、CⅢ、E 和 LP(a),已属常规检测项目。血清中 Apo 均结合于脂蛋白中,测定时要加用解链剂,使脂蛋白中 Apo 暴露再进行测定。

目前测定血清中 Apo 含量的方法是利用相应特异抗体试剂进行测定。现有羊抗人 Apo AⅠ、Apo AⅡ、Apo B100、Apo CⅡ、Apo CⅢ、Apo E 和 LP(a)等抗体试剂。目前临床测定的主要方法是免疫比浊法,基本原理同 LP(a),主要用于临床检验的批量检测。

1.载脂蛋白A I

载脂蛋白A I（Apo A I）主要存在于 HDL 中,占 HDL_3 Apo 的 65%,占 HDL_2 Apo 的 62%,在 CM、VLDL 和 LDL 中也有少量存在。Apo A 的主要生理功能是组成脂蛋白并维持其结构的稳定与完整性。已经证实 Apo A I 是通过激活 LCAT,再催化胆固醇酯化。

（1）检测方法:决定性方法为氨基酸分析,常规方法为免疫透射比浊法。

（2）参考区间:2007 年《中国成人血脂异常防治指南》规定,正常人群空腹血清 Apo A I 水平多在 1.20～1.60g/L 范围内,女性略高于男性。中国人 Apo A I 危险水平临界值为 1.20g/L。

（3）临床意义:血清 Apo A I 水平反映血液中 HDL 的数量,与 HDL-C 呈明显正相关,与冠心病发生危险性呈负相关。Apo A I 是 HDL 的主要 Apo,反映的是 HDL 的颗粒数,缺乏时可出现严重低 HDL-C 血症。

（4）评价:Apo A I＜1.20g/L、1.20～1.59g/L 和≥1.60g/L,相应男性冠心病发病率分别为 14.3%、8.0% 和4.4%,女性分别为 6.0%、3.3% 和 2.3%。男性和女性 Apo A I＜1.20g/L 冠心病发病率比 Apo A I≥1.60g/L 高 3 倍。

2.载脂蛋白B

载脂蛋白B（Apo B）可分为两个亚类,即 Apo B48 和 Apo B100。前者主要存在于 CM 中,参与外源性脂质的消化、吸收和运输;后者存在于 LDL 中,参与 VLDL 的装配和分泌,在血液中,VLDL 可代谢转化为富含胆固醇的 LDL。

（1）检测方法:常规方法为免疫透射比浊法。

（2）参考区间:2007 年《中国成人血脂异常防治指南》规定,正常人群血清 Apo B 水平多在 0.80～1.10g/L 范围内。中国人 Apo A I 危险水平临界值为 1.00～1.10g/L。

（3）临床意义:血清 Apo B 水平反映血液中 LDL 的数量。研究提示,血清 Apo B 浓度升高与冠心病发生危险性呈明显正相关。Apo B 是 LDL 的主要 Apo,反映的是 LDL 的颗粒数。Apo B 可介导 LDL 的摄取,Apo B 升高与 CHD 发生有关。

（4）评价:根据美国 Framingham 子代研究显示,Apo B＜1.00g/L、1.00～1.19g/L 和≥1.20g/L,相应男性冠心病发病率分别为 7.8%、9.6% 和 11.8%,女性分别为 1.5%、5.4% 和 5.9%。

3.载脂蛋白E

载脂蛋白E（Apo E）存在于多种脂蛋白颗粒中,是正常人血浆脂蛋白中重要的 Apo 成分,主要功能为运输并介导某些脂蛋白与相应的受体。Apo E 主要由肝脏产生,其他组织如脑、脾、肾上腺等组织和单核-巨噬细胞也可合成 Apo E（为总量的 10%～20%）,在中枢神经系统中,Apo E 主要由星型胶质细胞及小胶质细胞合成和分泌。

（1）检测方法:常规方法为免疫透射比浊法。

（2）参考区间:健康人血浆 Apo E 浓度为 0.03～0.06g/L,Apo E 的浓度与血浆 TG 含量呈正相关。

(3)临床意义:近年来研究发现,Apo E 及其单核苷酸多态性(SNP)与高脂血症、冠心病、阿尔茨海默病以及肝病、人类长寿等有关。

4.Apo B/Apo A I、TC/HDL-C、TG/HDL-C、LDL-C/HDL-C 比值

研究发现,TC/HDL-C 比值比非 HDL-C 更能预示冠心病的危险。而 Quijada 研究表明,TG/HDL-C 比值可以成为一个有效的指标,以测量血脂异常、高血压和代谢综合征。TC/HDL-C、TG/HDL-C、Apo B/Apo A I、LDL-C/HDL-C 比值可能比单项血脂检测更具临床意义,而 Apo B/Apo A I 可能是其中最具说服力的指标。

(五)磷脂

磷脂(PL)并非单一的化合物,而是含有磷酸基和多种脂质的一类物质的总称。血清中 PL 包括:①磷脂酰胆碱(70%～75%)和鞘磷脂(18%～20%);②磷脂酰丝氨酸和磷脂酰乙醇胺等(3%～6%);③溶血卵磷脂(4%～9%)。PL 测定并不能为血浆脂蛋白异常的检测提供帮助,但是在 PL 浓度、组成和脂蛋白分布异常(包括梗死性黄疸、高密度脂蛋白缺乏症、低 β-脂蛋白血症和 LCAT 缺陷)的情况下,它可以用于描述总 PL,评估个体 PL 水平。

1.检测方法

化学法和酶法。

2.参考区间

1.3～3.2mmol/L(化学法和酶法)。

3.临床意义

(1)血清 PL 与胆固醇密切相关,两者多呈平行变动,正常人的胆固醇与 PL 的比值平均为 0.94。高胆固醇血症时也常有高 PL 血症,但 PL 的增高可能落后于胆固醇;TG 增高时 PL 也会增高。

(2)PL 增高常见于胆汁淤积(可能与富含 PL 成分的 LP-x 增高有关)、原发性胆汁淤积性肝硬化、高脂血症、脂肪肝、LCAT 缺乏症、肾病综合征。

(3)PL 及其主要成分的检测,对未成熟儿(胎儿)继发性呼吸窘迫综合征出现的诊断有重要意义。

(六)游离脂肪酸

临床上将 C10 以上的脂肪酸称为游离脂肪酸(FFA),主要由存储于脂肪组织中的 TG 分解释放入血,在末梢组织以能源形式被利用。正常情况下,FFA 在血浆中与白蛋白结合,含量极微,而且易受各种生理和病理变化(如脂代谢、糖代谢和内分泌功能等)的影响,如饥饿、运动、情绪激动(精神兴奋)、糖尿病及某些内分泌改变时,可使血中 FFA 水平升高。正常人血浆中存在 LPL,可使 FFA 升高,因此采血后应注意在 4℃条件下分离血清并尽快进行测定;肝素可使 FFA 升高,故不可在肝素治疗时(后)采血,也不可利用抗凝血作 FFA 测定;不能立即检测时,标本应冷冻保存。

1.检测方法

有滴定法、比色法、原子分光光度法、高效液相层析法和酶法等,一般多用酶法测定。

2.参考区间

成年人 0.4~0.9mmol/L;儿童和肥胖成人稍高。

3.临床意义

(1)生理性改变:饥饿、运动、情绪激动时;饭后及用葡萄糖后可使 FFA 降低,故 FFA 检测时必须注意各种影响因素,以早晨空腹安静状态下采血为宜。

(2)病理性升高:①甲亢;②未经治疗的糖尿病患者(可高达 1.5mmol/L);③注射肾上腺素或去甲肾上腺素及生长激素后;④任何能使体内激素(甲状腺素、肾上腺素、去甲肾上腺素、生长激素等)水平升高的疾病;⑤药物,如咖啡因、甲苯磺丁脲、乙醇、肝素、烟酸、避孕药等。

(3)病理性降低:①甲状腺功能低下;②胰岛素瘤;③垂体功能减低;④艾迪生病及用胰岛素或葡萄糖后的短时间内;⑤某些药物,如阿司匹林、氯贝丁酯、烟酸和普萘洛尔等。

4.评价

FFA 水平易受各种因素的影响,应动态观察。

(七)过氧化脂质

过氧化脂质(LPO)是氧自由基与多聚不饱和脂肪酸反应的产物。在正常情况下,LPO 的含量极低,但在病理情况下,脂质过氧化反应增强可导致 LPO 升高,LPO 升高可对细胞及细胞膜的结构和功能造成种种损伤。

1.检测方法

常用荧光法和比色法。

2.参考区间

荧光法:2~4μmol/L;比色法:男(4.14±0.781)±mol/L,女(3.97 ± 0.77)±mol/L。

3.临床意义

(1)生理性升高:血浆(清)LPO 水平有随年龄增高而增加的趋势;男性和女性的差异不明显。

(2)病理性增高:①肝疾病,如急性肝炎、慢性肝炎活动期、脂肪肝以及肝硬化等;②糖尿病;③动脉硬化,脑梗死,心肌梗死和高脂血症;④肾脏疾病如慢性肾炎和肾功能不全;⑤恶性肿瘤;⑥骨质疏松症等。

(八)脂蛋白-X

脂蛋白-X(LP-X)为胆汁淤积时在血液中出现的异常脂蛋白,是胆汁淤积敏锐而特异的生化指标,对胆汁淤积的临床诊断有重要意义。琼脂糖电泳时,其他脂蛋白均向阳极侧泳动,唯有 LP-X 向阴极侧泳动。

1.检测方法

常用抽提和比浊法。

2.参考区间

乙醚提取测磷法:<100mg/L;免疫透射比浊法:0~90mg/L。

3.临床意义

(1)LP-X 是胆汁淤积敏锐而特异的生化指标,其含量与胆汁淤积程度相关,可用于鉴别阻塞类型,肝外性胆汁淤积 LP-X 值高于肝内性和混合性胆汁淤积,恶性阻塞高于良性阻塞。

(2)在卵磷脂胆固醇酯酰转移酶(LCAT)缺乏症中,LP-X 含量增高,主要是因为其分解代谢减少。

(3)LP-X 有抗动脉粥样硬化的功能,可能会降低动脉粥样硬化的风险。

4.评价

用于胆汁淤积检测优于总胆红素、碱性磷酸酶和 γ-谷氨酰转肽酶;在原发性胆汁性肝硬化中,血清总胆固醇水平的升高主要是由于 LP-X 升高所致。

(九)卵磷脂胆固醇酯酰转移酶

卵磷脂胆固醇酯酰转移酶(LCAT)由肝合成释放入血液,以游离或与 HDL 脂蛋白结合的式存在,是一种在血浆中起催化作用的酶,其作用是催化 HDL 中的游离胆固醇转变成胆固醇酯,PL 转变成溶血卵磷脂;参与 Ch 的逆向转运和组织中过量 Ch 的清除。其中 Apo A I 为其主要激活剂。血浆胆固醇几乎70%～80%是胆固醇酯,均是 LCAT 催化生成所致。LCAT 常与 HDL 结合在一起,在 HDL 颗粒表面活性很高并起催化作用,对 VLDL 和 LDL 的颗粒几乎不起作用。

1.检测方法

酶法、放射免疫分析法等。

2.参考区间

放射免疫分析法:5.19～7.05mg/L;共同基质法(370C):262～502U/L;核素标记自身基质法:58～79U/L。

3.临床意义

(1)病理性降低:急性肝炎、重症肝炎、肝癌、肝硬化、先天性卵磷脂胆固醇酯酰转移酶缺乏症、无 β-脂蛋白(β-LP)血症、阻塞性黄疸、尿毒症、甲状腺功能减退症、心肌梗死、Tangier 病、鱼眼病、低胆固醇血症、吸收不良综合征。

(2)病理性升高:原发性高脂血症、脂肪肝、胆汁淤积症初期、肾病综合征。

(十)脂蛋白代谢相关基因检测

脂蛋白代谢异常有一定的家族性和遗传性,属于多基因病,是多基因协调作用及环境因素共同作用的结果。因其发生涉及 2 个以上基因表达调控的改变,在难以获得家系分析的情况下,目前多采用以同胞对或人群为基础的关联分析方法研究候选基因多态性与疾病的关系,其中确定研究样本的代表性是最重要的一步,并应对目标对象进行详细的流行病学调查,通过分子生物学、遗传统计学和生物信息学技术,最终确定易感基因。

Apo、脂蛋白和脂蛋白受体等基因缺陷的种类并非是单一的,而是多位点、多类型、多种基因突变。不同种族、不同人群基因缺陷的位点、性质及其突变点可能不一样。此部分内容在分子生物学检验中介绍,本章只简略介绍 Apo E 基因型分析与疾病的关系。

　　人类 Apo E 是一种多态性蛋白质,同一基因位点上存在 3 个主要复等位基因:ε2、ε3、ε4,编码产生 3 种基因产物,即 E2、E3、E4,因此 Apo E 共有 6 种主要表型:三种纯合子(E2/2、E3/3、E4/4)和三种杂合子表型(E2/3、E3/4、E2/4)。其中 E4 的碱性高于 E2 和 E3。ε3 等位基因在群体中出现的频率最高,因此 Apo E3 也是最常见的一种表型。不同民族 Apo E 等位基因频率不同,随着研究的深入,发现了其他少见的异构体(E5、E7)和一些 Apo E 的突变体,E7 可能与高脂血症和动脉粥样硬化有关。

　　许多证据认为 Apo E 多态性是动脉粥样硬化早期及发展过程中个体差异的主要原因。大量人群调查发现,Apo Eε4 等位基因可以显著升高健康人的总胆固醇浓度,使之易患动脉粥样硬化。相反,Apo Eε2 等位基因的一般作用是降低胆固醇浓度,其降低效应是 Apo Eε4 升高胆固醇的 2～3 倍,现认为 Apo Eε2 等位基因对冠状动脉粥样硬化的发展有防护作用,临床研究发现,中心血管疾病如心肌梗死幸存者,或血管造影证明有动脉粥样硬化者,比对照组的 Apo Eε4 等位基因频率高。Apo E4/3 杂合子比 Apo E3/2 和 Apo E3/3 基因型者发生心肌梗死的年龄更年轻。Apo E 多态性变异还与肾病综合征、糖尿病有关。值得重视的是,Apo E 与阿尔茨海默病和其他神经系统退行性病变有关。

(十一)其他

　　近年来,为了更好地反映脂质代谢状况,出现了以下一些新的检测指标,如脂蛋白残粒、小而密低密度脂蛋白(sdLDL)、HDL 亚类等。

　　1.非高密度脂蛋白胆固醇

　　(1)检测方法:非高密度脂蛋白胆固醇(non-HDL-C)是指除 HDL 以外其他脂蛋白中含有胆固醇的总和,主要包括 LDL-C 和 VLDL-C,其中 LDL-C 占 70% 以上。计算非 HDL-C 的公式如下:非 HDL-C＝TC-HDL-C。

　　(2)参考区间:治疗目标为 3.36mmol/L(130mg/dL)。

　　(3)临床意义:冠心病及其高危人群防治是降脂治疗的第二目标,适用于 TG 水平在 2.27～5.64mmol/L(200～500mg/dL)时,特别适用于 VLDL-C 增高、HDL-C 偏低而 LDL-C 不高或已达治疗目标的个体。

　　2.脂蛋白残粒

　　富含 TG 的脂蛋白(TGRLP)(包括 VLDL、IDL、CM 等)通过 LPL 和 CEPT 等作用后,脂蛋白成分和脂质成分发生改变,称为脂蛋白残粒(RLP)。

　　临床意义:脂蛋白残粒胆固醇(Reml-C)和残粒样微粒胆固醇(RLP-C)之间有明显的相互联系,不过 Reml-C 能更有效地反映个体 IDL 的增高。RLP-C 浓度在动脉粥样硬化性疾病及与动脉粥样硬化有关的代谢性疾病中显著增加。高浓度血清 RLP-C 可能是影响 CHD 发病的一个重要危险因素,并且与疾病的严重程度有一定的关系。RLP 是冠心病、2 型糖尿病和代谢综合征等与动脉粥样硬化相关性疾病的危险因素。

　　3.血清脂蛋白谱

　　血清脂蛋白谱(SLPG)指血清脂蛋白经 DG-PAGE 分离后的扫描结果,呈连续的曲线,表达了非酯化脂肪酸白蛋白(AL-NEFA)、α-脂蛋白(α-LP 1~5)、β-脂蛋白(β-LP)、中间 β-脂蛋白(intβ-LP)、前 β-脂蛋白(preβ-LP1、2)和乳糜微粒(CM)之间的相对平衡状态。

(1)参考区间如下,各指标正常范围:AL-NEFA≥3.0%,α-LP 总量≥23.0%,β-LP<50.0%,intβ-LP<8.0%,preβ-LP1<25.0%,preβ-LP2<3.5%,CM:原点宽度<3mm,量化结果为 0.17。

(2)临床意义:SLPG 能表达常规血脂检测"正常"患者的血清脂蛋白动态平衡(SLDB)的真实情况。在治疗中,SLPG 可作为一种新的判别指标。

4.致动脉粥样硬化脂蛋白谱

致动脉粥样硬化脂蛋白谱(ALP)是指一组血脂异常,包括 TG 升高、HDL-C 降低和 SD-LDL 颗粒增多。这三种血脂异常共同存在,常是糖尿病和代谢综合征所伴随的血脂异常的特征。由于这三种血脂异常同时存在时发生冠心病的危险性明显增加,因而引起临床上的重视。

临床意义:致动脉粥样硬化血脂谱如 TC、LDL-C 或 LP(a)水平增高可能与骨密度降低有关。研究发现,多囊卵巢综合征患者 TG、胆固醇和 LDL-C 水平较高,而 HDL-C 降低。

三、血脂相关检测指标的临床应用

(一)高脂血症的生物化学诊断

血脂水平异常是高脂血症诊断和分型的依据,尤其是原发性高脂血症,对于遗传性高脂血症,分子诊断能够从基因水平确定改变的基础;对于继发性高脂血症,难点在于确定高脂血症与原发疾病的关系,因此往往需要根据疾病改变选择合适的检测指标。

(二)脂代谢异常与动脉粥样硬化及其他疾病的关系

1.高脂血症与动脉粥样硬化

2007 年《中国成人血脂异常防治指南》认为血脂异常防治着眼于冠心病的同时也应着眼于脑卒中,在我国人群中血清总胆固醇升高不仅增加冠心病发生的危险程度,也增加缺血性脑卒中的发病危险,提出用"缺血性心血管病"(冠心病和缺血性脑卒中)危险来反映血脂异常及其他心血管病主要危险因素的综合致病危险。与仅使用冠心病发病危险相比,这一新指标使得高 TC 对我国人群心血管健康绝对危险的估计上升至原来的 3~5 倍,更恰当地显示了血清胆固醇升高对我国人群的潜在危害。

2.高脂血症与代谢综合征

1988 年以前,有研究认为动脉粥样硬化与胰岛素抵抗、糖耐量异常有关。高胰岛素血症、高 TG 血症、低 HDL-C 和高血压等四要素同时出现称为代谢综合征,也称为高脂血症并发症,或称为综合征 X 等。Kaplan 等提出,上半身肥胖、糖耐量异常、高脂血症及高血压等为重症四重奏。这些因素相互作用、相互促进,可加快动脉粥样硬化的形成,单独从某一个因素来考虑则无统计学意义。例如仅有胰岛素抵抗,代谢综合征及重症四重奏的危险不一定存在。代谢综合征应作为降低冠心病危险性治疗的二级目标处理。

　　单纯脂肪组织过剩堆积的代谢紊乱与高血脂、高血压无直接关系，仅仅是属于脂肪分布异常症。只有在胰岛素抵抗出现的前提下，才考虑属于与动脉粥样硬化发生相关的代谢综合征及严重致命的四要素。2005年，国际糖尿病联盟（IDF）在综合了来自世界六大洲糖尿病学、心血管病学、血脂学、公共卫生、流行病学、遗传学、营养和代谢病学专家意见的基础上，颁布了新的代谢综合征工作定义，这是国际学术界第一个代谢综合征的全球统一定义，IDF新诊断指标强调以中心性肥胖为基本条件，从腰围进行判断。

　　2002年，NCEPATPⅢ提出代谢综合征的诊断标准，如符合以下3个或3个以上，即可确诊：①中心性肥胖，男性腰围＞102cm，女性腰围＞88cm；②高甘油三酯，≥150mg/dL（1.69mmol/L）；③低HDL-C，男性＜40mg/dL（1.04mmol/L），女性＜50mg/dL（1.29mmol/L）；④空腹血糖≥110mg/dl（6.1mmol/L）；⑤高血压，≥130/85mmHg。

　　2004年，中华医学会糖尿病学分会提出了中国人代谢综合征诊断标准的工作定义：即CDS标准为以下5项具备3项者：①男性腰围＞85cm；女性腰围≥80cm（上海市和香港的流行病学资料，供参考）；②血压：收缩压（SBP）≥130mmHg和（或）舒张压（DBP）≥85mmHg；③血清甘油三酯≥150mg/dL；④高密度脂蛋白胆固醇＜40mg/dL；⑤空腹血糖≥110mg/dL。

　　2005年，Paul等报道一项国际有关定义为中心性肥胖腰围调查结果，如表3-13所示，此参数可供参考。

表3-13　不同种族中心性肥胖腰围参考值

种族分组 *	腰围（cm）
欧洲人	男＞94
	女＞80
南亚人	男≥90
	女＞80
中国人	男＞90
	女＞80
日本人	男＞85
	女＞90
美国中南部人	男≥102
	女＞88

注：* 种族分组不能按居住国家分，应按种族分。

　　在通过冠状动脉造影确认的冠心病患者中观察到，其中约25%为肥胖患者，其内脏几乎都有脂肪过量堆积，并且表现为代谢综合征。代谢综合征个体特征之一是腹部肥胖，与皮下脂肪相同厚度的正常人相比，内脏脂肪面积平均增加了2倍。内脏脂肪细胞中脂肪储存有三条途径：①以乙酰CoA为基质，经乙酰CoA合成酶（ACS）催化合成中性脂肪；②由富含中性脂肪的LP在LPL参与下提供脂肪酸；③血浆葡萄糖经通道蛋白的葡萄糖转运蛋白（Glu T4）被摄取进入细胞,代谢成乙酰 CoA,再合成脂肪酸。内脏脂肪组织中,脂肪和糖的摄取、储存过程与能量代谢诸方面等更易受遗传因素的影响。

(三)高脂血症的疗效评估

1.中国治疗目标值

中华心血管病学会组织国内专家于 2007 年制订了《中国成人血脂异常防治指南》,其中血脂危险水平划分标准、我国高脂血症开始治疗标准和治疗目标值划分建议如表 3-14、表 3-15 所示。

表 3-14　血脂危险水平划分标准(mmol/L,1997 年)

指标	TC	TG	LDL-C	HDL-C
合适范围	<5.20	≤1.70	<3.10	>1.03
临界值边缘	5.20～5.66		3.13～3.60	
危险阈值	>5.70	>1.70	≥3.62	≤0.90

表 3-15　高脂血症患者开始治疗标准和治疗目标值(mmol/L)

	疾病类型	饮食疗法开始标准	药物治疗开始标准	治疗目标值
AS 疾病(一)	TC	>5.70	>6.21	<5.70
(其他危险因素,一)	LDL-C	>3.64	>4.14	<3.62
AS 疾病(一)	TC	>5.20	>5.70	<5.20
(其他危险因素,+)	LDL-C	>3.10	>3.64	<3.10
AS 疾病(+)	TC	>4.70	>5.20	<4.70
	LDL-C	>2.60	>3.10	<2.60

2.国际治疗目标值

为了预防动脉粥样硬化心脑血管疾病的发生,减少发病率,提高健康水平,1989 年制订了"国家胆固醇教育计划"(NCEP),其目的是提高全社会对"高胆固醇血症是冠心病的主要危险因素"的认识,从降低人群血清 TC 水平入手达到降低冠心病发病率与死亡率的目的。1988年发表了第一个成人治疗计划(ATP)Ⅰ,经过 5 年的临床实践,对新出现的问题进行了修正和补充,分别于 1993 年和 2001 年发布了 ATPⅡ和 ATPⅢ。

LDL-C 升高是引起 CHD 的一个主要原因,降低血液 LDL 的治疗,可减少 CHD 的危险性。为此,2001 年继续将高 LDL-C 作为降低胆固醇治疗的首选目标。ATPⅢ采用的 LDL-C划定值如表 3-16 所示。

表 3-16　血浆 LDL-C、HDL-C、TC 的评估值(mmol/L)

参数	LDL-C	TC	HDL-C
最适值	<2.6	<5.17	
接近最适值	2.6～3.3		
边缘临床界高值	3.36～4.11	5.17～6.18	

续表

参数	LDL-C	TC	HDL-C
高值	4.13～4.89	≥6.20	≥1.55
极高值	＞4.9		
低值			＜1.0

1993 年实施的 ATPⅡ计划中，LDL-C 最适值为 3.36mmol/L 以下，HDL-C 为 0.9mmol/L 以上。经历了 8 年之后，2001 年实施的 ATPⅢ计划中，LDL-C 最适值降至 2.6mmol/L 以下，HDL-C 升至 1.0mmol/L 以上，加大对 LDL-C 的降低力度，预防和减少动脉粥样硬化疾病的发生。

现在多数学者主张冠心病患者 LDL-C 水平降至 2.6mmol/L 作为治疗的目标值。临床研究表明，LDL-C 降得更低，临床患者会获得更大的受益，减少急性冠状动脉事件（急性心肌梗死、冠状动脉猝死和不稳定型心绞痛）的发生。

3. 高甘油三酯血症治疗目标值

高甘油三酯是 CHD 的一个独立危险因素，富含甘油三酯的脂蛋白如 VLDL 部分降解成残粒（残粒脂蛋白），因此，通过血 VLDL-C 的检测可用于了解 VLDL 残粒的脂蛋白含量，从而认为 VLDL-C 可反映降胆固醇治疗的效果。因此将 LDL-C 与 VLDL-C 之和定义为非高密度脂蛋白胆固醇，无需单独测定，它等于 TC 减去 HDL-C 的值。因为 VLDL-C 正常水平为（0.78mmol/L），为此，高 TG 患者（≥2.25mmol/L）治疗目标值比原设定的 LDL-C 的 2.6mmol/L高至 3.36mmol/L。ATPⅢ中提出这一指标作为第二治疗目标，表明对高 TG 的重视。

高 TG 血症划分为 4 种水平，即：正常水平为 1.7mmol/L 以下；临界水平为 1.7～2.25mmol/L；高水平为 2.26～5.64mmol/L；极高水平为＞5.65mmol/L；

对高脂血症的治疗，是预防和减少动脉粥样硬化性心脑血管病发生的重要环节。

（四）脂质检测在健康体检中的应用原则及作用

根据 2007 年《中国成人血脂异常防治指南》，可以了解到心血管病已成为我国城市和乡村人群的第一位死亡原因，而且目前以动脉粥样硬化为基础的缺血性心血管病（包括冠心病和缺血性脑卒中）发病率正在升高。我国的队列研究表明，TC 或 LDL-C 升高是冠心病和缺血性脑卒中的独立危险因素之一。为此，对血脂异常的防治必须及早给予重视，对健康人群进行体检，指导人们增强健康意识，提倡健康生活方式，注意合理膳食，加强体育锻炼，从而控制血脂水平、降低心脑血管疾病的发生率。

1. 血脂检测在健康体检中的应用原则及作用

一般人群的常规健康体检是血脂异常检出的重要途径。为了及时发现和检出血脂异常，建议 20 岁以上的成年人至少每 5 年测量一次空腹血脂，包括 TC、LDL-C、HDL-C 和 TG 测定。对于缺血性心血管病及其高危人群，则应每 3～6 个月测定一次血脂。对于因缺血性心血管病住院治疗的患者应在入院时或 24 小时内检测血脂。

(1)项目选择:血脂的基本检测项目为 TC、TG、HDL-C 和 LDL-C,其他血脂项目如 Apo A I、Apo B、LP(a)等的检测属于研究项目,不在临床基本检测项目之列。对于任何需要进行心血管危险性评价和给予降脂药物治疗的个体,都应进行此 4 项血脂检测。有研究结果提示,TC/HDL-C 比值可能比单项血脂检测更具临床意义,但相关的临床研究结果报道并不多,尚需进行更多的研究,尤其是需要直接比较 TC/HDL-C 比值与 LDL-C 或 HDL-C 单项检测的临床预测价值。

(2)血脂检查的重点对象

1)已有冠心病、脑血管病或周围动脉粥样硬化病者。

2)有高血压、糖尿病、肥胖及吸烟者。

3)有冠心病或动脉粥样硬化病家族史者,尤其是直系亲属中有早发冠心病或其他动脉粥样硬化性疾病者。

4)有皮肤黄色瘤者。

5)有家族性高脂血症者。建议 40 岁以上男性和绝经期后女性应每年进行血脂检查。

我国流行病学研究资料表明,血脂异常是冠心病发病的危险因素,其作用强度与西方人群相同;我国人群血清总胆固醇水平增高不仅增加冠心病的发病危险,也增加缺血性脑卒中的发病危险。将血脂异常防治着眼于冠心病的同时也着眼于脑卒中,在我国人群中有重要的公共卫生意义。

(3)干预的强度选择原则:干预强度根据心血管病发病的综合危险大小来决定,是国内外相关指南所共同采纳的原则。因此,全面评价心血管病的综合危险是预防和治疗血脂异常的必要前提。我国人群流行病学长期队列随访资料表明,高血压对我国人群的致病作用明显强于其他心血管病的危险因素。建议按照有无冠心病及其危症、有无高血压、其他心血管病危险因素的多少,结合血脂水平来综合评估心血管病的发病危险,将人群进行危险性高低分类,此种分类也可用于指导临床开展血脂异常的干预(表 3-17)。

表 3-17 血脂异常危险分层方案

危险分层	TC 5.18~6.19mmol/L (200~239mg/dL)或 LDL-C 3.37~4.12mmol/L (130~159mg/dL)	TC≥6.22mmol/L(240mg/dL) 或 LDL-C≥4.14mmol/L(160mg/dL)
无高血压且其他危险因素数<3	低危	低危
高血压或其他危险因素≥3	低危	中危
高血压且其他危险因素数≥1	中危	高危
冠心病及其危症	高危	高危

注:其他危险因素包括年龄(男≥45 岁,女≥55 岁)、吸烟、低 HDL-C、肥胖和早发缺血性心血管病家族史。

根据血脂异常的类型和危险程度决定治疗目标和措施,同时加大对健康人群体检的普及范围,倡导健康的生活方式,调整饮食结构,纠正不良的饮食习惯,加强体育锻炼,严格控制血脂水平,以提高生活质量,降低发生心脑血管疾病的风险。

2.儿童高脂血症的监测

(1)血脂水平:动脉粥样硬化可始发于胎儿,对儿童高脂血症要引起全社会的高度关注,对儿童高脂血症的定期监测应引起足够的重视。在儿童高脂血症管理中,血清 TC 最佳值为<4.4mmol/L,临界值为4.4~5.1mmol/L,≥5.2mmol/L 属于高值;血清 LDL-C 最佳值为<2.8mmol/L,临界值为 2.8~3.3mmol/L,≥3.3mmol/L 属于高值。

(2)监测方法:有高脂血症(含双亲中有一人血清 TC>6.2mmol/L)或动脉粥样硬化家族史的儿童应从 2 岁开始监测。监测方法是:①若血清 TC<4.4mmol/L,5 年内再监测 1 次;②若血清 TC 在 4.4~5.1mmol/L 范围,应间隔 1 周在同一实验室再测定 1 次,求其 2 次监测结果的均值;③如 TC≥4.4mmol/L,则应空腹 12 小时,再检测血清 TC、HDL-C、LDL-C 等,若 LDL-C<2.8mmol/L,可于 5 年内再检测血清 TC;④若血清 LDL-C 在 2.8~3.3mmol/L,应进行改善生活方式的教育和饮食治疗;⑤若血清 LDL-C≥3.4mmol/L,再继续检测,必要时对其家族全体成员进行血脂监测,查明是继发性的还是遗传性的,必要时要进行药物治疗,治疗最低目标值为 LDL-C<3.4mmol/L,理想目标值应为<2.8mmol/L。

第三节　肝功能生物化学检验

肝功包括以下项目:①丙氨酸氨基转移酶(ALT);②天门冬氨酸氨基转移酶(AST)、谷丙转氨酶与谷草转氨酶比值(GPT/GOT);③γ-谷氨酰转肽酶(GGT);④碱性磷酸酶(ALP);⑤总蛋白(TP)、白蛋白(ALB)、球蛋白(GLO)、白蛋白比球蛋白(A/G);⑥总胆红素(TBIL)、直接胆红素(DBIL)、间接胆红素(IBIL);⑦总胆汁酸(TBA);⑧胆碱酯酶(CHE);⑨血清蛋白电泳(SPE)。

一、丙氨酸氨基转移酶

肝脏中此酶含量最高,所以当肝脏受到损伤时,大量的酶释入血液,血中该酶的含量升高。因此,血清谷丙转氨酶反映肝细胞的损伤,用于诊断肝脏疾病。

【别名】

谷丙转氨酶。

【英文缩写】

GPT、ALT、SGPT。

【参考值】

<40U/L。

【影响因素】

1.溶血可导致 ALT 活力升高,严重黄疸及混浊血清应稀释后再进行测定。

2.多种药物如氯丙嗪、异烟肼、利福平、苯巴比妥、可待因、抗肿瘤药物、某些抗生素、吗啡等可使 ALT 活性升高。

3.中药五味子可使 ALT 降低。

正常新生儿 ALT 活性较成年人高出 2 倍左右,出生后 3 个月降至成人水平。

【临床意义】

1.ALT 主要存在于肝、肾、心肌、骨骼肌、胰腺、脾、肺、红细胞等组织细胞中,同时也存在于正常体液如血浆、胆汁、脑脊液及唾液中,但不存在于尿液中,除非有肾脏损坏发生。

2.当富含 ALT 的组织细胞受损时,ALT 可从细胞中释放增加,从而导致血液中 ALT 活力上升。ALT 活力升高常见于:①肝胆疾病:ALT 测定对肝炎的诊断、疗效观察和预后估计均具有重要价值,如急性肝炎时 ALT 活性显著升高,而慢性肝炎、肝硬化、肝癌时仅轻度升高。ALT 活性对无黄疸、无症状肝炎的早期诊断阳性率较高,且出现时间较早,其活性高低随肝病进展和恢复而升降,据此可判断病情和预后。若出现黄疸加重、ALT 降低的所谓"酶胆分离"现象,常是肝坏死(重型肝炎)的先兆。此外,在肝脓肿、脂肪肝、胆管炎及胆囊炎时亦可升高。②心血管疾病:如心肌炎、急性心肌梗死、心力衰竭时的肝脏淤血等。③其他疾病:如骨骼肌疾病、传染性单核细胞增多症、胰腺炎、外伤、严重烧伤、休克时也可引起 ALT 活性升高。

【采血要求及注意事项】

空腹 12 小时取静脉血。

二、天门冬氨酸氨基转移酶

该酶在心肌细胞中含量较高,所以当心肌细胞受到损伤时,大量的酶释放入血,使血清含量增加,因此血清天门冬氨酸氨基转移酶一般用于心脏疾病的诊断。

【别名】

谷草转氨酶

【英文缩写】

GOT。AST,SGOT。

【参考值】

<40U/L。

【影响因素】

1.溶血可导致 AST 活性升高,应注意避免。

2.很多药物如利福平、四环素、庆大霉素、红霉素、卡那霉素、氯霉素、环孢菌素、非那西丁、苯巴比妥、口服避孕药、地西泮、磺胺类、呋喃类等,尤其是长期使用时,由于对肝细胞有损害,可引起 AST 增高。

3.妊娠时,血清 AST 活性可升高。

4.正常新生儿 AST 活性较成年人高出 2 倍左右,出生后 3 个月降至成人水平。

【临床意义】

1.AST 也是体内最重要的氨基转移酶之一,它主要存在于心肌、肝、骨骼肌、肾、胰腺、脾、肺、红细胞等组织细胞中,同时也存在于正常人血浆、胆汁、脑脊液及唾液中,但在无肾脏损害的尿液中不能检出。

2.心肌中 AST 含量最为丰富,因此其对心肌梗死的诊断具有一定意义,当发生 AMI 时血清 AST 活力一般上升至参考值上限 4～5 倍,若达参考值上限 10～15 倍则往往有致死性梗死发生。但由于 AST 在急性心肌梗死时升高迟于 CK,恢复早于 LDH,故其对急性心肌梗死的诊断价值越来越低。

3.肝细胞也含有较多的 AST,因此各种肝病时,AST 随着 ALT 活性升高而上升,AST/ALT 比值测定对肝病的诊断有一定意义。急性病毒性肝炎时,比值<1;慢性肝炎、肝硬化时,比值常>1;原发性肝癌时比值常>3。因此,同时测定 ALT、AST 活性并观察其在病程中变化,对肝病的鉴别诊断和病情监测有重要意义。

4.AST 水平升高还见于进行性肌营养不良、皮肌炎;肺栓塞、急性胰腺炎、肌肉挫伤、坏疽及溶血性疾病等。

【采血要求及注意事项】

空腹 12 小时取静脉血。

三、血清碱性磷酸酶

正常人血清中的碱性磷酸酶主要来自肝和骨骼,碱性磷酸酶测定主要用于诊断肝胆和骨骼系统疾病,是反映肝外胆道梗阻、肝内占位性病变和佝偻病的重要指标。

【英文缩写】

ALPAKP。

【参考值】

成人:27～107U/L。

【影响因素】

1.不同年龄及性别者,其血清 ALP 活性差异较大。

2.进食高脂餐后或高糖饮食,血清 ALP 活力升高,高蛋白饮食则血清 ALP 活力下降。

3.剧烈运动后,血清 ALP 略有上升。

4.妊娠时,胎盘产生 ALP,可致血清活力明显升高,妊娠 9 个月时血清 ALP 可达正常水平的 2～3 倍。

5.血清和肝素抗凝血浆均可使用,其余抗凝剂可抑制 ALP 活性,应避免使用。

【临床意义】

1.生理性增高

儿童在生理性的骨骼发育期,碱性磷酸酶活力可比正常人高 1～2 倍。

2.病理性升高

(1)骨骼疾病如佝偻病、软骨病、骨恶性肿瘤、恶性肿瘤骨转移等;

(2)肝胆疾病如肝外胆道阻塞、肝癌、肝硬化、毛细胆管性肝炎等;

(3)其他疾病,如甲状旁腺机能亢进。

3.病理性降低

见于重症慢性肾炎、儿童甲状腺机能不全、贫血等。

【采血要求及注意事项】

空腹 12 小时取静脉血。

四、γ-谷氨酰转肽酶

临床上此酶测定主要用于诊断肝胆疾病,是胆道梗阻和肝炎活动的指标。

【别名】

γ-谷氨酰转移酶、转肽酶。

【英文缩写】

γ-GTGGT

【参考值】

≤40U/L。

【影响因素】

1.嗜酒或长期接受某些药物如苯巴比妥、苯妥英钠、安替比林者,血清 γ-GT 活性常升高。

2.口服避孕药会使 γ-GT 测定结果增高。

【临床意义】

1.γ-谷氨酰转肽酶分布于肾、肝、胰等实质性脏器,肝脏中 γ-GT 主要局限于毛细胆管和肝细胞的微粒体中,可用于对占位性肝病、肝实质损伤(慢性肝炎和肝硬化)的诊断及观察酒精肝损害的过程。

2.轻度和中度增高者主要见于病毒性肝炎、肝硬化、胰腺炎等。

3.明显增高者见于原发或继发性肝癌、肝阻塞性黄疸、胆汁性肝硬化、胆管炎、胰头癌、肝外胆道癌等。特别在判断恶性肿瘤患者有无肝转移和肝癌术后有无复发时,阳性率可高达 90%。

4.γ-GT 作为肝癌标志物的特异性欠高,急性肝炎、慢性肝炎活动期及阻塞性黄疸、胆道感染、胆石症、急性胰腺炎时都可以升高。

【采血要求及注意事项】

空腹 12 小时取静脉血。

五、总胆红素

临床上主要用于诊断肝脏疾病和胆道梗阻,当血清总胆红素有明显增高时,人的皮肤、巩膜、尿液和血清呈现黄色,故称黄疸。

【英文缩写】

TBIL。

【参考值】

$5.1\sim25.7\mu mol/L(0.3\sim1.5mg/dL)$。

【影响因素】

1.标本防止溶血,避免阳光直接照射标本,及时送检。

2.脂血及脂溶色素对测定有干扰。

3.影响胆红素测定的药物主要有乙苯肼、右旋糖酐、新霉素、利福平、氨茶碱、维生素 C、甲基多巴、吗啡、苯巴比妥、卡那霉素、地西泮、非那西丁、丙米嗪、奎宁等。

【临床意义】

1.生理性升高

多见于新生儿黄疸。

2.病理性升高

(1)胆道梗阻:可有明显升高;

(2)甲型病毒性肝炎:可有明显升高;

(3)其他类型的病毒性肝炎:轻度或中度升高;

(4)胆汁淤积性肝炎:可有明显升高;

(5)急性酒精性肝炎:胆红素愈高表明肝损伤愈严重;

(6)遗传性胆红素代谢异常,如 Gilbert 综合征可轻度升高。

3.病理性降低

见于癌症或慢性肾炎引起的贫血和再生障碍性贫血。

【采血要求及注意事项】

空腹 12 小时取静脉血。

六、直接胆红素

直接胆红素是胆红素的一部分,测定血清直接胆红素可以诊断肝胆疾病。

【别名】

结合胆红素。

【英文缩写】

DBIL。

【参考值】

$0\sim0.4mg/dL$。

【临床意义】

1.生理性升高

见于服用雌激素、口服避孕药和妊娠、月经等。

2.生理性减低

用肾上腺皮质激素。

3.病理性升高

(1)肝胆疾病:如病毒性肝炎(甲型、乙型)、代偿性肝硬化、胆管或胆总管阻塞(结石、肿瘤等)、肝内胆道阻塞(肿瘤、胆管炎、门脉性或胆汁性肝硬化及寄生虫等)、肝梅毒、中毒性肝炎(氯仿、砷剂、辛可芬、磷、四氯化碳等中毒)、急性黄疸性肝萎缩。

(2)其他疾病:黄热病、Weil 钩端螺旋体病、紫痫、X 线深部照射、乳糜泻、肾功能不全等。

【采血要求及注意事项】

空腹12小时取静脉血。

七、间接胆红素

【别名】

未结合胆红素。

【英文缩写】

IBIL。

【参考值】

0.00～15.00umol/L。

【影响因素】

参见总胆红素测定。

【临床意义】

1.增高

见于各种原因引起的黄疸。阻塞性黄疸,如原发胆汁性肝硬化、胆道梗阻可见结合胆红素增加;肝细胞性黄疸如肝炎、肝硬化,结合与未结合胆红素增加。此外,某些先天性缺陷,如Gilbert 综合征 Cripler-Najjar 综合征未结合胆红素增加,Dubin-Johnson 综合征和 Roto 综合征结合胆红素增加。肝外疾病如溶血性黄疸,新生儿黄疸或输血错误,未结合胆红素增加。

2.减低

可见于严重贫血,如再生障碍性贫血或其他继发性贫血(如严重肿瘤或尿毒症)。

3.黄疸程度判定

隐性黄疸 $17.1\sim34.2\mu mol/L$,轻度黄疸 $34.2\sim171\mu mol/L$,中度黄疸 $171\sim342\mu mol/L$,重度黄疸 $>342\mu mol/L$。

【采血要求及注意事项】

间接胆红素＝总胆红素－直接胆红素。

八、血清总蛋白

主要反映肝脏合成功能和肾病造成的蛋白丢失的情况。

【英文缩写】

TP。

【参考值】

60~80g/L(6.0~8.0mg/dL)。

【影响因素】

1.酚酞、磺溴肽钠在碱性溶液中呈色,影响双缩眠的测定结果。

2.静脉注射氨基酸和使用促蛋白合成剂时,TP测定结果偏高。

3.右旋糖酐可使测定管混浊,影响测定结果,虽然以上干扰可通过标本空白管来消除,但空白管吸光度过高,将影响测定的准确度。

4.高胆红素血症及溶血标本,应做"标本空白管"。

5.使用止血带时间过长,导致静脉淤血及直立数小时后测定TP可增高。

6.含脂类较多的血清,呈色后浑浊不清,可用乙醚3mL抽提后再进行比色。

7.样品中TP浓度超过100g/L,可用生理盐水稀释样品,再重新测定,结果乘以稀释倍数。

【临床意义】

1.生理性升高

见于剧烈运动后。

2.生理性降低

见于妊娠。

3.病理性升高

(1)血清中水分减少,使总蛋白浓度相对增高,常见于急性失水引起血液浓缩(如呕吐、腹泻等);休克时,毛细血管通透性发生变化,血浆浓缩;慢性肾上腺皮质机能减退的病人,由于钠的丢失继发水分丢失,血浆也发生浓缩。

(2)血清蛋白质合成增加(主要是球蛋白的增加)。总蛋白可超过100g/L,多见于多发性骨髓瘤病人。

4.病理性降低

(1)血浆中水分增加,血浆被稀释。因各种原因引起的水钠潴留或输注过多的低渗溶液。

(2)营养不良或长期消耗性疾病。如严重结核病和恶性肿瘤等。

(3)合成障碍:主要是肝脏功能严重损害时,蛋白质的合成减少,以白蛋白的下降最为显著。

(4)蛋白质丢失:大出血时大量血液丢失;肾病时尿液中长期丢失蛋白质;严重烧伤时,大量血浆渗出等。

【采血要求及注意事项】

空腹12小时取静脉血。

九、白蛋白

白蛋白是肝脏合成的,因此血清白蛋白浓度可以反映肝脏的功能,同时血清白蛋白水平的改变能导致一系列的病理性继发症。因此,测定血清白蛋白常用于病人状态的非特异监视。

【英文缩写】

ALB。

【参考值】

溴甲酚绿(BCG)法 $35\sim55g/L(3.5\sim5.5mg/dL)$。

【影响因素】

1.对于脂血、溶血及严重黄疸标本应作标本空白,以消除干扰。

2.BCG 不但与清蛋白呈色,还可与血清中多种蛋白成分发生呈色反应,其中以 α_1 球蛋白、转铁蛋白、触珠蛋白等最为显著,但其反应速度较清蛋白慢,因此测定时,在 30s 读取吸光度计算结果,可明显减少非特异性结合反应。

3.青霉素、水杨酸类药物可与 BCG 竞争清蛋白的结合,对测定结果影响。

【临床意义】

1.血清 Alb 增高常见于严重失水,如严重呕吐、腹泻、高热等,血浆浓缩所致。迄今为止,临床尚未发现清蛋白绝对量增高的疾病

2.病理性降低

(1)蛋白质丢失,常见于大量出血或严重烧伤和肾脏疾病。

(2)合成障碍,肝脏功能异常。

(3)营养不良或吸收不良。

【采血要求及注意事项】

空腹 12 小时取静脉血。

十、白蛋白/球蛋白比值

正常人血清白蛋白浓度大于球蛋白,二者倒置时提示可能为肝肾疾病、某些自身免疫疾病和 M 蛋白血症。

【别名】

白球比。

【英文缩写】

A/G。

【参考值】

1.5～2.5。

【影响因素】

影响血清总蛋白和清蛋白测定的各种因素均可影响 A/G 比值。

【临床意义】

病理性降低见于：

1.肝脏疾病

见于肝硬变和急性肝坏死时明显降低；传染性肝炎、慢性肝炎和肝损伤时轻度或中度降低。

2.肾脏疾病

肾病综合征明显降低，急性和慢性肾炎轻度或中度降低。

3.自身免疫病

如类风湿性关节炎、系统性红斑狼疮、硬皮病、干燥综合征等可能降低。

4.M 蛋白血症

多发性骨髓瘤有明显降低。

【采血要求及注意事项】

空腹 12 小时取静脉血。

十一、血清蛋白电泳

即用电泳方法测定血清中各类蛋白占总蛋白的百分比。对于肝、肾疾病和多发性骨髓瘤的诊断有意义。

【别名】

蛋白电泳。

【英文缩写】

SPE。

【参考值】

白蛋白:54%～65%；α_1 球蛋白:1.4%～3.3%；α_2 球蛋白:7.3%～12.0%；β 球蛋白:8.2%～13.8%；γ 球蛋白:10.5%～23.5%。

【影响因素】

1.标本避免溶血。

2.点样不均匀、点样过多、电泳所用薄膜未完全湿透、薄膜放置不正确均可导致电泳图谱不佳,影响测定结果分析。

【临床意义】

1.骨髓瘤

呈现特异的电泳图形,大多在 γ 球蛋白区(个别在 β 蛋白区)出现一个尖峰,称为 M 蛋白。

2.肾脏疾病

(1)肾病综合征:有特异的电泳图形,α 球蛋白明显增加,β 球蛋白轻度增高,白蛋白降低,γ

球蛋白可能下降;

(2)肾炎:急性肾炎时 α_2 球蛋白可增高,有时合并 γ 球蛋白轻度增高;慢性肾炎时常可见到 γ 球蛋白中度增高。

3.肝脏疾病

(1)肝硬变:有典型的蛋白电泳图形, γ 球蛋白明显增加, γ 和 β 球蛋白连成一片不易分开,同时白蛋白降低。

(2)急性肝坏死:白蛋白明显下降,球蛋白显著升高。

(3)传染性肝炎患者血清白蛋白轻度下降, α_2 球蛋白增高并伴有 γ 球蛋白增高。

4.炎症、感染

在急性感染的发病初期,可见 α_1 或 α_2 球蛋白增加;在慢性炎症或感染后期,可见 γ 球蛋白增加。

5.低 γ 球蛋白血症或无 γ 球蛋白血症

血清 γ 球蛋白极度下降或缺乏。

【采血要求及注意事项】

空腹 12 小时取静脉血。

十二、血清总胆汁酸

胆汁酸是人胆汁中的主要成分,是胆固醇经肝组织代谢的最终产物。测定血清总胆汁酸主要用于肝脏疾病的诊断,是最敏感的肝功能试验之一。

【别名】

总胆酸。

【英文缩写】

TBA、TCA。

【参考值】

$0.3 \sim 8.3 \mu mol/L(0.012 \sim 0.339mg/dL)$。

【影响因素】

1.血清中胆汁酸测定时,标本的采集和保存一般应用空腹血清,根据实验需要时,也可用餐后 2h 血清。

2.无菌血清在室温中可稳定 1 周。

3.血红蛋白对实验有一定程度干扰,标本应避免溶血。

【临床意义】

1.胆汁酸是胆汁中存在的一类二十四碳胆烷酸的羟基衍生物,属内源性有机阴离子。人类胆汁中存在的胆汁酸主要有胆酸(CA)、鹅脱氧胆酸(CDCA)、脱氧胆酸(DCA)和少量石胆酸(LCA)等。胆汁酸的合成、分泌、重吸收及加工转化等均与肝、胆、肠等密切相关。因此,肝、胆或肠疾病必然影响胆汁酸代谢,而胆汁酸代谢的异常又必然影响到上述脏器的功能以及胆固醇代谢的平衡。因此,血清胆汁酸测定可作为一项灵敏的肝清除功能试验。在各种肝内、外胆管梗阻致胆汁淤积时,由于胆汁反流和门脉分流,患者可表现有血清总胆汁酸浓度升高,其值高于餐后的血清水平,CA/CDCA比值增高。在肝实质细胞病变(如肝炎、肝硬化)时,因肝细胞功能障碍及肝细胞数量减少,致使CA的合成显著减少,CA/CDCA比值下降,甚至倒置。

2.总胆汁酸(TBA)是一种敏感的肝功能试验,肝细胞仅有轻微坏死时即可升高,其变化早于ALT和胆红素,甚至可早于肝组织学活检所见。TBA升高主要见于急慢性肝炎、肝硬化、阻塞性黄疸、原发性肝癌、急性肝内胆汁淤积、原发性胆汁性肝硬化和肝外梗阻性黄疸等。

3.餐后2hTBA测定可较空腹时更敏感,用餐后胆囊收缩,大量胆汁排入肠中,再经肝肠循环回到肝脏,肝细胞轻度损害时,胆汁酸清除率即可下降,餐后2h血中胆汁酸仍维持高水平,从而可观察肝细胞微小变化,对早期肝病的诊断极有价值。

【采血要求及注意事项】

空腹12小时取静脉血。

十三、血清胆碱酯酶

是肝合成蛋白质功能的指标,临床上主要用于估计肝脏疾病的严重程度和阿米巴肝病的诊断。

【英文缩写】

CHE。

【参考值】

30~80U/L。

【影响因素】

1.标本避免溶血。

2.使用血清或肝素化的血浆较好。

3.新生儿CHE活性约为健康成人50%,以后随年龄增长而升高。

【临床意义】

1.胆碱酯酶是一类催化酰基胆碱水解的酶类,又称酰基胆碱水解酶。人体内主要有两种,即乙酰胆碱酯酶(ACHE)又称真性胆碱酯酶或胆碱酯酶Ⅰ,丁酰胆碱酯酶(BuCHE)又称假性胆碱酯酶或称拟胆碱酯酶(PCHE)或胆碱酯酶E。临床常规检查的胆碱酯酶(SCHE)即指后者,通常简称为CHE。

2.有机磷和氨基甲酸酯类杀虫剂中毒时,血清CHE活性明显降低,并与临床症状一致。

3.由于CHE在肝脏合成后立即释放到血浆中,故是评价肝细胞合成功能的灵敏指标。在各种慢性肝病,如肝炎(包括病毒性肝炎,阿米巴肝炎)、肝脏肿和肝硬化患者中,约有50%患者 CHE 活性降低。各种肝病时,病情越差,血清 CHE 活性越低,持续降低无回升迹象者多预后不良。肝、胆疾病时血清 ALT、GGT 均升高,往往难以鉴别,如增加血清 CHE 测定,可发现 CHE 降低者均为肝脏疾患,而正常者多为胆管疾患。

4.CHE 降低还可见于遗传性血清 CHE 异常症、饥饿、感染及贫血等。

5.CHE 增高主要见于甲状腺功能亢进、糖尿病、肾病综合征及脂肪肝、肥胖、神经系统疾病、高血压、支气管哮喘等。脂肪肝 CHE 升高有助于与慢性肝炎相鉴别。

【采血要求及注意事项】

空腹 12 小时取静脉血。

十四、解读肝功能化验单

临床上检查肝功能的目的在于探测肝脏有无疾病、肝脏损害程度以及查明肝病原因、判断预后和鉴别发生黄疸的病因等。目前,能够在临床上开展的肝功能试验种类繁多,不下几十种,但是每一种试验只能探查肝脏的某一方面的某一种功能,到现在为止仍然没有一种试验能反映肝脏的全部功能。因此,为了获得比较客观的结论,应当选择多种试验组合,必要时要多次复查。同时在对肝功能试验的结果进行评价时,必须结合临床症状全面考虑,避免片面性及主观性。

由于每家医院的实验室条件、操作人员、检测方法的不同,因此不同医院提供的肝功能检验正常值参考范围一般也不相同。在这里我们不再罗列每个项目的正常值参考范围,只就每个项目的中文名称、英文代码及有何主要临床意义作一介绍。

(一)反映肝细胞损伤的项目

以血清酶检测常用,包括丙氨酸氨基转移酶(俗称谷丙转氨酶 ALT)、门冬氨酸氨基转移酶(俗称谷草转氨酶 AST)、碱性磷酸酶(ALP)、γ-谷氨酰转肽酶(γ-GT 或 GGT)等。在各种酶试验中,ALT 和 AST 能敏感地反映肝细胞损伤与否及损伤程度。各种急性病毒性肝炎、药物或酒精引起急性肝细胞损伤时,血清 ALT 最敏感,在临床症状如黄疸出现之前 ALT 就急剧升高,同时 AST 也升高,但是 AST 升高程度不如 ALT;而在慢性肝炎和肝硬化时,AST 升高程度超过 ALT,因此 AST 主要反映的是肝脏损伤程度。

在重症肝炎时,由于大量肝细胞坏死,血中 ALT 逐渐下降,而此时胆红素却进行性升高,即出现"胆酶分离"现象,这常常是肝坏死的前兆。在急性肝炎恢复期,如果出现 ALT 正常而 γ-GT 持续升高,常常提示肝炎慢性化。患慢性肝炎时如果 γ-GT 持续超过正常参考值,提示慢性肝炎处于活动期。

(二)反映肝脏分泌和排泄功能的项目

包括总胆红素(TBil)、直接胆红素(DBil)、总胆汁酸(TBA)等的测定。当患有病毒性肝炎、药物或酒精引起的中毒性肝炎、溶血性黄疸、恶性贫血、阵发性血红蛋白尿症及新生儿黄疸、内出血等时,都可以出现总胆红素升高。直接胆红素是指经过肝脏处理后,总胆红素中与葡萄糖醛酸基结合的部分。直接胆红素升高说明肝细胞处理胆红素后的排出发生障碍,即发生胆道梗阻。如果同时测定 TBil 和 DBil,可以鉴别诊断溶血性、肝细胞性和梗阻性黄疸。溶血性黄疸:一般 TBil < 85μmol/L,直接胆红素/总胆红素 < 20%;肝细胞性黄疸,一般 TBil < 200μmol/L,直接胆红素/总胆红素 > 35%;阻塞性黄疸,一般 TBil > 340μmol/L,直接胆红素/总胆红素 > 60%。

另外,γ-GT、ALP 也是反映胆汁淤积的很敏感的酶类,它们的升高主要提示可能出现了胆道阻塞方面的疾病。

(三)反映肝脏合成贮备功能的项目

包括前白蛋白(PA)、白蛋白(Alb)、胆碱酯酶(CHE)和凝血酶原时间(PT)等。它们是通过检测肝脏合成功能来反映其贮备能力的常规试验。前白蛋白、白蛋白下降提示肝脏合成蛋白质的能力减弱。当患各种肝病时,病情越重,血清胆碱酯酶活性越低。如果胆碱酯酶活性持续降低且无回升迹象,多提示预后不良。肝胆疾病时 ALT 和 GGT 均升高,如果同时 CHE 降低者为肝脏疾患,而正常者多为胆道疾病。另外,CHE 增高可见于甲状腺功能亢进、糖尿病、肾病综合征及脂肪肝。

凝血酶原时间(PT)延长提示肝脏合成各种凝血因子的能力降低。

(四)反映肝脏纤维化和肝硬化的项目

包括白蛋白(Alb)、总胆红素(TBil)、单胺氧化酶(MAO)、血清蛋白电泳等。当病人患有肝脏纤维化或肝硬化时,会出现血清白蛋白和总胆红素降低,同时伴有单胺氧化酶升高。血清蛋白电泳中 γ 球蛋白增高的程度可评价慢性肝病的演变和预后,不能清除血循环中内源性或肠源性抗原物质。

此外,最近几年在临床上应用较多的是透明质酸(HA)、层黏蛋白(LN)、Ⅲ型前胶原肽和Ⅳ型胶原。测定它们的血清含量,可反映肝脏内皮细胞、贮脂细胞和成纤维细胞的变化,其血清水平升高常提示患者可能存在肝纤维化和肝硬化。

(五)反映肝脏肿瘤的血清标志物

目前可以用于诊断原发性肝癌的生化检验指标只有甲胎蛋白(AFP)。甲胎蛋白最初用于肝癌的早期诊断,它在肝癌患者出现症状之前 8 个月就已经升高,此时大多数肝癌病人仍无明显症状,这些患者经过手术治疗后,预后得到明显改善。现在甲胎蛋白还广泛地用于肝癌手术疗效的监测、术后的随访以及高危人群的随访。不过正常怀孕的妇女、少数肝炎和肝硬化、生殖腺恶性肿瘤等情况下甲胎蛋白也会升高,但升高的幅度不如原发性肝癌那样高。另外,有些肝癌患者甲胎蛋白值可以正常,故应同时进行影像学检查如 B 超、CT、磁共振(MRI)和肝血管造影等,以此增加诊断的可靠性。

值得提出的是 α-L-岩藻糖苷酶(AFU),血清 AFU 测定对原发性肝癌诊断的阳性率在 64%~84% 之间,特异性在 90% 左右。AFU 以其对检出小肝癌的高敏感性,对预报肝硬变并发肝癌的高特异性,和与 AFP 测定的良好互补性,而越来越被公认为是肝癌诊断、随访和肝硬变监护的不可或缺的手段。另外,血清 AFU 活性测定在某些转移性肝癌、肺癌、乳腺癌、卵巢或子宫癌之间有一些重叠,甚至在某些非肿瘤性疾患如肝硬化、慢性肝炎和消化道出血等也有轻度升高,因此要注意鉴别。

另外在患有肝脏肿瘤时 γ-GT、ALP、亮氨酸氨基转肽酶(LAP)、5'-NT 等也常常出现升高。

肝功能是多方面的,同时也是非常复杂的。由于肝脏代偿能力很强,加上目前尚无特异性强、敏感度高,包括范围广的肝功能检测方法,因而即使肝功能正常也不能排除肝脏病变。特别是在肝脏损害早期,许多患者肝功能试验结果正常,只有当肝脏损害达到一定的程度时,才会出现肝功能试验结果异常。同时肝功能试验结果也会受实验技术、实验条件、试剂质量以及操作人员等多种因素影响,因此肝功能试验结果应当由临床医生结合临床症状等因素进行综合分析,然后再确定是否存在疾病,是否需要进行治疗和监测。

第四节　肾功能生物化检验

肾功检测包括:①血清代谢物质(血清尿素氮、肌酐、尿酸等);②血清微量蛋白(血清 β_2 微量球蛋白、血清转铁蛋白等)以及尿微量蛋白(尿液 β_2-微球蛋白、尿微量白蛋白、尿微量转铁蛋白、24 小时尿蛋白定量等)和尿 N-乙酰-β-氨基葡萄糖苷酶(NAG)的检测。

一、血清尿素氮

是肾功能的重要指标,血清尿素氮升高意味着肾脏功能的损害。

【英文缩写】

BUN。

【参考值】

$1.07 \sim 7.14 \text{mmol/L}(3 \sim 20 \text{mg/dL})$。

【影响因素】

1.标本避免溶血,溶血对测定有干扰。

2.血氨升高可使 BUN 测定结果偏高。

3.标本最好使用血清,用铵盐抗凝剂可使测定结果偏高。

4.测定过程中,各种器材及蒸馏水应无氨污染。

【临床意义】

1.生理性升高

见于高蛋白饮食。

2.生理性降低

见于妊娠。

3.病理性升高

(1)肾前因素:由于剧烈呕吐、幽门梗阻、肠梗阻和长期腹泻引起的失水过多,造成血尿素潴留。

(2)肾性因素:急性肾小球肾炎、肾病晚期、肾功能衰竭、慢性肾盂肾炎及中毒性肾炎。

(3)肾后因素:前列腺肿大、尿路结石、尿道狭窄、膀胱肿瘤等。

4.病理性降低

见于严重肝病,如肝炎合并广泛肝坏死。

【采血要求及注意事项】

空腹 12 小时取静脉血,取血前禁止食用高蛋白食物。

二、血清肌酐

是肾脏功能的重要指标,血清肌酐升高意味着肾功能的损害。

【英文缩写】

Cr。

【参考值】

$53.0\sim133\mu mol/L(0.6\sim1.5mg/dL)$。

【影响因素】

1.温度升高时,可使碱性苦味酸溶液显色增深,但标准与测定的增深程度不一致,因此测定需在室温进行。

2.特异性不高,可受维生素 C、丙酮酸、胆红素等假肌酐影响。

3.轻微溶血标本对测定肌酐无影响,但可使肌酸结果偏高。

【临床意义】

1.病理性升高

见于:①肾肌酐排出量减少:肾功能衰竭、尿毒症、重度充血性心力衰竭;②体内肌酐生成过多:巨人症、肢端肥大症。

2.病理性降低

见于肌肉萎缩。

【采血要求及注意事项】

空腹 12 小时取静脉血。

三、血清尿酸

尿酸是食物中的核酸和体内核蛋白、核酸中嘌呤代谢终产物,主要由肾脏排出。

【英文缩写】

UA。

【参考值】

$238\sim476\mu mol/L(4\sim8mg/dL)$。

【影响因素】

1.标本避免溶血,及时分离血清。

2.标本中维生素 C 浓度过高,可使测定结果偏低。

【临床意义】

1.病理性升高

见于:①痛风:是核蛋白及嘌呤代谢异常所致,发作时尿酸浓度可达 $900\mu mol/L$;②子痫;③排泄障碍:肾病(急慢性肾炎、肾结核等),尿道阻塞;④核酸分解代谢过盛:慢性白血病、多发性骨髓瘤、真性红细胞增多症;⑤其他:肠梗阻、重症肝病、氯仿、四氯化碳、铅中毒等。

2.病理性降低

见于恶性贫血复发,乳糜泻时,一些药物(肾上腺皮质激素、ACTH、阿司匹林)治疗后。

四、血清 β_2 微球蛋白

【英文缩写】

β_2-MG。

【参考值】

血 β_2-MG$<$3mg/L。

【影响因素】

1.送检标本应新鲜,避免溶血。

2.正常 60 岁以上老年者有随年龄增长而增高的趋势。

【临床意义】

病理性升高,见于:①肾脏疾病:尿毒症、肾炎、糖尿病肾病和肾移植受者初期(肾移植排异反应);②恶性肿瘤:骨髓瘤、非霍奇金氏淋巴瘤、慢性淋巴细胞白血病等;③其他如肝硬变、冠心病、甲状腺疾病和慢性炎症等。

五、血清转铁蛋白

血浆铁与转铁蛋白结合,转铁蛋白浓度可以反映血清铁的缺乏。

【英文缩写】

Tf。

【参考值】

$20.8\sim34.7\mu mmol/L(1.87\sim3.12g/L)$。

【临床意义】

1.生理性增高

见于怀孕后期和口服避孕药的妇女。

2.病理性增高

见于血清铁缺乏时。

3.病理性降低

见于:①蛋白质丢失性疾病,如肾病综合征、慢性肾功能衰竭、严重烧伤和蛋白质丢失性胃肠病;②严重肝病(如肝硬化)显著下降;③任何感染状态和严重疾病时。

【采血要求及注意事项】

空腹 12 小时取静脉血。

六、尿 N-乙酰-β-氨基葡萄糖苷酶测定

是检测肾损伤,特别是肾小管缺血、坏死的敏感指标。

【英文缩写】

NAG。

【参考值】

0~22u/g·Cr。

【临床意义】

1.为早期肾损伤的检测指标之一。各种肾实质性疾患引起肾小管损伤都可使尿 NAG 增高。常用于上尿路感染的定位诊断,以便与膀胱炎鉴别;还用于糖尿病肾小管-间质损伤、高血压肾病的早期诊断。

2.肾移植出现排异反应前 1~3 天尿 NAG 可增高,有助于排异反应早期诊断。

3.肾毒性药物,如庆大霉素、抗肿瘤药可导致尿 NAG 增高,停药后可恢复正常。

4.慢性肾功不全,尿 NAG 减低。

【采血要求及注意事项】

1.应取新鲜中段尿离心取上清,或立即冷藏(勿冷冻)。

2.男性患者避免混入精液。

3.菌尿症标本应随时离心分离上清后,立即测定或冷藏后当日测定,不可久留。

七、尿液 β_2-微球蛋白

【英文缩写】

β_2-MG。

【参考值】

0~0.2mg/L。

【影响因素】

1.β_2 微球蛋白分子量小,尿液含量极微,用一般方法测不出,目前常用的测定方法是酶联免疫比浊和放射免疫比浊法。采用随机尿进行测定。留尿方法应弃去晨尿,然后喝 500mL

水,1h 后留尿送检,标本应适当加入碱性缓冲液,防止 β_2-MG 分解。

2.正常 60 岁以上老年者有随年龄增长而增高的趋势。

【临床意义】

1.测定主要用于监测近端肾小管的功能。在急性肾小管损伤或坏死、慢性间质性肾炎、慢性肾衰等情况下,均可使得尿 β_2-MG 显著升高。肾移植患者血、尿 β_2-MG 明显增高,提示肌体发生排异反应;肾移植后连续测定 β_2-MG 可作为评价肾小球和肾小管功能的敏感指标。糖尿病肾病早期有肾小管功能改变,尿 β_2-MG 也会升高。

2.在系统性红斑狼疮活动期,造血系统恶性肿瘤,如慢性淋巴细胞性白血病时,尿液 β_2-MG 也有升高。

【采血要求及注意事项】

可以和血液 β_2-微球蛋白共同测定,共同用于上述疾病的诊断。建议留取晨尿或随机尿,一般 2mL 就可以,置普通洁净管中送验。如不能当天化验,应放 4℃冰箱,特别是夏天以防腐变。另外,尿液 β_2-微球蛋白活性在酸性环境下极易丧失。故尽量减少在膀胱贮存时间。

八、尿微量白蛋白

【英文缩写】

mAlb。

【参考值】

$0.49 \sim 2.05$mg/mmol·Cr 或 $4.28 \sim 18.14$mg/g·Cr。

【影响因素】

如尿液混浊,必须离心或过滤,否则将使结果偏高。

【临床意义】

为早期肾损伤的检测指标之一。尿中白蛋白含量为 $30 \sim 200$mg/L 或 $30 \sim 300$mg/24h,排出率在 $20 \sim 200\mu$g/min,尿蛋白定性试验不能检出或仅为(±)的蛋白尿称为微量白蛋白尿。尿 mAlb 的检出说明有早期肾小球损伤,常用于糖尿病肾病、高血压肾病的早期诊断,药物治疗肾毒性监测。

【采血要求及注意事项】

与 β_2-MG 相同。注意如尿液标本混浊,须离心后取上清液测定。

九、尿微量转铁蛋白

为肾小球选择通透性指标。

【英文缩写】

MTF。

【参考值】

0～0.2mg/mL。

【临床意义】

尿微量转铁蛋白升高见于糖尿病肾病、高血压早期肾损伤，以及肾外肾炎、链感肾炎、肾盂肾炎等各种肾炎，是肾小球早期损伤的敏感指标。

【采血要　求及注意事项】

与 β_2-MG 相同，注意如尿液标本混浊，须离心后取上清液测定。

十、24 小时尿蛋白定量

【英文缩写】

24HUSCFP。

【参考值】

40～100mg/24h(尿)。

【临床意义】

正常情况下，人尿液中可排出很微量的蛋白质，用通常的常规方法如尿蛋白定性实验不能够检测到，需要通过生化方法进行定量测定。尿蛋白排出量过多表明肾脏功能有问题，可参考尿常规检查部分。进行 24 小时尿蛋白定量分析，对肾脏疾病的治疗和疗效观察具有一定意义。

第四章　临床微生物学检验

第一节　各种标本细菌学检验

一、呼吸道标本微生物学检验操作程序

(一)目的

规范呼吸道标本细菌学检验标准操作程序,确保检验结果准确可靠。

(二)适用范围

呼吸道标本细菌培养及涂片检查。

(三)标本

1.标本类型

痰、气管及支气管抽吸液、支气管肺泡灌洗液、支气管毛刷、支气管活检、肺抽吸液或肺活检。

2.标本采集

(1)采集时间:晨起第一口痰。支气管扩张患者,清晨起床后进行体位引流,可采集大量痰标本。

(2)采集方法

1)自然咳痰法:留取痰培养标本之前,用清水反复漱口,深部咳痰吐入无菌容器,标本量应≥1mL。若留取痰标本查抗酸杆菌,需嘱咐患者将 24h 痰液收集在洁净干燥耐高温的玻璃瓶内。

2)气管穿刺法:仅用于昏迷患者,由临床医师进行。用 14 号针头经环状软骨与甲状软骨膜小心穿刺,再以聚乙烯导管经针管伸至气管,然后以针筒套住导管往后拉抽吸分泌物,采集标本适用于厌氧培养。

3)纤维支气管镜抽吸:通常用于给患者行纤维支气管镜检查时抽取。支气管肺泡冲洗液也是用纤维支气管镜采集,不同的是须灌入生理盐水,使之达支气管、肺泡,再回收重复数次,目的是将肺泡内分泌物洗出来。此标本适用于厌氧菌的培养,诊断是否由厌氧菌引起的肺脓肿。

4)胃内采痰法:结核患者尤其婴幼儿患者不会咳痰,且有时会把痰咽入胃内,因此可以采

胃内容物做结核鉴定。(该法于清晨空腹时,将胃管从鼻腔进入胃内,用 10～20mL 注射器抽取)。

5)小儿取痰法:用压舌板向后压舌,用棉拭子深入咽部。小儿经压舌刺激咳痰时,喷出肺部和气管分泌物,黏在棉拭子上。

(3)标本接受标准

1)不可接受的标本:痰标本呈水样或唾液样;未使用无菌容器留取标本;痰标本留取放置时间超过 2h。

2)下呼吸道标本应在采集后立即送至细菌室,并于 1 小时内接种。室温下放置＞2h 会降低肺炎链球菌、流感嗜血杆菌的分离率,而定植于上呼吸道的非致病菌则过度生长。特别注意:肺炎链球菌、流感嗜血杆菌等苛氧菌不喜低温,下呼吸道标本勿冷藏。

3)最好在应用抗生素前采集标本。

(四)仪器、试剂

1.所需仪器

VITEKⅡ鉴定系统,ATB 鉴定系统,西门子 Walk Away 96 鉴定系统,革兰阴性菌鉴定卡(GN)、革兰阳性菌鉴定卡(GP)、真菌鉴定卡(YST)、ATB 板条等,有效期及储存条件参见试剂说明书。

2.所需试剂

革兰染液、羊血平板、巧克力平板、麦康凯平板、氧化酶纸片、触酶试剂、凝固酶试剂、药敏纸片等。

3.其他设备

生物安全柜、CO_2 孵箱、离心涂片染色机、显微镜、接种环、接种针等。

(五)检验步骤

1.标本接收、核对与录入

(1)标本接收后,应按照《样本采集手册》的要求检查标本送检容器是否正确,标本量是否足够,标本状态是否合格,标本外观是否有污染、渗漏,是否在规定时间内送检等。不符合标本应拒收,并记录。

(2)标本核对:核对标本申请条码内容是否完整,与标本是否相符。有申请单的,核对申请单与标本标识是否一致(包括患者信息、标本类型等)。

(3)标本录入:严格按照《实验室信息系统》要求,对标本进行录入编号,打印实验室记录申请单。

2.涂片检查

(1)一般细菌涂片

1)涂片的制备:痰液标本应挑选脓性或带血部分,涂成均匀薄片。支气管抽吸液、支气管肺泡灌洗液应先离心,弃去上清液,取沉淀物涂片。废弃的原始样本应置于 5000mg/L 有效氯含量(1:10 倍稀释)的消毒液中浸泡 30min 后再处理。

2)兰染色镜检要求:痰涂片应评价标本质量。涂片记录包括革兰染色性状、细菌形态、排列分布方式、每油镜视野中细菌的大致数量等。细菌数量的大致报告:<1 个/油镜,偶见;1～5 个/油镜,少量;6～30 个/油镜,中等量;>30 个/油镜,大量。

3)痰标本质量评价方法:①目前采用的评价方法:低倍镜下观察最少 10 个视野,鳞状上皮细胞<25,WBC>25,细菌种类≤3 种视为合格痰标本。在涂片中如有弹性纤维或柱状纤毛上皮细胞,应作为合格标本对待。②GOULD 评价痰标本质量的方法见表 4-1。

表 4-1　痰标本显微镜检查的分类

分类	细胞数/低倍镜	
	WBC	鳞状上皮细胞
6	<25	<25
5	>25	<10
4	>25	10～25
3	>25	>25
2	10～25	>25
1	<10	>25

注:分类中 1～3 类为不合格标本;4、5 类为合格标本;6 类为气管穿刺液时,如未见白细胞,而鳞状上皮细胞>10/低倍,为不合格标本。

(2)抗酸染色涂片

1)直接涂片:适合清晨一口痰液标本,用接种环取干酪样或脓性部分的痰制成涂片。此类标本和临床送检的气管刷片染色前,均应在生物安全柜内紫外线照射 30min 以上。

2)离心沉渣涂片:适用于支气管抽吸液、支气管肺泡灌洗液,此类标本涂片前应高压灭菌处理,涂片方式同革兰染色。

3)浓缩集菌漂浮法:适用于 24h 的痰液标本。将痰标本高压灭菌后,放入 100mL 三角烧瓶内,根据标本量以 1:10 的比例加二甲苯,瓶口盖塑料纸密封,充分振荡 3～5min,加入无菌生理盐水至瓶口,静止 2h。用一次性无菌吸管沿着瓶口壁吸取悬浮层,经过 3000r/min 离心沉淀 30min,取沉淀物涂片。

4)抗酸杆菌数量分级标准

一:全视野或(100 个视野)未找到抗酸杆菌

＋:全视野发现 3～9 个

＋＋:全视野发现 10～99 个

＋＋＋:每视野发现 1～9 个

＋＋＋＋:每视野发现 10 个以上

(五)细菌培养

1.痰标本的培养

(1)标本培养前的处理:不含或含黏液很少的标本,可直接接种。遇有含大量黏液的标本,应加入等量液化剂 sputosol(一种商品化的痰液溶解剂),作用 5～10min 溶解黏痰,使痰液均质化后接种。

(2)痰分离培养(半定量计数培养):将处理后的痰液接种于羊血琼脂平板、巧克力琼脂平板和麦康凯琼脂平板上,若痰涂片发现真菌或临床要求培养真菌,则加做沙保弱琼脂平板,按规定划线要求作四区划线接种标本进行培养。四区划线方法:首先用棉签蘸取经 sputosol 液化的痰液,将其均匀涂布在平板原始区,占平板的 1/4,再在平板一、二、三区依次分别用接种环划线 4～6 次,每划一个区域,应将接种环烧灼一次,待冷却后再划下一区域。两区相交之处,后区压前区的后 1/4 处。接种后置于 5%～10% CO_2 孵箱中,35℃培养 18～24h,并根据菌落及形态特点作出初步判断并进行纯分离及生化鉴定。如 24h 无细菌生长应再放 48～72h,观察菌落生长情况,如仍无生长则定为阴性。对于一些可疑慢生长菌,如奴卡菌、丝状真菌、放线菌,培养时间须延长至 5 天。

(3)半定量痰培养的临床意义(4-2)。

表 4-2　呼吸道标本有意义的细菌浓度值

标本类型	有意义的细菌浓度(cfu/mL)
自然咳痰法	10^7
诱导痰	不确定
气管内吸取物	10^6
支气管肺泡灌洗液	10^4
保护性毛刷	10^3
支气管灌洗液	不宜做培养

2.肺泡灌洗液的培养

取 1μl 灌洗液标本接种,具体操作同痰液培养。培养后若有病原菌生长应进行菌落计数,平板生长菌落数乘以 1000 即每毫升的菌落数。

3.支气管灌洗液不建议做细菌培养。

(六)细菌鉴定

1.上呼吸道栖居正常菌群

草绿色链球菌、微球菌、表皮葡萄球菌、拟杆菌、梭状芽胞杆菌、厌氧球菌、奈瑟菌(致病菌除外)、嗜血杆菌(致病菌除外)、棒状杆菌(致病菌除外)。

2.下呼吸道感染的常见病原菌

(1)革兰阳性菌:肺炎链球菌、金黄色葡萄球菌、化脓性链球菌、厌氧球菌、结核分枝杆菌、放线菌、奴卡菌、酵母样菌、白喉棒状杆菌、丝状真菌。

（2）革兰阴性菌：卡他莫拉菌、流感嗜血杆菌、脑膜炎奈瑟菌、肺炎克雷白菌、其他肠杆菌科细菌、假单胞属细菌、嗜肺军团菌、百日咳鲍特菌。

3.应特别注意的病原菌

（1）肺炎链球菌：可引起大叶性肺炎或支气管肺炎，特别是耐青霉素的肺炎链球菌（PRP）及多重耐药株增加，应特别注意。

（2）化脓性链球菌：是引起化脓性感染的主要菌种，致病力强。引起痈、淋巴管炎、丹毒、扁桃体炎、产褥热及败血症等，产生红疹毒素菌株可致猩红热，A群链球菌感染后的肾炎较多见。

（3）流感嗜血杆菌：主要引起人类的上呼吸道组织器官感染，如：急性咽炎、喉炎、气管炎、肺炎、中耳炎，可随血流入侵组织内部，引起脑膜炎、关节脓肿或其他部位的化脓感染。

（4）百日咳鲍特菌：为小儿百日咳的病原菌。患儿是唯一传染源，可通过飞沫传染，致病物质为不耐热的外毒素和耐热的内毒素，可引起痉挛性咳嗽，少数患儿可继发肺炎或原因不明的脑炎。

（5）白喉棒状杆菌：急性呼吸道传染病白喉的病原菌。白喉棒状杆菌常见从上呼吸道入侵，最初侵犯扁桃体、咽部、咽喉部，形成灰白色伪膜。一般不进入血流，产生的外毒素可损害心肌和神经系统，出现白喉的各种临床表现，死亡率高，此外，本菌可侵犯眼结膜、外耳道、阴道和皮肤伤口等，亦能形成伪膜。

（6）结核杆菌：结核杆菌不产生内、外毒素，其毒性物质主要为索状因子和硫脂。人类对其有较高的易感性，绝大多数由呼吸道入侵导致感染和发病。

（7）卡他布兰汉菌：过去认为本菌为上呼吸道的正常菌群，不致病，现已证实本菌可引起中耳炎、肺炎、菌血症、心内膜炎、脑膜炎（偶见）等，也是社区患者常见菌之一。

（8）嗜肺军团菌：一种具有高度暴发性流行性呼吸道疾病——军团菌病的病原菌。通过空气传播进入肺脏，易于侵犯患有慢性器质性疾病、免疫功能低下的患者。本菌可以从河流和污水中分离到，也可从空调器的冷却水、医院中的浴室、雾化器中分离到。因此，嗜肺军团菌为机会感染是医院内感染的主要致病菌之一。

（9）奴卡菌：对人有致病性主要是星型奴卡菌和巴西奴卡菌。星型奴卡菌主要通过呼吸道引起人的原发性、化脓性肺部感染，可出现肺结核样的症状。在感染的组织内和脓汁中有类似"硫磺样颗粒"，呈淡黄色、红色或黑色，称色素颗粒，在痰液和脓胸液中不形成颗粒。

（七）结果报告

1.阴性结果报告：口腔正常菌群生长未检出病原菌时应报告"正常菌群生长"。

阳性结果报告：病原菌的计数达到感染诊断标准（10^6 cfu/mL 以上），均应鉴定并报告计数、菌名和药敏结果。

2.为了及时监控院内感染病原菌的流行及耐药现状，对于铜绿假单胞菌、金黄色葡萄球菌、嗜麦芽窄食单胞菌、鲍曼不动杆菌等，计数在 10^5 cfu/mL 以上，建议鉴定并报告药敏。

3.虽然细菌数量未达到感染诊断标准，但涂片时也见到以下细菌形态，均应报告。如：肺炎链球菌，报告药敏；流感嗜血杆菌，报告 β-内酰胺酶。

4.对于假丝酵母菌的报告,因不好判断是否为感染菌,当细菌计数在 10^5 时,建议对一些免疫功能低下的患者(如血液科、肿瘤科、重症监护室、移植术后等)给予报告提示,不报告药敏。

5.对于丝状真菌的报告,因不好判断是否为污染菌,建议报告属的水平(对于不易鉴别的疑难菌,可报告丝状真菌),报告备注:"建议复查"。

6.标本抗酸染色阳性或培养出万古霉素耐药的葡萄球菌(VRS)、万古霉素耐药的肠球菌(VRE),要及时向相应科室及感染科报告。

7.当痰涂片标本质量不合格时,与临床沟通后仍继续培养,但在最终结果报告时备注:"标本质量不合格,结果仅供参考"。

(八)注意事项

1.呼吸道标本接收后应及时接种,及时放入 CO_2 孵箱,提高饲养菌的分离率。

2.呼吸道标本检查抗酸杆菌,一定要注意生物安全防护。

3.呼吸道病原菌的定植与感染的判断,是临床医生困惑的问题,微生物室工作人员处理痰培养时应密切与涂片结果结合,合格标本分离出的病原菌若与涂片一致,鉴定和药敏结果均有意义。对于临床医生抱怨痰培养结果的不稳定性,应及时与临床沟通,规范采样标准,共同提高痰培养结果的质量与可信性。

(九)临床意义

上呼吸道标本培养生长的细菌是否与疾病有关,需各方面综合分析,排除定值菌后,才可作出正确的判断。下呼吸道的痰液应是无菌的,而经口腔咳出的痰带有多种上呼吸道的正常寄生菌(如草绿色链球菌)。若从患者痰标本中查见致病菌或条件致病菌,提示可能有呼吸道细菌感染。肺炎链球菌是肺炎最常见的致病菌。儿童细菌性肺炎多为流感嗜血杆菌所致。医院获得性肺炎的常见病原菌是革兰阴性杆菌,主要有肺炎克雷白菌、铜绿假单胞菌、沙雷菌属和肠杆菌属细菌等。怀疑典型形态细菌所致肺部感染时,常先做痰液和支气管分泌物涂片、染色镜检,有助于细菌培养检查。

(十)支持文件

1.VITEK Ⅱ全自动细菌鉴定仪操作程序。

2.ATB细菌鉴定系统操作程序。

3.Walk Away 96全自动细菌鉴定和药敏分析仪操作程序。

4.BIOBSE BSC-1500C+Ⅱ型生物安全柜操作程序。

5.Heraeus CO_2 培养箱操作程序。

6.BUG BOX厌氧培养箱操作程序。

7.离心涂片染色机操作程序。

(十一)记录表格

1.不合格标本拒收登记表。

2.临床沟通登记本。

二、血液及骨髓标本微生物学检验操作程序

(一)目的

规范血液及骨髓标本细菌学检验标准操作程序,确保检验结果准确可靠。

(二)适用范围

血液及骨髓标本细菌培养。

(三)标本

1.标本类型

血液及骨髓标本。

2.标本采集

(1)采血指征:发热(≥38℃)或低温(≤36℃)、寒战(注意在休克早期体温正常或低于正常)、白细胞增多(>12×10⁹/L,特别有"核左移",未成熟的或杆状核白细胞增多)、粒细胞减少(成熟的多核白细胞<1×10⁹/L)、血小板减少、皮肤黏膜出血、血压降低、CRP升高及呼吸快、昏迷、多器官功能衰竭,或同时具备上述几种体征时。

(2)采血时间:抗菌药物治疗之前,一般在患者寒战期、发热初期或发热高峰期时采集。对已应用药物而病情不允许停药的患者应在下一次用药前采血。怀疑伤寒患者,在病程第1~2周内采静脉血液。

(3)采血频率

1)可疑急性原发性菌血症或真菌血症、脑膜炎、骨髓炎、关节炎或肺炎,依据临床情况推荐成人在不同部位采血2~3份,每份分别做需氧、厌氧培养;婴幼儿患者,推荐同时在不同部位采集2份,可不做厌氧培养。

2)不明原因的发热(例如:深部脓肿、伤寒热、波浪热)首次取血作2~3份血培养,24~36h后,估计温度快要升高之前,立即再取血作2~3份血培养(通常在下午)。

3)可疑感染性心内膜炎,在1~2h内,取血作3份血培养,如果24h后3份结果均阴性,再取血作3份血培养。

4)入院前2周内接受抗生素治疗的患者,3天内连续取血作血培养,每天2份。

(4)采血量:成人:8~10mL;儿童1~5mL;血液和肉汤之比为1:10~1:5。

当采血量不足,应先注入需氧瓶,再注厌氧瓶。

骨髓标本,在病灶部位或髂前(后)上棘处严格消毒后抽取骨髓1mL培养。

(5)皮肤消毒程序

1)先用75%酒精擦拭静脉(从穿刺点向外画圈消毒,至消毒区域直径达3cm以上),待干30s。

2)再用1%~2%碘酊作用30s(操作同上)。对碘过敏的患者,用70%酒精消毒60s,待酒

精挥发干燥后采血。

3)后用75%酒精脱碘。

（6）培养瓶消毒程序

1)75%酒精擦拭血培养瓶橡皮塞,待干60s。

2)假若橡皮塞子表面有残余酒精,用无菌棉签清除,然后注入血液。

（7）静脉穿刺和培养瓶接种程序

1)在穿刺前或穿刺期间,为防止静脉滑动,可戴乳胶手套固定静脉,不可接触穿刺点。

2)用注射器无菌穿刺取血后,勿换针头(如果行第二次穿刺,应换针头)直接注入血培养瓶,或严格按厂商推荐的方法采血。

3)血标本接种到培养瓶后,轻轻颠倒混匀以防血液凝固。

3.标本拒收标准及处理

（1）标本拒收标准:血培养瓶破裂或有明显污染;培养瓶标识与化验申请单不符;用过期的血培养瓶采集标本等。

（2）标本拒收处理:立即与临床医师联系,报告标本不合格的具体理由,建议补做血培养,做好微生物室标本拒收记录。

（3）当送检血培养的抽血量不足时,仍继续按照常规检验程序进行检验,但要及时与临床医生沟通,并且在最终结果报告中备注:"标本量不足,结果仅供参考"。

4.标本保存

标本采集后立刻送到实验室,不能及时送检,可短期内(≤12小时)置于室温,切勿放在冰箱存放。冬季血培养瓶在送检过程中应采取一定的保暖措施。

（四）仪器、试剂

1.仪器

（1）法国梅里埃公司 BacT/AlerT 3D 血培养仪

培养瓶种类:SA 标准成人需氧培养瓶;SN 标准成人厌氧培养瓶;FA 成人需氧中和抗生素培养瓶;FN 成人厌氧中和抗生素培养瓶;PF 小儿需氧培养瓶;MP 非血液标本结核培养瓶;MB 血液标本结核培养瓶。

（2）美国 BD 公司 BACTEC9120/9240 血培养仪

培养瓶种类:标准需氧培养瓶、标准厌氧培养瓶、树脂需氧培养瓶、树脂厌氧培养瓶、树脂儿童瓶、MYCO/FLYTIC 含溶血素分枝杆菌/真菌培养瓶、LYTIC/10 Anaerobic 含溶血素厌氧菌培养瓶。

（3）VITEKⅡ鉴定系统;ATB 鉴定系统;西门子 Walk Away 96 鉴定系统;革兰阴性菌鉴定卡(GN)、革兰阳性菌鉴定卡(GP)、真菌鉴定卡(YST)、ATB 板条等,有效期及储存条件参见试剂说明书。

2.所需试剂

革兰染液、血平板、巧克力平板、厌氧平板、氧化酶纸片、触酶试剂、凝固酶试剂、药敏纸片等。

3.其他设备

生物安全柜、CO_2孵箱、厌氧培养箱、显微镜、接种环、接种针等。

(五)检验步骤

1.接收标本后,检查培养瓶外观,核对检验条码、申请单和血培养瓶标签,确定无误后进入LIS系统录入标本信息,将培养瓶条码贴在对应的检验申请单上。

2.在血培养登记本上登记标本信息(患者姓名、年龄、科别、住院号、送检日期、标本种类、放入血培养仪的位置)

3.血培养瓶上机操作参考BACT/ALERT 3D血培养仪操作作业指导书、BACTEC 9120/9240全自动血培养仪操作作业指导书。若临床申请布氏杆菌培养,上机设置培养时间为14天。

4.阳性瓶的处理:仪器报警及红灯闪烁的血培养瓶可能为阳性瓶。阳性瓶的处理应在生物安全柜内进行,先用75%酒精消毒瓶口,颠倒混匀培养瓶数次,立即用注射器无菌法抽取阳性瓶中培养物作涂片、革兰染色、显微镜检查。同时需氧瓶接种羊血琼脂与巧克力琼脂,放入CO_2环境中培养;厌氧瓶转种厌氧血琼脂,放入厌氧环境中培养。依据显微镜检查结果,一方面向临床报告细菌形态及染色特性。另一方面可做直接药敏试验,此结果仅供参考,待获得纯培养细菌后作药敏试验并出具最终报告。

(六)病原菌的鉴定

1.血培养中可见的病原菌

(1)革兰阳性菌:金黄色葡萄球菌、表皮葡萄球菌、A群B群链球菌、草绿色链球菌、肺炎链球菌、肠球菌、炭疽芽孢杆菌、厌氧链球菌、产单核李斯特菌、念珠菌、结核分枝杆菌等。

(2)革兰阴性菌:脑膜炎奈瑟菌、卡他布兰汉菌、伤寒及其他沙门菌、大肠埃希菌、肺炎克雷白菌、肠杆菌科细菌、铜绿假单胞菌、其他假单胞菌、不动杆菌、流感嗜血杆菌、布氏杆菌等。

(七)结果报告

1.阳性结果报告

(1)一级报告:血培养仪阳性报警提示有细菌生长,要立即将可疑生长的培养瓶转种相应培养基上并涂片,电话通知主管医生革兰染色特征和形态,同时记录报告的日期、时间、内容、及接听电话人的姓名。报告之前,应该回顾一下患者近期送检标本中微生物培养情况,这些结果有助于解释感染微生物的来源。

(2)二级报告:根据涂片结果选择初步药敏试验,经18~24h培养后将结果电话通知主管医生,提示高度敏感的抗菌药物,为二级报告。

(3)三级报告:完成细菌鉴定及标准化的药敏试验,并发出正式的细菌检验报告单为三级报告。

2.阴性结果报告

若培养5天仍无细菌生长者,根据血培养瓶的种类,报告无细菌生长或无厌氧菌生长。临床诊断为亚急性细菌性心内膜炎者或怀疑布鲁氏菌感染,可继续培养至2周再发出阴性报告。

3.污染菌的判断与报告

血培养常见污染菌有凝固酶阴性葡萄球菌、棒状杆菌、微球菌、丙酸杆菌、芽胞杆菌等,若单份培养瓶生长,象征污染的可能,如果是多份,不同部位检出上述细菌,提示有临床意义。出现以上情况均应与临床医生沟通,判定为污染菌报告结果需备注:"可疑污染"。

4.当培养出万古霉素耐药的葡萄球菌(VRS)、万古霉素耐药的肠球菌(VRE)及重要的传染病原菌时,要及时向相应科室及感染科报告。

(八)注意事项

1.抽血后贴标签时,标签不能覆盖血培养瓶的条形码。

2.血培养瓶不能立即送至实验室,应置于室温,绝不可放置于冰箱。

(九)临床意义

1.血培养阳性的原因有多种:当细菌或真菌在血液中迅速繁殖,超出网状内皮系统清除能力,而且引流或抗感染治疗失败,就会产生持续菌血症,并感染血管外组织,也可能病原微生物经淋巴管进入血液;或患者发生血管内感染,例如感染性心内膜炎、真菌性动脉瘤、化脓性静脉炎、感染性动脉瘘和动静脉导管炎。

2.引起败血症的多为耐药性金黄色葡萄球菌、某些阴性杆菌;疖、痈、脓肿和化脓性骨髓炎继发的败血症主要由金黄色葡萄球菌和β-溶血性链球菌引起;尿道、胆道、胃肠道炎症和黏膜损伤引起的败血症以大肠埃希菌最常见;烧伤后铜绿假单胞菌和金黄色葡萄球菌多见。伤寒和副伤寒病程第1~2周做血培养,阳性检出率可达80%~90%。

3.草绿色链球菌为口腔和鼻咽部的正常菌群,其毒力很低,但由于拔牙等原因造成的局部损伤而侵入血流,可引起亚急性细菌性心内膜炎等感染,故从血液中分离出草绿色链球菌有临床意义。

4.厌氧菌引起的血液感染占菌血症的20%,其中4/5是单纯厌氧菌感染,病死率达50%。菌血症的细菌种类可因原发性感染和手术、外伤部位不同而异。产后菌血症大多由羊膜炎、子宫内膜炎等原发病灶引起。阑尾炎、溃疡性结肠炎、胃肠肿瘤、肺部感染、口腔感染、子宫积脓、褥疮溃疡等亦可发生菌血症。

5.布氏杆菌的鉴定及临床意义

(1)分离:本菌为需氧菌,初次分离培养时需5%~10% CO_2、35℃培养,生长缓慢,血平皿2~3d,可见微小针尖状菌落、不溶血。

(2)鉴定

革兰染色:革兰阴性短小杆菌,沙滩样。

生化:OXI(+),尿素(+)(即刻反应),H_2O_2(+)。

血清凝集反应:(+)。

(3)不推荐做体外药物抗菌敏感试验,没有判读标准。

(4)治疗:联合应用抗生素。

多西环素(200mg/d)+利福平(600～900mg/d,口服),疗程 6 周。

多西环素+链霉素。

复方新诺明+氨基糖苷类(8 岁以下儿童)。

(5)意义:此病为人兽共患病,广布世界各地,发展中国家多见。可通过人体的皮肤、呼吸道、消化道感染人体。从事兽医、皮毛加工业、屠宰业的工人发病率较高,极易引起实验室感染。在生物安全柜中进行,工作人员必须戴口罩、手套(Ⅱ级防护)。所有材料用具、废弃物都经高压灭菌后方可运出室外。

(十)支持文件

1.血培养仪 BACTALERT3D 仪器操作作业指导书。

2.BACTEC9120/9240 全自动血培养仪操作作业指导书。

3.VITEKⅡ全自动微生物分析仪操作作业指导书。

4.ATB 细菌鉴定系统操作程序。

5.Walk Away 96 全自动细菌鉴定和药敏分析仪操作程序。

6.6BIOBSE BSC-1500C＋型生物安全柜操作作业指导书。

7.Heraeus CO_2 培养箱操作作业指导书。

8.BUC BOX 厌氧培养箱操作作业指导书。

9.危急结果和三级报告制度。

(十一)记录表格

1.血液培养仪使用登记本。

2.血液培养仪日常维护登记本。

3.危急值报告登记本。

4.不合格标本拒收登记本。

5.临床沟通登记本。

三、尿液标本微生物学检验操作程序

(一)目的

规范尿液标本微生物学检验标准操作程序,确保检验结果准确可靠。

(二)适用范围

尿液标本细菌培养及涂片检查。

(三)标本

1.标本类型

尿液。

2.标本采集

(1)中段尿标本的采集

女性:采样前应先用肥皂水清洗外阴部,再以无菌水冲洗,并用无菌纱布擦拭,然后排尿弃去前段尿,留取中段尿 10mL 左右于无菌容器内,立即送检。

男性:翻转包皮,先用肥皂水清洗尿道口,再以清水冲洗,留取中段尿 10mL 左右于无菌容器内,立即送检。

儿童、婴儿:多数情况下仅冲洗外阴是不够的,故采集标本较为困难,如尿内细菌明显增多,可高度怀疑尿路感染。

(2)两侧肾盂尿标本的采集:为确定菌尿是否来自肾脏,可用导尿管采集肾盂尿,充分冲洗膀胱后,由专科医师进行肾盂尿的采集。

(3)膀胱穿刺尿标本的采集:此法用于尿液的厌氧菌培养。由专科医师行耻骨上膀胱穿刺采集尿液,标本采集后排去注射器内的空气,针头插于无菌橡皮塞上及时送检。

(4)滞留导尿管集尿:用 75% 酒精消毒导管口,用针筒抽取 5～10mL 尿,置于无菌容器中送实验室,滞留导管会使膀胱带有细菌,尽可能不采用。

3.标本拒收标准

(1)标本标识与申请单项目不符。

(2)尿标本不是用无菌容器留取的。

(3)尿标本送检不及时,送检标本超过采集后 2h。

4.标本保存

采集后标本应立即送检,如不能及时送检,应置 4℃ 冰箱保存,但不能超过 6h。

(四)仪器、试剂

1.所需仪器

VITEK Ⅱ 鉴定系统;ATB 鉴定系统;西门子 Walk Away 96 鉴定系统;革兰阴性菌鉴定卡(GN)、革兰阳性菌鉴定卡(GP)、真菌鉴定卡(YST)、ATB 板条等,有效期及储存条件参见试剂说明书。

2.所需试剂

革兰染液、血平板、氧化酶纸片、触酶试剂、凝固酶试剂、药敏纸片等。

3.其他设备

生物安全柜、普通孵箱、离心涂片染色机、显微镜、接种环、接种针等。

(五)检验步骤

1.标本接收、核对与录入

同《呼吸道标本临床微生物学检验标准操作程序》。

2.涂片检查

(1)一般细菌涂片:以无菌操作吸取尿液 5～7mL 于无菌试管内,经 3000r/min 离心

30min,弃去上清液,取其沉渣涂片。废弃的原始样本应置于 5000mg/L 有效氯含量(1:10 倍稀释)的消毒液中浸泡 30min 后再处理。革兰染色后镜检,观察有无细菌,以及细菌的染色性状、形态、排列方式、大体数量等。

(2)抗酸杆菌涂片:本室采用浓缩集菌漂浮法,具体操作同痰液标本的处理。

3.一般细菌培养

取中段尿,自然沉淀后弃去上清液,摇匀取沉淀物,用定量接种环取尿液 $1\mu l$ 接种子血琼脂和麦康凯琼脂,35℃孵箱培养 18~24h,观察有无菌落生长,若有细菌生长应进行菌落计数,平板生长菌落数乘以 1000 即每毫升尿液的菌落数。根据菌落特征及涂片、染色结果,选择相应方法进一步鉴定。若无细菌生长应放至 48~72h 继续观察。

4.特殊菌培养

(1)淋病奈瑟菌培养:选用 TM 琼脂平板接种,放入 5%~10% CO_2 环境中,35℃培养 18~24h,观察有无菌落生长,如无菌生长,继续观察 48~72h。

(2)L 型细菌培养:将尿液接种于 L 型平板和羊血平板上,置 35℃培养,由于 L 型细菌生长缓慢,所以至少放置 48h 后观察是否有 L 型细菌生长。

(3)厌氧菌培养:必须用膀胱穿刺尿进行培养,接种于厌氧血琼脂平板,并置于厌氧环境中,35℃培养 24~48h,挑取可疑菌落作耐氧试验及细菌鉴定。

(六)病原菌的鉴定

尿培养常见病原菌

(1)革兰阳性菌:金黄色葡萄球菌、腐生葡萄球菌、表皮葡萄球菌、肠球菌属、链球菌属、棒状杆菌属、分枝杆菌、真菌。

(2)革兰阴性菌:大肠埃希菌、肺炎克雷白菌、沙雷菌属、变形杆菌属、淋病奈瑟菌、肠杆菌属、沙门菌属、假单胞菌属等。

(七)结果报告

1.阳性结果报告

培养有细菌生长,经鉴定后为有意义的致病菌,则报告细菌名称、药敏结果及菌落计数(单位:cfu/mL)。一般认为:尿标本中革兰阴性杆菌计数大于 10^5 cfu/mL、革兰阳性球菌计数大于 10^4 cfu/mL 方有诊断意义,报告鉴定结果及药敏试验。若细菌计数符合诊断标准,有两种有意义的致病菌均优势生长,分别鉴定和药敏。

2.阴性结果报告

培养 48~72h 后无细菌、无霉菌生长,则报告"无细菌生长,无霉菌生长"。

3.不合格标本结果报告

若尿液标本培养同时有≥3 种细菌生长时,可视为污染标本,结果备注:"可疑污染,建议复查"。

(八)注意事项

1.尿液标本不可置肉汤中进行增菌培养。

2.中段尿标本不可作厌氧菌培养。

3.尿液标本的留取要谨防污染。

4.尿液标本的留取应尽量在应用抗菌药物之前。

(九)临床意义

1.尿液细菌学检查对于泌尿道感染的诊断具有重要价值,可以反映肾脏、膀胱、尿道、前列腺等处的炎症变化,帮助临床医师选择性用药,以减少因用药不当造成的耐药菌株增加。

2.尿液菌落计数低于诊断泌尿系感染的细菌学标准,并不能完全排除尿路感染。这多见于以下几种情况:应用抗菌药物、尿中细菌增殖受到抑制、病原菌增殖要求条件高、尿频致膀胱内细菌停留时间缩短、大量输液或使用利尿剂、使尿液稀释等。因此,本实验室对于特殊尿液标本仍然进行培养鉴定。

(十)支持文件

1.VITEK Ⅱ 全自动细菌鉴定仪操作程序。

2.ATB 细菌鉴定系统操作程序。

3.Walk Away 96 全自动细菌鉴定和药敏分析仪操作程序。

4.BIOBSE BSC-1500C＋Ⅱ型生物安全柜操作程序。

5.Wise Cube 数显经济型恒温恒湿箱操作程序。

6.BUG BOX 厌氧培养箱操作程序。

7.离心涂片染色机操作程序。

(十一)记录表格

1.不合格标本拒收登记表。

2.临床沟通登记本。

四、脑脊液标本微生物学检验操作程序

(一)目的

规范脑脊液细菌学检验标准操作程序,确保检验结果准确可靠。

(二)适用范围

脑脊液标本细菌培养及涂片检查。

(三)脑脊液标本的采集

正常人体脑脊液是无菌的。当人体患有脑脊髓膜炎时,在脑脊液中可以出现病原菌。

1.临床指征

脑脊液为水样透明液体,成人为 120～140mL。感染可见于:脑膜炎,如奈瑟菌脑膜炎、肺炎链球菌脑膜炎、流感嗜血杆菌脑膜炎等;慢性中耳乳突炎、鼻旁窦炎;继发于脑结核的结核性脑膜炎;继发于脑脓肿的化脓性脑膜炎和直接进入脑脊液感染。表现为发热、头痛、恶心、呕吐、颈项强直和反射增强;婴儿和新生儿中临床表现经常为不明确和无特异性,因此对于婴儿不明原因的发热,应怀疑为脑膜炎,采集脑脊液及时送检。临床多见由脑膜炎奈瑟菌、肺炎链球菌、流感嗜血杆菌、葡萄球菌、革兰阴性杆菌、链球菌和新型隐球菌引起的脑膜炎,死亡率较高。结核杆菌引起的脑膜炎称为非化脓性脑膜炎或结核性脑膜炎。

2.采集时间

怀疑为脑膜炎的患者,应立即采集脑脊液,最好在使用抗菌药物以前采集标本。

3.采集方法

由临床医师以无菌要求做腰椎穿刺,抽取脑脊液 $2\sim3mL$,盛放于无菌容器内送检(注:脑脊液标本也可直接注入血培养儿童瓶送检,注入量为 $1\sim2mL$)。

4.标本拒收标准

(1)标本标识与化验申请单不符。

(2)标本未用无菌试管留取。

5.标本保存

采集标本后立即送到实验室,不能及时送检可置室温环境中,放置时间不应超过 2h。脑脊液标本不可置冰箱保存,否则会使病原菌死亡,尤其是脑膜炎奈瑟菌、肺炎链球菌和嗜血杆菌。

(四)仪器、试剂

1.所需仪器

法国梅里埃公司 BacT/Aler T3D 血培养仪;美国 BD 公司 BACTEC9120/9240 血培养仪;VITEK Ⅱ 鉴定系统;ATB 鉴定系统;西门子 Walk Away 96 鉴定系统;革兰阴性菌鉴定卡(GN)、革兰阳性菌鉴定卡(GP)、真菌鉴定卡(YST)、ATB 板条等,有效期及储存条件参见试剂说明书。

2.所需试剂

革兰染液、血平板、巧克力平板、氧化酶纸片、触酶试剂、凝固酶试剂、药敏纸片等。

3.其他设备

生物安全柜、CO_2 孵箱、显微镜、接种环、接种针等。

(五)检验步骤

1.标本接收、核对、录入。

2.涂片检查

外观浑浊或脓样脑脊液可直接涂片,无色、透明的脑脊液,用离心涂片染色机甩片。涂片检查根据申请单的目的做相应的染色(革兰染色、抗酸染色、墨汁染色),镜检观察有无细菌,以及细菌染色性状、形态、排列方式、大体数量等。

3.分离培养

(1)用接种环挑取混浊脑脊液,接种于血琼脂平板,必要时可接种巧克力平板,置于 $5\%\sim10\%$ CO_2 环境中 35℃培养 18～24h,观察细菌生长情况,根据菌落特点、形态与染色及生化反应鉴定细菌,并作药敏试验。若无细菌生长应放置 48～72h 继续观察。

(2)无色清亮的脑脊液注入血培养瓶培养,具体处理方法参见《血液及骨髓标本细菌培养标准操作程序》。

(六)病原菌的鉴定

1.脑脊液培养可见病原菌

(1)革兰阳性菌:金黄色葡萄球菌、B群链球菌、A群链球菌、肺炎链球菌、肠球菌、消化链球菌、炭疽芽胞杆菌、结核分枝杆菌、产单核李斯特菌、新型隐球菌、白色念珠菌。

(2)革兰阴性菌:脑膜炎奈瑟菌、卡他布兰汉菌、流感嗜血杆菌、肠杆菌科细菌、假单胞菌、拟杆菌、无色杆菌、不动杆菌、脑膜败血性黄杆菌。

2.常见病原菌的鉴定参见《细菌鉴定标准操作程序》。

(七)结果报告

1.阳性结果报告

(1)一级报告:血培养仪阳性报警提示有细菌生长,要立即将可疑生长的培养瓶转种相应培养基上并涂片,电话通知主管医生革兰染色特征和形态,同时记录报告的日期、时间、内容及接听电话人的姓名。报告之前,应该回顾一下患者近期送检标本中微生物培养情况,这些结果有助于解释感染微生物的来源。

(2)二级报告:根据涂片结果选择初步药敏试验,经18～24h培养后将结果电话通知主管医生,提示高度敏感的抗菌药物,为二级报告。

(3)三级报告:完成细菌鉴定及标准化的药敏试验,并发出正式的细菌检验报告单为三级报告。

2.阴性结果报告

若培养5d仍无细菌生长者,根据培养瓶的种类,报告无细菌生长或无厌氧菌生长。

3.当培养出万古霉素耐药的葡萄球菌(VRS)、万古霉素耐药的肠球菌(VRE)时,要及时向相应科室及感染科报告。

(八)注意事项

1.抽取脑脊液时必须严格无菌操作,避免污染。

2.流感嗜血杆菌容易在外界环境中死亡,脑膜炎奈瑟菌对寒冷和干燥均很敏感,在体外容易自溶,故无论是涂片镜检还是进行培养,均应及时送检。

3.如果只采集了一管脑脊液,应首先送到微生物室。作脑脊液培养时,建议同时作血培养。采集脑脊液的试管不需要加入防腐剂。

(九)临床意义

正常人的脑脊液是无菌的,检出细菌提示细菌性(急性化脓性或结核性等)脑膜炎。化脓性脑膜炎最多见脑膜炎奈瑟菌,肺炎链球菌居第二位。3个月至5岁儿童细菌性脑膜炎的主要致病菌是流感嗜血杆菌,新生儿脑膜炎多由大肠埃希菌、B群溶血性链球菌和脑膜败血黄杆菌引起的,特别是早产婴儿。结核分枝杆菌引起结核性脑膜炎。85%脑脓肿患者脑脊液培养可检出厌氧菌,有时可为厌氧菌和需氧菌混合感染。

(十)支持文件

1.VITEK Ⅱ 全自动细菌鉴定仪操作程序。

2.ATB 细菌鉴定系统操作程序。

3.Walk Away 96 全自动细菌鉴定和药敏分析仪操作程序。

4.BIOBSE BSC-1500C＋Ⅱ型生物安全柜操作程序。

5.Heraeus CO_2 培养箱操作程序。

6.BUG BOX 厌氧培养箱操作作业指导书。

7.离心涂片染色机操作程序。

8.BACT/ALERT3D 血培养仪操作程序。

9.BACTEC9120/9240 全自动血培养仪操作程序。

10.血液及骨髓标本细菌培养标准操作程序。

(十一)记录表格

1.不合格标本拒收登记表。

2.临床沟通登记本。

3.检验危急值处理登记表。

五、胸腹水等体液标本微生物学检验操作程序

(一)目的

规范胸腹水等体液标本微生物学检验标准操作程序,确保检验结果准确可靠。

(二)适用范围

胸腹水等体液标本细菌培养及涂片检查。

(三)标本

1.标本类型

胸水、腹水、关节液、鞘膜液等体液标本。

2.标本采集

由临床医师采用无菌方法,采集体内可疑感染部位的体液标本约 2mL,注入无菌试管立即送检。胸水、腹水等无菌体液还可取穿刺液 2~5mL 注入血培养瓶,混匀后立即送检。如怀疑厌氧菌感染,可作床边接种或取出标本后将注射器内空气排空,同时将针头插入灭菌胶塞内,以防空气进入,并立即送检。

3.标本拒收标准

(1)标本标识与申请单项目不符。

(2)标本不是无菌留取,容器不是无菌容器。

4.保本保存

采集后标本应立即送检,不能及时送检应置 4℃冰箱保存,放置时间不应超过 2h。

（四）仪器、试剂

1.所需仪器

法国梅里埃公司 BacT/AlerT 3D 血培养仪；美国 BD 公司 BACTEC9120/9240 血培养仪；VITEK Ⅱ 鉴定系统；ATB 鉴定系统；西门子 Walk Away 96 鉴定系统；革兰阴性菌鉴定卡（GN）、革兰阳性菌鉴定卡（GP）、真菌鉴定卡（YST）、ATB 板条等，有效期及储存条件参见试剂说明书。

2.所需试剂

革兰染液、血平板、氧化酶纸片、触酶试剂、凝固酶试剂、药敏纸片等。

3.其他设备

生物安全柜、普通孵箱、显微镜、接种环、接种针等。

（五）检验步骤

1.标本接收、核对与录入。

2.涂片检查

（1）一般细菌涂片：脓性标本直接涂片，作革兰染色。浆液性标本需先离心（3000r/min）10min，弃去上清取沉淀物涂片。离心废弃的原始样本应置于 5000mg/L 有效氯含量（1:10 倍稀释）的消毒液中浸泡 30min 后再处理。革兰染色镜检观察有无细菌，以及细菌的染色性状、形态、排列方式、大体数量等。

（2）抗酸杆菌涂片：本室采用浓缩集菌漂浮法，胸腹水等体液标本不能高压处理，其他操作同痰液标本的处理。

3.细菌培养

（1）一般细菌培养：脓性标本可直接接种血琼脂平板，35℃孵箱培养 18～24h，根据菌落和染色形态，作出初步判断，再按各类细菌的生物学特性进行鉴定。若无细菌生长应放置 48～72h 继续观察。若疑有奴卡菌，应延长培养时间。

（2）增菌-分离培养：胸腹水等无菌体液标本，可取 2～5mL 注入血培养瓶，具体处理方法参见《血液及骨髓标本细菌培养标准操作程序》。

（3）厌氧菌培养：脓性标本接种厌氧血琼脂平板置于厌氧环境中，35℃培养 24～48h，挑取可疑菌落作耐氧试验及细菌学鉴定；清亮的胸、腹水等标本置厌氧血培养瓶中培养，根据生长情况及涂片染色结果，按厌氧菌生物学特性进行鉴定。

（六）病原菌的鉴定

无菌体液培养可见的病原菌

（1）革兰阳性菌：肺炎链球菌、A 群链球菌、葡萄球菌、草绿色链球菌、厌氧性链球菌、肠球菌、结核分枝杆菌、类白喉杆菌、产气荚膜杆菌、炭疽杆菌、放线菌、奴卡菌、真菌等。

（2）革兰阴性杆菌：大肠埃希菌、肺炎克雷白菌、臭鼻克雷白菌、梭杆菌、拟杆菌、假单胞菌属、军团杆菌、变形杆菌、流感和副流感嗜血杆菌、沙门菌、不动杆菌、产碱杆菌、产气肠杆菌。

(七)结果报告

1.阳性结果报告

查见有意义的细菌,报告细菌菌名和药敏结果。

2.阴性结果报告

一般细菌培养,经48～72h培养阴性,报告无细菌生长。增菌一分离培养5d阴性,根据血培养瓶的种类报告无细菌生长或无厌氧菌生长。厌氧菌培养Sd阴性,报告无厌氧菌生长。

3.当培养出万古霉素耐药的葡萄球菌(VRS)、万古霉素耐药的肠球菌(VRE)及重要的传染病原菌时,要及时向相应科室及感染科报告。

(八)注意事项

1.标本的采集一定要严格执行无菌操作技术,避免污染。

2.加入抗凝剂的标本,采集后要与抗凝剂充分混匀并及时送检。

3.需作厌氧菌培养的标本,运送过程中应严格注意保持厌氧环境。

(九)临床意义

各个部位穿刺液(胸水、腹水、心包液、关节液及鞘膜液等)的细菌学检查对于确定该部位是否有细菌感染具有重要的诊断价值。正常穿刺液是无菌的,若从患者穿刺液中查见致病菌或条件致病菌则提示该部位有细菌感染。

(十)支持文件

1.VITEK Ⅱ全自动细菌鉴定仪操作程序。

2.ATB细菌鉴定系统操作程序。

3.Walk Away 96全自动细菌鉴定和药敏分析仪操作程序。

4.BIOBSE BSC-1500C＋Ⅱ型生物安全柜操作程序。

5.WiseCube数显经济型恒温恒湿箱操作程序。

6.BUGBOX厌氧培养箱操作作业指导书。

7.离心涂片染色机操作程序。

8.BACT/ALERT3D血培养仪操作程序。

9.BACTEC9120/9240全自动血培养仪操作程序。

(十一)记录表格

1.不合格标本拒收登记表。

2.临床沟通登记本。

3.检验危急值处理登记表。

六、粪便标本微生物学检验操作程序

(一)目的

规范粪便标本细菌学检验标准操作程序,确保检验结果的可靠准确。

(二)适用范围

粪便标本细菌培养。

(三)标本

1.标本类型。

2.标本采集

(1)自然排便采集:自然排便后,挑取其脓血、黏液部分 2~3g,液体粪便取絮状物 2~3mL,盛于无菌容器内送检。

(2)粪便标本应该立即送检,室温保存不能超过 2h,如不能及时送检可以放入磷酸盐甘油(pH 7.0)或转运培养基,但不能超过 24h。

(四)仪器、试剂

1.所需仪器

VITEKⅡ鉴定系统;ATB 鉴定系统;西门子 Walk Away 96 鉴定系统;革兰阴性菌鉴定卡(GN)、革兰阳性菌鉴定卡(GP)、真菌鉴定卡(YST)、ATB 板条等,有效期及储存条件参见试剂说明书。

2.所需试剂

革兰染液、SS 平板、高盐卵黄平板、沙保弱平板、氧化酶纸片、触酶试剂、凝固酶试剂、诊断血清、药敏纸片等。

3.其他设备

生物安全柜、普通孵箱、显微镜、接种环、接种针等。

(五)检验步骤

1.标本接收、核对与录入。

2.培养

(1)一般细菌培养:标本接种 SS 平板、高盐卵黄平板、沙保弱平板,35℃孵箱中培养 18~24h 后,根据菌落特性和形态染色,作出初步判断,再按各类细菌的生物学特性进行鉴定。如无细菌生长,继续观察培养至 48~72h。

(2)厌氧梭状芽胞杆菌培养:取大便标本接种厌氧疱肉培养基 80℃水浴 15min,冷却后置于 35℃孵箱中培养 24~48h 后,根据生长情况及涂片染色结果,按厌氧菌生物学特性进行鉴定。如无细菌生长,继续观察培养 48~72h。

(六)病原菌的鉴定

粪便培养可见的病原菌

(1)革兰阳性菌:金黄色葡萄球菌、产气荚膜杆菌、真菌、难辨梭菌。

(2)革兰阴性菌:伤寒及其他沙门菌、志贺菌、致病性大肠埃希菌、弧菌属细菌、气单胞菌、邻单胞菌、小肠结肠炎耶尔森菌、弯曲菌等。

（七）结果报告

1.阳性结果报告

查出肠道致病菌，报告其菌名和药敏结果。

2.阴性结果报告

（1）需氧培养：报告"无沙门菌、无志贺菌、无金黄色葡萄球菌、无霉菌生长"。

（2）厌氧培养：报告"未分离出厌氧梭状芽胞杆菌"。

（八）注意事项

1.痢疾患者要采集大量脓血标本另行培养。

2.粪便标本有很多杂菌，但不能由此认为粪便标本的采集就无需注意杂菌污染，为防止污染必须注意标本的采集方法。

（九）临床意义

正常情况下肠道中有很多种细菌寄生，包括大量的厌氧菌、肠球菌、大肠埃希菌、肠杆菌、变形杆菌、粪产碱杆菌等。引起感染性腹泻的病原微生物有：①细菌性：产毒素性腹泻，包括霍乱弧菌、肠毒素型大肠埃希菌等；侵袭性腹泻，包括志贺菌、致病型大肠埃希菌和肠侵袭型大肠埃希菌等；食物中毒，包括沙门菌、金黄色葡萄球菌、副溶血型弧菌、腊样芽胞杆菌和肉毒梭菌等；伪膜性肠炎，包括艰难梭菌、金黄色葡萄球菌、肺炎克雷白菌、产气荚膜杆菌等；慢性腹泻，可能由结核杆菌引起。②真菌性：念珠菌、毛霉菌等。③病毒性：轮状病毒等。

（十）支持文件

1.VITEK-Ⅱ全自动细菌鉴定仪操作程序。

2.ATB 细菌鉴定系统操作程序。

3.Walk Away 96 全自动细菌鉴定和药敏分析仪操作程序。

4.BIOBSE BSC-1500C＋Ⅱ型生物安全柜操作程序。

5.WiseCube 数显经济型恒温恒湿箱操作程序。

6.BUGBOX厌氧培养箱操作作业指导书。

7.离心涂片染色机操作程序。

（十一）记录表格

1.不合格标本拒收登记表。

2.临床沟通登记本。

七、生殖道分泌物标本微生物学检验操作程序

（一）目的

规范生殖道分泌物标本细菌学检验标准操作程序，确保检验结果的可靠准确。

（二）适用范围

生殖道分泌物细菌培养及涂片检查。

(三)标本

1.标本类型生殖道分泌物标本。

2.标本采集

(1)采集指征:在感染活动期或发生播散性感染可有发热。乏力往往与发热同时出现。某些感染如梅毒等累及神经系统时也会出现全身乏力。

(2)采集方法

1)阴道分泌物:用窥器扩张阴道,用灭菌棉拭子采取阴道口内 4cm 内侧壁或后穹隆处分泌物培养或涂片镜检。

2)宫颈分泌物:用窥器扩张阴道,先用灭菌棉球擦取宫颈口分泌物然后用灭菌棉拭子插入宫颈管 2cm 采取分泌物,转动并停留 10~20s 后将所采集分泌物置入灭菌试管内送检。

3)前列腺按摩液:清洗尿道口,冲洗尿道膀胱,从肛门用手指按摩前列腺,使前列腺液溢出并用无菌容器收集;无肉眼可见的脓液,可用灭菌拭子轻轻深入前尿道内,旋转拭子,采集标本。

4)精液:受检者应在 5d 以上未排精,清洗尿道口,采用手淫法或体外排精法,射精于灭菌容器送检。

(四)仪器、试剂

1.所需仪器

VITEKⅡ鉴定系统;ATB 鉴定系统;西门子 Walk Away 96 鉴定系统;革兰阴性菌鉴定卡(GN)、革兰阳性菌鉴定卡(GP)、真菌鉴定卡(YST)、ATB 板条等,有效期及储存条件参见试剂说明书。

2.所需试剂

革兰染液、血平板、巧克力平板、氧化酶纸片、触酶试剂、凝固酶试剂、诊断血清、药敏纸片等。

3.其他设备

生物安全柜、CO_2 孵箱、显微镜、接种环、接种针等。

(五)检验步骤

1.标本接收、核对与录入。

2.涂片检查

(1)一般细菌涂片:革兰染色后镜检,观察有无细菌,以及细菌的染色性状、形态、排列方式、大体数量等。如果涂片发现白细胞内有革兰阴性双球菌,呈双肾形,应高度怀疑淋病奈瑟菌的可能。

(2)抗酸杆菌涂片:涂片抗酸染色,若查见抗酸杆菌,报告大致数量。

3.培养

(1)一般细菌培养:前列腺液标本用定量接种环取 1μl 接种血琼脂,其他分泌物标本直接种血琼脂平板 35℃孵箱中培养 18~24h 后,根据菌落特性和形态染色,作出初步判断,再按各类细菌的生物学特性进行鉴定。如无细菌生长,继续观察培养至 48~72h。

(2)厌氧菌培养:标本接种于厌氧血琼脂平板置于厌氧环境培养,35℃培养 24~48h,根据生长情况及涂片染色结果,挑取可疑菌落作耐氧试验及细菌鉴定。如无细菌生长,继续观察培养至 48~72h。

(3)特殊细菌培养:淋病奈瑟氏菌培养选用 TM 琼脂平板接种,放入 5%~10% CO_2 环境中,35℃培养 18~24h,观察有无菌落生长,如无细菌生长,继续观察 48~72h。

(六)病原菌的鉴定
生殖道标本常见病原菌

(1)革兰阳性菌:葡萄球菌、肠球菌、链球菌属、消化链球菌、白色假丝酵母菌等。

(2)革兰阴性菌:淋病奈瑟菌、肠杆菌科细菌、拟杆菌、阴道加德纳菌、杜克雷嗜血杆菌等。

(七)结果报告
1.阳性结果报告

所检出致病菌的菌名、数量及药敏结果。前列腺液标本的计数,平板生长菌落数乘以1000 即每毫升的菌落数。其他分泌物标本的计数,结合细菌生长数量所占的大体比例报告(少量、中等量、较多、大量)。

2.阴性结果报告

培养 48~72h 后阴性,则报告"无细菌生长"。

(八)注意事项
1.对于某些特殊细菌培养(如淋病奈瑟菌培养),应延长培养时间,在菌种鉴定及药敏试验结果尚未报出之前,应根据涂片镜检结果采取治疗措施。

2.厌氧菌培养应采用厌氧转运拭子留取标本,避免接触环境中氧气。

3.用于采集标本的拭子应该是对微生物无毒的纤维素拭子,采集后立即送检,以防干燥。

(九)临床意义
尿道口有表皮葡萄球菌、类白喉棒状杆菌、耻垢分枝杆菌等,阴道内常有乳酸杆菌、大肠埃希菌、酵母菌等正常菌群的存在,因此,生殖道感染的诊断应密切结合临床表现及其他检验结果综合考虑。淋病奈瑟菌常引起急、慢性尿道炎、阴道炎及新生儿眼结膜炎。杜克嗜血杆菌感染时软下疳为主要临床症状。潜伏期 1~14d,多于性交后 2~5d 发病。

(十)支持文件
1.VITEK Ⅱ全自动细菌鉴定仪操作程序。

2.ATB 细菌鉴定系统操作程序。

3.Walk Away 96 全自动细菌鉴定和药敏分析仪操作程序。

4.BIOBSE BSC-1500C＋Ⅱ型生物安全柜操作程序。

5.Heraeus CO_2 培养箱操作程序。

6.BUGBOX厌氧培养箱操作作业指导书。

7.离心涂片染色机操作程序。

（十一）记录表格

1.不合格标本拒收登记表。

2.临床沟通登记本。

八、脓液标本微生物学检验操作程序

（一）目的

规范脓液标本细菌学检验标准操作程序,确保检验结果的可靠准确。

（二）适用范围

脓液标本细菌培养及涂片检查。

（三）标本

1.标本类型

伤口创面和脓液标本。

2.标本采集

（1）开放性感染和化脓灶:标本采集前先用灭菌生理盐水冲洗表面污染菌,在患部附近的皮肤或黏膜,用灭菌纱布或棉球擦拭,使供培养用的标本,尽可能从深部流出,再用灭菌拭子采取脓液及病灶深部的分泌物。如为慢性感染,已形成肉芽或组织增生,可取感染部位下的组织,研磨成组织匀浆接种于适宜的培养基。

（2）对已破溃脓肿一般以无菌棉拭采取脓液及病灶深部的分泌物,而瘘管则以无菌方法采取组织碎片,置入无菌试管中送检。

（3）对于未破溃的脓肿可严格消毒后,以无菌注射器抽取脓汁及分泌物,也可切开排脓用无菌棉拭采取。

（4）对疑似放线菌感染的标本,常用无菌棉拭挤压瘘管,选取脓汁中"硫黄样颗粒",置于无菌管中送检,也可将无菌纱布塞入瘘管内,次日取出送检。

（5）患者局部已用抗生素及磺胺类药物,应在培养基加入抗抗生素物质,避免假阴性结果出现。创伤出血,敷有药物在2h以内及烧伤12h内均不应采集标本,此时获得的阳性结果机会甚少。

（6）采集标本时应注意观察脓汁及分泌物的性状、色泽及有无恶臭等,为培养鉴定提供依据。脓汁呈绿色时可能有铜绿假单胞菌感染,有恶臭味时可能有厌氧菌感染。在培养检查时要注意厌氧菌的培养。

（7）闭锁性脓肿:先用碘酊消毒皮肤和黏膜表面,然后用75%酒精脱碘,再用灭菌干燥注射器穿刺抽取,将采集的标本置灭菌容器中。疑为厌氧菌感染时,应作厌氧菌培养,取出标本后应将注射器内空气排空,同时将针头插入灭菌胶塞内,以防空气进入。

(8)大面积烧伤的创面分泌物:由于创面的部位不同,细菌种类也不尽相同,要用无菌拭子采集多个部位标本。

3.标本运送

采集的标本应立即送检,如不能立即送检,放 4℃冰箱,但不能超过 6h。采集好的标本放入专用密闭送检箱中,运送时要注意避免对环境空间的污染。

4.注意事项

(1)尽可能在用药前采集标本,如果患者在采集标本前已用药,请在检验申请单上注明,检验人员可在培养基内加入相应拮抗物,以利于提高阳性检出率。

(2)采集标本时应注意脓液及分泌物的性状、色泽及气味,为分离鉴定致病菌提供依据。

(3)疑有某种细菌感染,若该细菌对干燥敏感,用棉拭子采集标本后,应立即放入液体培养基内;或采标本前先将棉拭子沾少许肉汤或生理盐水以保持标本湿度。

(4)深部脓肿常由包括厌氧菌在内的混合细菌感染所致,采集标本应遵守厌氧菌感染标本的采集原则。

(四)仪器、试剂

1.所需仪器

VITEKⅡ鉴定系统;ATB 鉴定系统;西门子 Walk Away 96 鉴定系统;革兰阴性菌鉴定卡(GN)、革兰阳性菌鉴定卡(GP)、真菌鉴定 R(YST)、ATB 板条等,有效期及储存条件参见试剂说明书。

2.所需试剂

革兰染液、血平板、氧化酶纸片、触酶试剂、凝固酶试剂、药敏纸片等。

3.其他设备

生物安全柜、普通孵箱、显微镜、接种环、接种针等。

(五)检验步骤

1.标本接收、核对与录入。

2.涂片检查

(1)一般细菌涂片:革兰染色后镜检,观察有无细菌,以及细菌的染色性状、形态、排列方式、大体数量等。

(2)抗酸杆菌涂片:涂片抗酸染色,若有抗酸杆菌,报告大致数量。

3.培养

(1)一般细菌培养:标本接种血琼脂平板 35℃孵箱中培养 18～24h 后,根据菌落特性和形态染色,作出初步判断,再按各类细菌的生物学特性进行鉴定。若无细菌生长应放置 48～72h 继续观察。

(2)厌氧菌培养:取脓液标本接种厌氧血琼脂平板置于厌氧环境培养,35℃培养 24～48h

后,根据生长情况及涂片染色结果,挑取可疑菌落作耐氧试验及细菌鉴定。若无细菌生长应放48～72h继续观察。

(3)苛养菌培养:接种于巧克力琼脂平板,置于 5%～10% CO_2 孵箱中培养,35℃培养18～24h,观察有无菌落生长,如无细菌生长,继续观察 48～72h。

(六)病原菌的鉴定

脓液标本培养常见的病原菌

(1)革兰阳性菌:葡萄球菌、链球菌、消化链球菌、炭疽芽孢杆菌、产气荚膜杆菌、溃疡棒状杆菌、结核分枝杆菌、丝状真菌、诺卡菌、放线菌、酵母样菌。

(2)革兰阴性菌:肠杆菌科细菌、假单胞菌、拟杆菌、梭状芽孢杆菌、产碱杆菌、无色杆菌、弧菌科细菌等。

(七)结果报告

1.阳性结果报告

所检出致病菌的菌名、数量及药敏结果。计数结合细菌生长数量所占的大体比例报告(少量、中等量、较多、大量)。

2.阴性结果报告

培养 48～72h 后阴性,则报告"无细菌生长"。

(八)注意事项

1.对于某些特殊患者(如气性坏疽患者),在菌种鉴定及药敏试验结果尚未报出之前,应根据涂片镜检结果采取治疗措施。

2.厌氧菌培养应采用厌氧转运拭子留取标本;穿刺时最好以针筒直接抽取,避免接触环境中氧气。

3.用于采集标本的拭子应该是对微生物无毒的纤维素拭子,采集后立即送检,以防干燥。

(九)临床意义

从脓液标本检出的病原菌中最常见的是由葡萄球菌和链球菌引起的局部化脓性感染,包括有毛囊炎、疖、痈、甲沟炎、扁桃体炎、乳腺炎、中耳炎、外科切口及创伤感染等。化脓性骨髓炎、化脓性关节炎的主要致病菌是金黄色葡萄球菌。慢性骨髓炎和慢性化脓性关节炎病原菌中,除上述细菌外,主要为结核分枝杆菌。脓液标本中可检出铜绿假单胞菌、变形杆菌和类白喉棒状杆菌等,常为继发感染或污染所致。器官脓肿和机体深部组织的脓肿多为厌氧菌感染。

(十)支持文件

1.VITEK-Ⅱ全自动细菌鉴定仪操作程序。

2.ATB 细菌鉴定系统操作程序。

3.Walk Away 96 全自动细菌鉴定和药敏分析仪操作程序。

4.BIOBSE BSC-1500C＋Ⅱ型生物安全柜操作程序。

5.WiseCube 数显经济型恒温恒湿箱操作程序。

6.BuGBox 厌氧培养箱操作作业指导书。

7.离心涂片染色机操作程序。

（十一）记录表格

1.不合格标本拒收登记表。

2.临床沟通登记本。

九、眼、耳、鼻、喉分泌物微生物学检验操作程序

（一）目的

规范眼、耳、鼻、喉分泌物细菌学检验标准操作程序,确保检验结果的可靠准确。

（二）适用范围

眼、耳、鼻、喉分泌物细菌培养。

（三）标本

1.标本类型

眼、耳、鼻、喉分泌物标本。

2.标本采集

（1）眼结膜标本:预先沾湿拭子,在结膜上滚动采集标本;脓性分泌物较多时,用灭菌棉球擦拭,再用灭菌拭子取结膜囊分泌物培养或涂片检查。

（2）眼角膜标本:在麻醉下,用刮匙在溃疡或创伤边缘刮取碎屑,直接接种在培养基平板上并涂片。

（3）口咽部标本:先用一个拭子拭去溃疡或创面表面的分泌物,用第二个拭子采集溃疡边缘或底部,常规培养 2h 内送到实验室。检查脑膜炎奈瑟菌和白喉棒状杆菌时,如在咽部肉眼见有明显发红和有假膜存在时,应在局部涂抹。

（4）外耳炎标本:要用深部耳拭子采集标本。

（5）鼻腔标本:用无菌棉拭子,伸进一侧鼻孔约 2.5cm,与鼻黏膜接触,轻轻旋转拭子,蘸取黏膜上分泌物,缓慢抽出,置运送培养基或将拭子直接送检。

（6）窦内标本及深部组织标本:在手术中采集,原则是立即送检。

（四）仪器、试剂

1.所需仪器

VITEK II 鉴定系统;ATB 鉴定系统;西门子 Walk Away 96 鉴定系统;革兰阴性菌鉴定卡（GN）、革兰阳性菌鉴定卡（GP）、真菌鉴定卡（YST）、ATB 板条等,有效期及储存条件参见试剂说明书。

2.所需试剂

革兰染液、羊血平板、氧化酶纸片、触酶试剂、凝固酶试剂、药敏纸片等。

3.其他设备

生物安全柜、CO_2 孵箱、显微镜、接种环、接种针等。

(五)检验步骤

1.标本接收、核对与录入。

2.涂片检查

(1)一般细菌涂片:革兰染色后镜检,观察有无细菌,以及细菌的染色性状、形态、排列方式、大体数量等。

(2)抗酸杆菌涂片:涂片抗酸染色,若有抗酸杆菌,报告大致数量。

3.培养

(1)一般细菌培养:鼻、咽、喉标本接种羊血琼脂和巧克力琼脂,眼耳拭子接种羊血琼脂(若眼拭子临床怀疑有淋菌感染,应加做 TM 琼脂)放置 CO_2 孵箱中 35℃培养 18～24h 后,根据菌落特性和形态染色,作出初步判断,再按各类细菌的生物学特性进行鉴定。若无细菌生长应放至 48～72h 继续观察。

(2)厌氧菌培养:标本接种厌氧血琼脂平板置于厌氧环境培养,35℃培养 24～48h 后,根据生长情况及涂片染色结果,挑取可疑菌落作耐氧试验及细菌鉴定。若无细菌生长应放 48～72h 继续观察。

(六)病原菌的鉴定

眼、耳、鼻、喉分泌物培养常见病原菌

(1)革兰阳性菌:金黄色葡萄球菌、肺炎链球菌、溶血性链球菌、溶血隐秘杆菌、白喉棒状杆菌、酵母样菌、丝状真菌等。

(2)革兰阴性菌:脑膜炎奈瑟菌、淋病奈瑟菌、嗜血杆菌、莫拉菌、百日咳鲍特菌、肠杆菌科细菌、假单胞菌等。

(七)结果报告

1.正常人咽喉部都有正常菌群,而培养的主要病原菌是 B 溶血性链球菌和溶血隐秘杆菌;特殊情况下(如咽喉部外伤、手术创伤等)重要病原菌应提示报告。

阳性结果报告:β 溶血性链球菌或溶血隐秘杆菌。

阴性结果报告:正常菌群生长。

2.对于正常无菌的器官如眼内、耳内标本,培养阳性可直接报告检出的细菌及敏感试验结果。48～72h 培养阴性报告"无细菌生长"。

3.阳性结果报告的计数问题

结合细菌生长数量所占的大体比例报告,少量、中等量、较多、大量。

(八)注意事项

1.应于抗菌药物治疗之前采集标本,咽部是呼吸和食物的通路,故以晨起采集为宜。

2.用于采集标本的拭子应该是对微生物无毒的纤维素拭子,采集后立即送检,以防干燥。

（九）临床意义

咽拭子、鼻咽、窦部标本微生物学检验有助于猩红热、风湿热、急性肾小球菌肾炎、脑膜炎、鼻窦炎的诊断。最常见病原菌为淋病奈瑟菌、葡萄球菌、链球菌、结膜干燥棒状杆菌、铜绿假单胞菌、肠道杆菌等。鼻咽部的感染多见于金黄色葡萄球菌、化脓性链球菌、铜绿假单胞菌，鼻窦炎也可由厌氧菌感染所致；百日咳鲍特菌发病初期检出率高，3～4周后则不易检出；白喉患者可从喉头分泌物内检出白喉棒状杆菌；急性咽喉炎以链球菌为最常见，其次为金黄色葡萄球菌、流感嗜血杆菌，和肺炎链球菌混合感染；溃疡性咽喉炎可由奋森螺旋体和梭形杆菌引起。

（十）支持文件

1.VITEK-Ⅱ全自动细菌鉴定仪操作程序。

2.ATB细菌鉴定系统操作程序。

3.Walk Away 96全自动细菌鉴定和药敏分析仪操作程序。

4.BIOBSE BSC-1500C＋Ⅱ型生物安全柜操作程序。

5.Heraeus CO_2 培养箱操作程序。

6.BUGBOX厌氧培养箱操作作业指导书。

7.离心涂片染色机操作程序。

（十一）记录表格

1.不合格标本拒收登记表。

2.临床沟通登记本。

十、组织标本微生物学检验操作程序

（一）目的

规范组织标本细菌学检验标准操作程序，确保检验结果的可靠准确。

（二）适用范围

组织标本细菌培养及涂片检查。

（三）标本

1.标本类型

组织标本。

2.标本采集

（1）皮肤、黏膜、指甲用棉签或小刀擦取或刮取，也可用手术切除或穿刺抽取置无菌试管送检；牙周穿刺活检或抽取炎性分泌物送检；窦道、瘘管用深部刮取术，采集一小部分管壁组织。采集标本后，应放入无菌的容器内送检。

（2）深部组织，如：肝、肾、肺、脑、胃、十二指肠、直肠、结肠、支气管、胆道、肠系膜、淋巴结、附件、扁桃体等，可通过手术或内窥镜检查时采集。

3.标本处理

一般细菌培养的组织标本应用无菌方式把组织或活检标本剪成碎片，然后加入1～2mL

无菌生理盐水,研磨成组织匀浆。真菌培养的组织标本只能用无菌剪刀剪碎,而不能研磨组织碎片,否则可能损坏真菌菌丝。

(四)仪器、试剂

1.所需仪器

VITEKⅡ鉴定系统;ATB鉴定系统;西门子Walk Away 96鉴定系统;革兰阴性菌鉴定卡(CN)、革兰阳性菌鉴定卡(GP)、真菌鉴定卡(YST)、ATB板条等,有效期及储存条件参见试剂说明书。

2.所需试剂

革兰染液、血平板、氧化酶纸片、触酶试剂、凝固酶试剂、药

敏纸片等。

3.其他设备

生物安全柜、普通孵箱、显微镜、接种环、接种针等。

(五)检验步骤

1.标本接收、核对与录入。

2.涂片检查

(1)一般细菌涂片:革兰染色后镜检,观察有无细菌,以及细菌的染色性状、形态、排列方式、大体数量等。

(2)抗酸杆菌涂片:涂片抗酸染色,若有抗酸杆菌,报告大致数量。

3.培养

(1)一般细菌培养:将处理好的标本接种血琼脂平板35℃孵箱中培养18~24h后,根据菌落特性和形态染色,作出初步判断,再按各类细菌的生物学特性进行鉴定。若无细菌生长应放置48~72h继续观察。

(2)厌氧菌培养:将处理好的标本接种厌氧血琼脂平板置于厌氧环境培养,35℃培养24~48h后,根据生长情况及涂片染色结果,挑取可疑菌落作耐氧试验及细菌鉴定。若无细菌生长应放48~72h继续观察。

(六)结果报告

1.阳性结果报告

所检出致病菌的菌名、数量及药敏结果。计数结合细菌生长数量所占的大体比例报告(少量、中等量、较多、大量)。

2.阴性结果报告

培养48~72h后阴性,则报告"无细菌生长"。

(七)注意事项

1.组织标本做细菌检查时,应同时作病理学检查。

2.如怀疑为军团菌感染要直接送检,不加生理盐水。

3.采集各种深部组织活检之前,应严格进行皮肤消毒。采集污染的组织标本(如尸检标

本、褥疮),应先用70%酒精和烧红的烙铁或刀灼烧组织表面,或将组织标本置沸水中5～10s,消除表面污染后,无菌操作切开组织块,取内部组织进行微生物学检测。

4.各种活检组织标本,在常温下可保存最长时间为24小时。

(八)临床意义

肺部组织最常见的病原菌为肺炎链球菌、葡萄球菌属、结核分枝杆菌、克雷白菌属或军团菌、厌氧菌、肺炎支原体及真菌;亚急性心内膜炎的组织常见的病原菌是草绿色链球菌,由此可帮助鉴别病原菌。组织标本中分离出的病原菌必须结合基础疾病进行分析。疑似军团菌感染患者的肺组织,在分离到军团菌时可确定其病原性。而分离到无溶血链球菌,应作进一步分析方可确定。

(九)支持文件

1.VITEK Ⅱ全自动细菌鉴定仪操作程序。

3.ATB细菌鉴定系统操作程序。

3.Walk Away 96 全自动细菌鉴定和药敏分析仪操作程序。

4.BIOBSE BSC-1500C＋Ⅱ型生物安全柜操作程序。

5.WiseCube数显经济型恒温恒湿箱操作程序。

6.BUGBOX厌氧培养箱操作作业指导书。

7.离心涂片染色机操作程序。

(十)记录表格

1.不合格标本拒收登记表。

2.临床沟通登记本。

十一、静脉插管微生物学检验操作程序

(一)目的

规范静脉插管标本细菌学检验标准操作程序,确保检验结果的可靠准确。

(二)适用范围

静脉导管细菌培养。

(三)标本采集

以无菌手续留取静脉导管前5cm导管(近心端),放入无菌容器中尽快送检。

(四)仪器、试剂

1.所需仪器

VITEK Ⅱ鉴定系统;ATB鉴定系统;西门子Walk Away 96鉴定系统;革兰阴性菌鉴定卡(GN)、革兰阳性菌鉴定卡(GP)、真菌鉴定卡(YST)、ATB板条等,有效期及储存条件参见试剂说明书。

2.所需试剂

革兰染液、血平板、氧化酶纸片、触酶试剂、凝固酶试剂、药敏纸片等。

3.其他设备

生物安全柜、普通孵箱、显微镜、接种环、接种针等。

（五）检验步骤

用无菌镊子将 5cm 导管（近心端）在血琼脂平板上交叉滚动 3 次（Maki's 接种法），然后压入血平板，在 35℃孵箱中培养 18～24h，根据菌落特征和形态染色，作出初步判断，再按各类细菌的生物学特性进行鉴定。若无细菌生长应放置 48h 继续观察。

（六）结果报告

1.阳性结果报告

所检出致病菌的菌名、数量及药敏结果。

2.阴性结果报告

培养 48h 后阴性，则报告"无细菌生长"。

（七）注意事项

1.如血琼脂平板上生长≥15 个菌落，提示有潜在导管相关性感染，应进行细菌鉴定和药敏试验，同时建议抽血做血培养。

2.若为两种细菌生长，且菌落计数均≥15 个菌落/平板，均应进行细菌鉴定和药敏，建议做血培养确证。

（八）临床意义

1.判断静脉导管是否有细菌生长，如菌落计数≥15 个菌落/平板可能为感染菌，指导临床医生是否应该拔除导管，菌落计数≤5 个菌落/平板可能为污染菌，应根据具体情况判定。

2.导管作为血管异物，长期使用致纤维素沉积、激活凝血系统、在管的尖端形成纤维凝血块，黏附于静脉壁，导致血栓形成。若细菌侵入并繁殖生长，极容易合并化脓性栓塞性静脉炎，并可导致导管败血症。

3.导管源性感染

应做导管近端培养，再加血培养，因为当接受导管治疗的患者有不明原因的发冷、发热时，应首先考虑导管感染或败血症，此时及时采血培养及导管近端培养，有助于明确病原。

4.重症患者需要导管检查、监护、全胃肠外营养（TPN）治疗，因此导管源性感染和导管源性败血症的发病率明显上升。长时间留置静脉导管后，静脉炎的发生率为 13%～39%。

（九）支持文件

1.VITEK Ⅱ全自动细菌鉴定仪操作程序。

2.ATB 细菌鉴定系统操作程序。

3.Walk Away 96 全自动细菌鉴定和药敏分析仪操作程序。

4.BIOBSE BSC-1500C＋Ⅱ型生物安全柜操作程序。

5.WiseCube 数显经济型恒温恒湿箱操作程序。

(十)记录表格

1.不合格标本拒收登记表。

2.临床沟通登记本。

十二、抗菌药物敏感性试验操作程序

(一)概述

1.抗菌药物敏感性试验原理

抗菌药物敏感性试验是测定抗生素或其他抗微生物制剂在体外抑制细菌生长的能力。这种能力可以通过纸片扩散法或稀释法来测定。

2.常规药物敏感性试验的适用性

临床微生物实验室做药敏试验有两个主要目的:①指导临床医师对各类患者选择最佳抗菌药物;②在一定区域内积累对公共卫生有关的重要耐药的微生物流行病学资料。

经验性治疗仅对尚未获得耐药性的病原菌有效。通过药敏试验不仅直接检出临床分离的耐药性菌株,并且预测应用与病原菌直接相关的抗菌药物 MIC 治疗患者的可靠性。

3.药敏试验的临床意义

(1)可对抗菌药物的临床效果进行预测,查出耐药,减少治疗错误,便于医生选择个体化治疗方案,从而节省费用。

(2)利用药敏试验进行耐药监测及流行病学调查,为医院感染控制部门提供防治依据。

(3)药敏试验还可为新药的研究和评估提供有价值的信息。

(4)利用耐药监测结果控制抗菌药物应用可延长新药使用寿命。

4.药敏试验的指征

(1)对于能引起感染的病原菌,为保证治疗效果,若不能从该菌的种属特征可靠地推知其对抗菌药物的敏感性,就需要进行药敏试验。尤其当病原菌是属于对常用抗微生物药物能产生耐药的菌种时,就更需进行药敏试验。若感染是由公认的对某一高效药物敏感的微生物引起,就很少需要进行药敏试验。

(2)对于污染、机体共生的正常细菌群和那些与感染无关的细菌,可不必做药敏试验。

(3)对于同一患者、同一采集部位连续送检标本中分离出的同一细菌,3 天以内只需做药敏一次,超过 3 天必须重新做药敏,以便及时监测新的耐药表型。

5.药物敏感试验的规则

(1)目前我国主要以美国临床和实验室标准协会(CLSI)所制定的药敏规则作为操作指南。CLSI 标准中表 1 和表 2 是 CLSI 推荐并经美国食品管理委员会(FDA)通过的试验药物,已经体外药敏试验证实这些药的体外药敏试验有助于感染的控制和流行病学调查,并将其分为 4 组。

1)A 组药物用于常规和首选试验,其结果也应常规报告。

2)B 组包含一些临床上重要、特别针对医院感染的抗菌药物,可用于首选试验,但只是选择性地报告临床。例如当细菌对 A 组同类药物耐药时,可选择性报告 B 组中的一些结果。B 组其他报告指征包括以下几点:①特定的标本来源(如三代头孢菌素对脑脊液中的肠道杆菌,或者磺胺甲噁唑/甲氧苄啶对泌尿道的分离菌株);②多种细菌感染;③多部位感染;④对 A 组药过敏、耐受或无效的病例;⑤以流行病学调查为目的向感染控制部门报告。

3)C 组包括替代性或补充性抗菌药物,可在以下情况进行试验:某些单位潜在有对数种基本药物(特别是同类的,如 β-内酰胺类或氨基糖苷类)局部流行或广泛流行的耐药菌株;治疗对基本药物过敏的患者;治疗少见菌的感染(如氯霉素对肠道外分离的沙门菌属或耐万古霉素的肠球菌);以流行病学调查为目的向感染控制部门报告。

4)U 组包含某些仅用于治疗泌尿道感染的抗菌药物(如呋喃妥因和某些喹诺酮类药物),这些药物对除泌尿道以外的感染部位分离的病原菌不应常规报告,其他具有较广治疗指征的药物也可包括于 U 组,其主要针对一些特定的泌尿道致病菌(如铜绿假单胞菌)。表中的小框中是一些类似的药物,同一框内的药物的结果解释和临床效力都很相似,因此不必重复试验,而用“或”字表示一组相关的药物,其抗菌谱和结果解释几乎完全相同,所以通常在每个小框中只选择一种药物进行试验。

5)常规药敏试验抗菌药物选择与分组详见 CLSI 最新版本。

(2)本实验室常规药敏试验抗菌药物的选择

1)药敏试验抗生素选择的基本原则。

2)根据《美国 FDA 通过的临床微生物实验室对常规药敏试验和报告的抗菌药物分组》原则。

3)根据本院细菌耐药监测结果。

4)根据本院临床抗生素遴选的种类。

(3)本实验室临床常规药敏试验的药物种类

1)肠杆菌科细菌抗菌药物的选择:头孢吡肟、阿米卡星、氨苄西林/舒巴坦、哌拉西林/他唑巴坦、头孢呋辛、头孢曲松、头孢他啶、环丙沙星、头孢哌酮/舒巴坦、亚胺培南、美罗培南。

2)革兰阴性非发酵菌抗菌药物的选择:头孢吡肟、阿米卡星、哌拉西林/他唑巴坦、头孢他啶、米诺环素、多黏菌素 B、复方新诺明、环丙沙星、头孢哌酮/舒巴坦、亚胺培南、美罗培南。

3)葡萄球菌属抗菌药物的选择:头孢西汀、红霉素、克林霉素、阿米卡星、利福平、头孢唑啉、左氧氟沙星、利奈唑胺、替考拉宁、万古霉素、呋喃妥因。

4)肠球菌属抗菌药物的选择:青霉素、红霉素、呋喃妥因、氨苄西林、利福平、庆大霉素(120μg/片)、左氧氟沙星、利奈唑胺、替考拉宁、万古霉素、米诺环素。

5)嗜血杆菌/卡他莫拉菌抗菌药物的选择:氨苄西林、氨苄西林/舒巴坦、左氧氟沙星、阿奇霉素、头孢呋辛、复方新诺明、氨曲南、头孢曲松。

6)肺炎链球菌抗菌药物的选择:青霉素、红霉素、阿奇霉素、四环素、左氧氟沙星、复方新诺明、克林霉素、万古霉素。

7)奈瑟菌属抗菌药物的选择:青霉素、头孢呋辛、头孢曲松、四环素、环丙沙星。

8)假丝酵母菌属抗菌药物的选择:氟康唑、两性霉素 B、伊曲康唑、伏力康唑。

9)嗜麦芽窄食单胞菌抗菌药物的选择:左氧氟沙星、米诺环素、复方新诺明。

10)洋葱假单胞菌抗菌药物的选择:头孢他啶、米诺环素、美罗培南、复方新诺明。

6.药敏试验判断原则

以一菌一药一条标准的原则划分。

(1)纸片扩散药敏试验判断标准:纸片扩散法药敏试验以抑菌环直径来表示该药对特定细菌的敏感程度分为敏感、中介度和耐药,分别以 S、I 和 R 来表示。这一敏感程度的划分首选经过大量临床分离菌的抑菌环直径与 MIC 比较,设立抑菌环直径与 MIC 的关系。第二步是分析 MIC 及相应抑菌环大小与按正常剂量用药的药代动力学的关系。第三步是确立体外试验结果与临床实际疗效的关系。

(2)稀释法药敏试验的判断标准:稀释法药敏试验以某种药物对特定细菌的最低抑菌浓度即 MIC 值报告,但为了使临床医生明确这些数据与治疗的关系,因此在常规 MIC 测定报告中同时提供"解释"标准是十分必要的。MIC 值与抗菌药物在血液或组织中的浓度,以及"解释"标准关系如下:

1)敏感(S):表示某种抗菌药物对细菌的 MIC 值低于常规剂量下的抗菌药物血液或组织浓度 4～8 倍,可以用常规剂量治愈。

2)中度敏感(MS):表示某种抗菌药物对该细菌的 MIC 值接近用常规剂量后抗菌药物可达到的血液或组织浓度,细菌对此类抗菌药物敏感性低,这种药物可用于生理性浓集部位的感染。

3)耐药(R):表示某种抗菌药物对该细菌的 MIC 值等于或高于常规剂量下可获得的抗生素的血液或组织浓度,因此细菌不能被抑制。

(3)药敏试验结果与临床治疗的关系

1)敏感(S):表示该菌引起的感染可以用推荐剂量(常规剂量)的该抗菌药物治疗,禁忌证除外。

2)中介度(I):这一范围作为"缓冲域",以防止由微小的技术因素失控所导致的结果解释错误。抑菌环落入中介度范围时意义不明确,如果没有其他可以替代的药物,需作稀释试验,根据 MIC 结果作出判断。

3)耐药(R):被测菌不能被常规剂量所能达到的组织或血液中的抗菌药物浓度所抑制。

(4)药敏试验判断标准按每年 CLSI 标准最新版本进行,如参见 2010 年 CLSI 修订版本:抗菌药物敏感性试验执行标准,第二十版。

7.药物敏感试验的质量保证

药物敏感试验的精确度与准确度受多种因素的影响,如接种菌量、试验稳定性、培养基的质量和操作员的熟练程度等,实验室为了药敏结果的正确报告必须定期进行药敏试验的质量保证工作。质控菌株的选择与质控结果的判断遵循 CLSI 最新标准。

(二)纸片扩散法药敏试验的操作程序

1.目的

规范药物敏感性试验标准操作程序,确保药敏结果准确。

2.原理

将含有定量抗菌药物的滤纸片贴在已接种了测试菌的琼脂表面上,纸片中的药物在琼脂中扩散,随着扩散距离的增加,抗菌药物的浓度呈对数减少,从而在纸片的周围形成一种浓度梯度。在药物扩散的同时,纸片周围抑菌浓度范围内的测试菌不能生长,而抑菌浓度范围外的菌株则继续生长,从而在纸片的周围形成透明的抑菌圈。不同抗菌药物抑菌圈的直径因受药物在琼脂中的扩散速率的影响而不同,抑菌圈的大小可反映测试菌对测定药物的敏感程度,并与该药对测试菌的最低抑菌浓度(MIC)呈负相关,即抑菌圈越大,MIC 越小。

3.适用范围

(1)纸片法药敏试验的菌株包括从临床标本中分离的常见的、快生长的菌,如肠杆菌科、葡萄球菌、肠球菌、非发酵糖菌;还包括某些苛养病原菌,如流感嗜血杆菌、肺炎链球菌及其他链球菌、淋病奈瑟菌等。

(2)对每一种可能致病的细菌进行敏感试验时,使用的单个菌落都应选自原始的琼脂平板,鉴定种属的过程常与此同时进行。不同菌种的混合物不能在同一药敏平皿上进行试验。

4.仪器、试剂

(1)所需仪器:普通孵箱、CO_2 孵箱、麦氏比浊仪或比浊管、镊子、药敏分析仪(必要时)。

(2)所需试剂

1)药敏培养基:MH 琼脂(非苛养菌用)、HTM 琼脂(嗜血杆菌用)、GC 琼脂(淋病奈瑟菌用)、含 5% 羊血的 MH 琼脂(肺炎链球菌、草绿色链球菌、B 溶血链球菌、脑膜炎奈瑟菌用)。

2)药敏纸片:购于温州康泰公司或英国 OXOID 公司。药敏纸片常规保存在 -20℃ 以下冰箱,少量保存于 4℃ 冰箱日常工作备用。

3)0.9% 无菌生理盐水(自制后高压灭菌)、无菌棉拭子。

5.操作步骤

(1)菌液制备:用接种环或无菌棉拭子挑取已分纯的菌落 4~5 个放置无菌生理盐水中制备菌悬液,参照麦氏比浊仪或比浊管配制 0.5 麦氏单位菌液浓度。

(2)药敏培养基的选择:一般营养要求的非苛养菌用 MH 琼脂;嗜血杆菌用 HTM 琼脂;淋病奈瑟菌用专用的 GC 琼脂;肺炎链球菌、草绿色链球菌、β 溶血链球菌、脑膜炎奈瑟菌用含 5% 羊血的 MH 琼脂。

(3)接种平板:制备好的菌液必须在 15min 内使用。用无菌棉拭子蘸取菌液,在管壁上旋转挤压几次,去掉过多的菌液。用拭子涂布整个培养基表面,反复几次,每次将平板旋转 60°,最后沿平皿周边绕两圈,保证涂布均匀。

(4)贴纸片:须待平板上的水分被琼脂完全吸收后再贴纸片。用镊子取纸片一张,贴在琼脂平板表面,用镊尖压一下,使其贴平,纸片一旦贴下就不可再拿起,因纸片中的药物已经扩散到琼脂中。每张纸片间距不少于 24mm,纸片中心距平皿边缘不少于 15mm,直径为 90mm 的平板最好贴 6 张。贴上纸片后,须在 15 分钟内放(35±2)℃孵箱培养。

(5)孵育

1)孵育环境:非苛养菌放置 35℃普通孵箱;嗜血菌、淋病奈瑟菌、肺炎链球菌、β溶血链球菌、草绿色链球菌、脑膜炎奈瑟菌放置 5% CO_2 孵箱。

2)孵育时间

①葡萄球菌和肠球菌必须孵育 24 小时以检测对头孢西汀和万古霉素的耐药性。每日做完葡萄球菌和肠球菌药敏,在平板上记录时间,将药敏平板放置某一孵育的固定位置,确保 24h 后观察结果。

②嗜血杆菌需 16~18h;肺炎链球菌、草绿色链球菌、β溶血链球菌、淋病奈瑟菌、脑膜炎奈瑟菌需 20~24h;其他非苛养菌 18~24h。

③测定囊性纤维化患者的铜绿假单胞菌的敏感性,应将孵育时间延长至 24h。

6.结果判断

(1)判断方法:一般细菌抑菌圈直径的判读,将平板置于反射光照明下用反射光阅读,用直尺或游标卡尺测量完整、清晰、完全抑制的抑菌圈直径,读取最近的整毫米数。葡萄球菌利奈唑胺、万古霉素抑菌圈直径的判读、肠球菌万古霉素抑菌圈直径的判读,需将平板正对光源,用透射光阅读。对于加入血的 MH 琼脂平板(如肺炎链球菌),则将平板的盖子移去,在琼脂表面的上方测量并以反射光照明。抑菌圈直径结果的判读也可使用自动化药敏测量仪。

(2)判断标准:参考每年 CLSI 最新版本标准。

(3)注意事项

1)一般细菌抑菌圈的边缘应不见细菌的明显生长,在抑菌圈边缘需借助放大镜才能观察到的小菌落的微弱生长可忽略不计。当检测葡萄球菌或肠球菌时,在头孢西丁纸片(葡萄球菌)或万古霉素纸片(肠球菌)周围的抑菌圈内有任何可辨的菌株生长(包括针尖样菌落)则提示耐药。

2)对其他细菌,若在清楚的抑菌圈内有独立的菌落生长,则提示可能接种的菌种不纯,需要重新分离、鉴定和药敏试验,但此菌落也可能为抗菌药物选择出的高频突变耐药株。

3)变形杆菌可迁徙到某些抗菌药物抑菌圈内生长,所以在明显的抑菌圈内有薄膜样爬行生长可以忽略。

4)对甲氧苄啶和磺胺,拮抗物可使细菌轻微生长,所以抑菌圈直径的检测应不考虑细微生长的部分(生长菌苔的 20%或以下)而测量比较明显的边缘。

5)溶血性链球菌应检测生长抑制圈而不是溶血抑制圈。

6.药敏结果报告与解释

(1)参照 CLSI 最新标准对药敏试验结果做出评定,报告敏感、中介或耐药。

（2）产 ESBL 酶的细菌,药敏结果应报告对所有青霉素类、头孢菌素及氨曲南耐药。

（3）MRS(包括 MRSA 和 MRSCN)无论体外试验的结果敏感与否,均应报告对所有 β-内酰胺类抗生素(包括所有青霉素类、头孢菌素类、β-内酰胺类含酶抑制剂、碳青霉烯类等)耐药,而且 MRS 通常同时对氨基糖苷、大环内酯类、克林霉素和四环素多重耐药,在报告中必须加以提示。

（4）对于肠道分离的沙门菌和志贺菌,只有氨苄西林、一种喹诺酮类药物和磺胺甲噁唑/甲氧苄啶可用于常规试验报告。肠道外感染沙门菌属分离株,应测试并报告氯霉素和一种三代头孢菌素。

（5）对于肠球菌属,头孢菌素类、氨基糖苷类(仅筛选高水平耐药性)、磺胺甲噁唑/甲氧苄啶和克林霉素在体外可能有活性,但在临床上耐药,所以不能报告对这些药物敏感。

（6）苯唑西林的抑菌圈直径≥20mm 的肺炎链球菌对青霉素是敏感的(MIC≤0.06μg/mL)。当苯唑西林纸片筛选试验的直径≤19mm 时,可能是对青霉素耐药、中介或某些敏感的菌株,因此对于苯唑西林抑菌圈直径≤19mm 的肺炎链球棉株应检测其 MIC。

(三)万古霉素 E-test 药敏试验操作程序

1.目的

规范葡萄球菌万古霉素药敏试验的标准操作程序,确保药敏结果准确。

2.原理(E-test 试验原理)

E-test 是一种抗生素浓度梯度法直接测量 MIC 的药敏试验,它结合稀释法和扩散法的原理与特点。E-test 试条一面固定有一系列预先制备的、稀释度呈指数级连续增长的抗生素,另一面有读数和判别的刻度。当试条放在接种有细菌的琼脂上,孵育过夜后,围绕试条可见椭圆形抑菌环,环的边缘与试条交点的刻度即为抗生素抑制细菌的特定浓度,又称抑制浓度(IC)。

3.适用范围

适用于临床标本中分离的葡萄球菌。

4.仪器、试剂

（1）所需仪器:普通孵箱、麦氏比浊仪或比浊管、镊子。

（2）所需试剂

1)药敏培养基:MH 琼脂。

2)E-test 试条:购于英国 OXOID 公司。

3)0.9％无菌生理盐水(自制后高压灭菌)、无菌棉拭子。

5.操作步骤

（1）菌液制备、接种平板:参见《纸片扩散法药敏试验操作程序》。

（2）放置 E-test 试条:待接种的 MH 平板干燥后,用镊子将试条放在琼脂表面,可用镊尖轻压以驱赶其下方的气泡。试条的刻度面应朝上,药物最高浓度应靠平板边缘,试条一旦贴上琼脂表面就不能再移动。

（3）孵育:35℃普通孵箱孵育 24h。

(4)结果判读

1)判读方法:在椭圆形抑菌环与试条交点处读取 MIC 值,应读取除薄雾状和散在菌落生长外完全抑制处的数值。

2)判读标准:参考每年 CLSI 最新版本标准。

3)注意事项

①凝固酶阴性葡萄球菌终点有拖尾现象,表示有对该抗生素的耐药亚群存在,忽略拖尾。

②抑菌环与试条的交点位于两刻度之间时,读取临近的上方高浓度数值。试条两边产生不同的交点时,读取较高数值,若两边交点的数值之差大于 1 个稀释度以上,则需重复试验。忽略试条边缘的薄线生长,这常为细菌沿培养基水渠生长的结果。应参照生产厂家的说明书。

6.药敏结果报告与解释

(1)参照 CLSI M100-S20 文件标准,金黄色葡萄球菌万古霉素 MIC≤2μg/mL 为敏感,4~8μg/mL 为中介,≥16μg/mL 为耐药。CLSI 规定,检测到万古霉素 MIC≥8μg/mL 的任何金黄色葡萄球菌,应送到参考实验室。

(2)参照 CLSI M100-S20 文件标准,凝固酶阴性葡萄球菌球菌万古霉素 MIC≤4μg/mL 为敏感,8~16μg/mL 为中介,≥32μg/mL 为耐药。CLSI 规定,检测到万古霉素 MIC≥32μg/mL 的任何凝固酶阴性葡萄球菌,应送到参考实验室。

(四)肺炎链球菌青霉素药敏试验操作程序

1.目的

规范肺炎链球菌青霉素药敏试验的标准操作程序,确保药敏结果准确。

2.原理

CLSI M100-S20 文件规定,肺炎链球菌青霉素敏感性试验用苯唑西林预测(纸片扩散法)。若苯唑西林抑菌圈直径≥20mm,报告青霉素敏感;若苯唑西林抑菌圈直径≤19mm,应检测青霉素 MIC 值,依据 CLSI 标准判定结果。

3.适用范围

适用于临床标本中分离的肺炎链球菌。

4.仪器、试剂

(1)所需仪器:CO_2 孵箱、麦氏比浊仪或比浊管、镊子。

(2)所需试剂

1)药敏培养基:含羊血 5qo 的 MH 琼脂。

2)苯唑西林纸片、青霉素 E-test 试条均购于英国 OXOID 公司。

3)0.9%无菌生理盐水(自制后高压灭菌)、无菌棉拭子。

5.操作步骤

(1)苯唑西林药敏纸片扩散法操作参见。

(2)纸片扩散法结果的分析:苯唑西林的抑菌圈直径≥20mm 时,可报告此菌株对青霉素是敏感的。若苯唑西林的抑菌圈直径≤19mm,可发生在青霉素耐药、中介或某些敏感菌株中,因此,应检测青霉素的 MIC 值。

(3)青霉素 MIC 值的检测:采用 E-test 试条。5% CO_2 孵箱 20～24h,结果判读时应移除平皿盖,忽略溶血,读取抑菌环生长完全被抑制处与青霉素试条的交界处。

6.药敏结果报告与解释

(1)苯唑西林的抑菌圈直径≥20mm 时,报告此菌株对青霉素是敏感的(MIC≤0.06μg/mL)。同时菌株对氨苄西林、阿莫西林、阿莫西林-克拉维酸、氨苄西林-舒巴坦、头孢克洛、头孢地尼、头孢吡肟、头孢噻肟、头孢丙烯、头孢布坦、头孢曲松、头孢呋辛、头孢泊肟、厄他培南、亚胺培南、美罗培南也敏感。

(2)肺炎链球菌青霉素判断折点分为脑膜炎和非脑膜炎解释标准。脑脊液分离菌株,仅按脑膜炎解释标准报告结果;脑脊液外分离的所有菌株,应按脑膜炎和非脑膜炎解释标准报告结果。

CLSI M100-S20 文件规定青霉素 MIC 判断折点如下。

1)青霉素注射剂(非脑膜炎):≤2μg/mL 为敏感,4μg/mL 为中介,≥8μg/mL 为耐药。

2)青霉素注射剂(脑膜炎):≤0.06μg/mL 为敏感,≥0.12μg/mL 为耐药。

3)对从脑脊液、血液和其他深部组织分离到的肺炎链球菌菌株,应该常规检测其对青霉素、头孢噻肟、头孢曲松、美罗培南和万古霉素的 MIC。

第二节　主要细菌学检验

一、革兰阳性球菌

(一)葡萄球菌属

【临床意义】

1.葡萄球菌属是从临床标本检出的革兰阳性球菌中最为常见的一群细菌,分为凝固酶阴性和凝固酶阳性两类。凝固酶阳性葡萄球菌有金黄色葡萄球菌、中间型葡萄球菌和猪葡萄球菌、施氏葡萄球菌等,其中金黄色葡萄球菌(SA)是致病菌,常引起毛囊炎、脓肿、蜂窝织炎、肺炎、脓毒血症、败血症、食物中毒、假膜性肠炎、剥脱性皮炎和中毒性休克等。凝固酶阴性葡萄球菌(CNS)有表皮葡萄球菌、腐生葡萄球菌、人葡萄球菌、溶血葡萄球菌、模仿葡萄球菌、头状葡萄球菌、孔氏葡萄球菌、木糖葡萄球菌、沃氏葡萄球菌、耳葡萄球菌等。表皮葡萄球菌(SE)和腐生葡萄球菌可引起尿路感染、败血症和心内膜炎等各种机会感染,属条件致病菌。临床使用的各种导管、人工瓣膜及其他侵袭性检查治疗用品受表皮葡萄球菌污染的频率很高。另外,即使在理想的消毒条件下,仍有 3%～5% 的血培养中混有污染菌.主要来源就是皮肤寄生的凝固酶阴性葡萄球菌。近年来凝固酶阴性葡萄球菌引起的感染逐渐上升,且耐药菌株不断增加,临床需密切注意。

2.根据美国临床实验室标准化研究所(CLSI/NCCLS)推荐的抗菌药物选择方法,临床实验室葡萄球菌属药敏试验一般选择下列抗生素:A组:苯唑西林、青霉素、阿奇霉素(或红霉素或克拉霉素)、克林霉素、复方新诺明;B组:达托霉素、利奈唑胺、万古霉素、泰利霉素、多西环素、四环素、利福平;C组:环丙沙星(或左氧氟沙星或氧氟沙星)、莫西沙星、庆大霉素、氯霉素、奎奴普汀/达福普汀;U组:洛美沙星、诺氟沙星、呋喃妥因。一般不必选择青霉素、苯唑西林以外的β内酰胺类抗生素。这是因为:青霉素敏感的葡萄球菌对其他青霉素类、头孢菌素类和碳青霉烯类也是敏感的;青霉素耐药而苯唑西林敏感的菌株对青霉素酶不稳定的青霉素类耐药,但对其他青霉素酶稳定的青霉素类、β内酰胺类和β内酰胺酶抑制剂复合物、第一代头孢菌素类和碳青霉烯类是敏感的;苯唑西林耐药的葡萄球菌对所有当前可用的β内酰胺类抗生素均耐药,通常还对氨基糖苷类、大环内酯类、克林霉素、四环素等多重耐药。因此,仅测试青霉素和苯唑西林就可以推知一大批β内酰胺类抗生素的敏感性与耐药性,不必常规测试其他青霉素类、β内酰胺酶抑制剂复合物、头孢菌素类和亚胺培南。对 MRS 轻度感染可用利福平、复方磺胺甲恶唑和环丙沙星,而严重的全身感染只能用万古霉素。

(二)链球菌属

【临床意义】

1.链球菌

是革兰阳性球菌中另一类常见细菌。根据其溶血性状分为 α、β、γ 三种。α 溶血性链球菌(草绿色链球菌)为口腔、消化道、及女性生殖道正常菌群。

30%～40%亚急性心内膜炎由草绿色链球菌引起。变异链球菌可致龋齿;血液链球菌、温和链球菌、格氏链球菌、口腔链球菌和中间型链球菌常分离自深部脓肿,特别是肝和脑的脓肿。β 溶血性链球菌分为多种血清群,致病者主要是 A 群和 B 群,C、D、G 群也有致病性。A 群链球菌(化脓性链球菌)可引起化脓性感染如皮肤软组织感染、疖肿、脓肿、丹毒、淋巴管炎、淋巴结炎、伤口感染、扁桃体炎、蜂窝织炎、中耳炎、肺炎、心内膜炎、脑膜炎等;产生红疹毒素的菌株可致猩红热;某些 A 群化脓性链球菌还可引起变态反应性疾病,包括风湿热、急性肾小球肾炎等。B 群链球菌(无乳链球菌),寄居于女性生殖道和人体肠道,可引起产妇的感染及新生儿的败血症、脑膜炎和肺炎。C 群链球菌可引起脑膜炎、肾炎、心内膜炎、蜂窝织炎和持续性败血症等。γ 链球菌不溶血,一般无致病力,偶尔引起细菌性心内膜炎及尿路感染等。

2.肺炎链球菌

是大叶性肺炎、支气管肺炎的病原菌,还可引起化脓性脑膜炎、心内膜炎、中耳炎、菌血症等。一直以来,肺炎链球菌对青霉素具有高度的敏感性,临床上把青霉素用作治疗肺炎链球菌感染的首选药物。目前这一传统治疗经验受到了挑战。近年来出现耐青霉素及多重耐药的肺炎链球菌(PRP),由于青霉素结合蛋白 PBPs 改变(以 PBP2b 突变多见),导致其与青霉素结合力下降,须引起高度重视。现在认为,青霉素敏感的肺炎链球菌对氨苄西林、阿莫西林、阿莫西林/克拉维酸、氨苄西林/舒巴坦、头孢克洛、头孢唑啉、头孢地尼、头孢吡肟、头孢拉定、头孢噻肟、头孢丙烯、头孢曲松、头孢呋辛、头孢泊肟、头孢唑肟、厄他培南、亚胺培南、氯碳头孢和美洛培南等均敏感,所以不需要再测定这些药,而青霉素中介或耐药的肺炎链球菌,这些药的临床有效率较低。

3.牛链球菌

可引起人心内膜炎、脑膜炎和菌血症并与结肠癌有相关。

4.猪链球菌

是人畜共患菌,患者因接触病患猪感染,未发现人与人传播,引起人脑膜炎和败血症,并造成死亡。

(三)肠球菌属

【临床意义】

1.肠球菌曾被归入 D 群链球菌,但种系分类法证实它不同于链球菌属细菌,现单列为肠球菌属。临床上常见的是粪肠球菌和尿肠球菌是目前医院内感染重要病原菌。肠球菌最常引起泌尿系感染,其中绝大部分为医院内感染,多数与尿路的器械操作、留置导管和尿道结构异常有关。其次可引起腹部及盆腔的创伤和外科感染。肠球菌引起的菌血症常发生于有严重基础疾患的老年人、免疫功能低下患者以及长期住院接受抗生素治疗的患者,原发感染灶常为泌尿生殖道、腹腔化脓性感染、胆管炎和血管内导管感染等。呼吸系统的肠球菌感染比较少见。由于头孢菌素、氨基糖苷类(与青霉素类或万古霉素协同除外)、克林霉素、甲氧苄啶磺胺甲噁唑等对肠球菌属无效,而以上药物是医院内感染治疗的最常用药物,从呼吸道标本分离出肠球菌,多是因为长期使用(以上)抗生素造成肠道菌群失调、菌群定殖移位所致。因此,在临床诊断和治疗前应认真评估分离菌的临床意义。

2.所有肠球菌属对于头孢菌素、氨基糖苷类(高水平耐药筛选除外)、克林霉素和复方新诺明是天然耐药,即使在体外显示活性,但临床上无效。肠球菌属药敏试验临床微生物实验室选择药物通常为:A 组:青霉素、氨苄西林;B 组:达托霉素、万古霉素,奎奴普汀/达福普汀,利奈唑胺;C 组:四环素类和红霉素、氯霉素、利福平、高浓度的庆大霉素和链霉素;U 组:为环丙沙星、左氧氟沙星、诺氟沙星,呋喃妥因等。近年来不断上升的肠球菌感染率与广泛使用抗生素出现的耐药性以及广谱抗生素的筛选有密切关系。对肠球菌的耐药性应高度警惕,避免高耐药、多重耐药菌株出现和播散。

3.肠球菌的耐药性分为天然耐药和获得性耐药。对于一般剂量或中剂量氨基糖苷类耐药和对万古霉素低度耐药常是先天性耐药,耐药基因存在于染色体。近年来获得性耐药株不断增多,表现为对氨基糖苷类高水平耐药和对万古霉素、林可霉素高度耐药。目前,肠球菌的耐药问题包括:

(1)耐青霉素和氨苄西林的肠球菌。氨苄西林和青霉素的敏感性可用来预测对阿莫西林、氨苄西林/舒巴坦、阿莫西林/克拉维酸、哌拉西林和哌拉西林/他唑巴坦的敏感性。

(2)氨基糖苷类高水平耐药(HLAR)的肠球菌。临床微生物实验室一般应用大剂量的庆大霉素和链霉素筛选,其他氨基糖苷类不需进行测试,因为它们对肠球菌的活性并不优于庆大霉素和链霉素,敏感结果预示氨苄西林、青霉素或万古霉素与这种氨基糖苷类抗生素具有协同作用,耐药结果(HLAR)则预示它们之间不存在协同作用。

(3)耐万古霉素的肠球菌(VRE)。1988 年首次报道出现 VRE,目前国内三级甲等以上医院 VRE 已占分离肠球菌的 1%～5%。肠球菌对万古霉素的耐药可分为低水平耐药(MIC 为 8～32mg/L)和高水平耐药(MIC 64mg/L)。根据肠球菌对万古霉素和替考拉宁(壁霉素)的不同耐药水平及耐药基因,VRE 分为四种表型,分别是 VanA、VanB、VanC 和 VanD。其中 VanA、VanB 和 VanD 均为获得性耐药:VanA 对万古霉素和替考拉宁均呈高水平耐药;VanB 对万古霉素低水平耐药,对替考拉宁敏感;VanD 对万古霉素耐药,对替考拉宁敏感。VanC 为天然耐药,对万古霉素低水平耐药。最近又有获得性 VanE 型 VRE 的报道。对 VanA 型、青霉素敏感或低耐药的非 HLAR 菌株,可用青霉素+庆大霉素。对 VanB 非 HLAR 的菌株,用替考拉宁+庆大霉素;同时有 HLAR 的菌株,用替考拉宁、新生霉素+喹诺酮类。对多重耐药的 VRE 菌,目前尚无有效的治疗方法,堪称超级细菌。

4.由于屎肠球菌的耐药性明显强于粪肠球菌,而鹑鸡肠球菌和铅黄肠球菌对万古霉素低水平天然耐药,因此临床应要求微生物实验室将肠球菌鉴定到种。

(四)微球菌属

【临床意义】

主要包括藤黄微球菌、里拉微球菌,南极微球菌和内生微球菌。为条件致病菌,当机体抵抗力降低时感染本菌可致病,如引起脓肿、关节炎、胸膜炎等疾病。

二、革兰阴性球菌

(一)奈瑟菌属

主要致病菌包括:脑膜炎奈瑟菌和淋病奈瑟菌。

1.脑膜炎奈瑟菌

【临床意义】

脑膜炎奈瑟菌通常寄居于宿主的鼻咽腔内、口腔黏膜上,通过呼吸道分泌物或空气微颗粒传播。它是流行性脑脊髓膜炎的病原体,多为隐性感染,当宿主抵抗力降低时,先引起呼吸道感染,细菌进入血液时导致菌血症,大量繁殖入侵淋巴结到达脑脊膜,即发生急性化脓性脑膜炎。发病高峰为冬末春初,感染者多为学龄儿童、青少年。治疗药物首选为青霉素。

2.淋病奈瑟菌

【临床意义】

淋病奈瑟菌(简称淋球菌)是常见的性传播疾病——淋病的病原菌,主要通过性接触直接侵袭感染泌尿生殖道、口咽部和肛门直肠的黏膜。淋病的临床类型可分为:

(1)单纯淋病:大部分患者表现为本型。男性感染后 7 天内发生急性尿道炎,表现为尿频、尿急、尿痛,尿道口有脓性分泌物,不及时治疗可继发附睾炎、前列腺炎和尿道狭窄。妇女的原发部位是子宫颈内膜,表现为子宫颈红肿、阴道分泌物增多和排尿困难。在女性单纯淋病患者中,无症状和轻微症状患者较多,故易忽略,不能及时就医而继发合并症,以及成为传染源而继续感染他人。

(2)盆腔炎性疾病:单纯淋病女性患者不及时治疗可发生盆腔炎性疾病。本病是造成女性生殖系统损害的严重并发症,表现为子宫颈内膜炎、输卵管炎、盆腔炎和输卵管脓肿等。

(3)口咽部和肛门直肠淋病:前者表现为轻度咽炎,后者表现为里急后重、局部灼痛和脓血便。

(4)结膜炎:多见于新生儿,因分娩时接触患淋病产妇的产道分泌物所致,不及时治疗可导致失明。

(5)播散性淋病:1%～3%的淋病患者可发展为播散性淋病,尤其见于补体功能缺陷的患者,表现为畏寒、发热、皮肤病变和多关节肿痛,少数患者可发生化脓性关节炎和脑膜炎。

淋病的实验室检测主要有分泌物的涂片检查、淋病奈瑟菌的分离培养及药敏试验、淋球菌β-内酰胺酶测定等。淋球菌分离培养是目前世界卫生组织推荐的筛查淋病患者的唯一方法。目前,质粒介导对青霉素和四环素的耐药性在淋病奈瑟菌中已愈来愈多见。虽然多数淋病奈瑟菌对大观霉素、第三代头孢菌素和氟喹诺酮类抗菌药物等很敏感,但对于本菌的临床分离株应强调做药敏试验,有助于临床合理用药。

(二)卡他莫拉菌

【临床意义】

主要寄居在人的鼻咽部,是导致中耳炎、鼻窦炎、慢性阻塞性肺炎的病原体,对免疫缺陷者可致菌血症、心内膜炎,甚至脑膜炎等。

三、需氧革兰阳性杆菌

(一)棒状杆菌属

【临床意义】

主要致病菌为白喉棒状杆菌。白喉杆菌通过呼吸道传染,引起白喉,是一种急性呼吸道疾病。除好发于咽喉部、气管鼻腔等处外,亦可偶发于眼结膜、阴道及皮肤等处。白喉杆菌在侵犯的局部增殖,产生大量外毒素,具有强烈的细胞毒作用,能抑制敏感细胞蛋白合成,引起局部黏膜上皮细胞坏死。浸出液中纤维蛋白将炎性细胞、黏膜坏死细胞和菌体凝结在一起,形成白色膜状物,称为伪膜或假膜,与黏膜紧密相连,不易拭去;若假膜延伸至喉内或假膜脱落造成气管阻塞,可造成呼吸道阻塞,严重者可因窒息死亡,是白喉早期致死的主要原因。白喉杆菌产生的外毒素由局部进入血液造成毒血症,侵害心肌和外周神经,引起心肌炎和软腭麻痹等白喉的各种临床症状。本病死亡率较高,50%以上的死亡病例是由于心肌炎发展至充血性心力衰竭所致。近几年来,白喉发病率有升高趋势。调查人群在感染或计划免疫后对白喉是否产生免疫力,可用白喉外毒素做皮内试验,又称锡克试验。治疗白喉患者最重要的制剂是白喉抗毒素,另外,青霉素和红霉素可用于消除上呼吸道的白喉杆菌或排除携带者。

棒状杆菌属是一群革兰阳性杆菌,除白喉棒状杆菌以外的其他棒状杆菌统称为类白喉棒状杆菌,多数不致病,有一些可能是条件致病菌。如溃疡棒状杆菌可引起渗出性咽炎、白喉样疾病及其他组织感染;解脲棒状杆菌可从膀胱炎和尿道结石患者尿中分离到;JK棒状杆菌可引起败血症、心内膜炎、皮肤与软组织感染等;干燥棒状杆菌可引起心瓣膜置换术后心内膜炎及外伤后深部组织感染。红霉素、青霉素、第一代头孢菌素或万古霉素可用于治疗类白喉杆菌感染。

(二)隐秘杆菌属

【临床意义】

常见菌种有溶血隐秘杆菌、伯尔德隐秘杆菌、化脓隐秘杆菌等。化脓隐秘杆菌引起伤口和软组织感染,脓肿形成,菌血症。溶血隐秘杆菌引起大龄儿童咽炎,伤口和软组织感染,骨髓炎,心内膜炎。伯尔德隐秘杆菌引起脓肿,常合并厌氧菌感染。

(三)加德纳菌属

【临床意义】

加德纳菌属只有阴道加德纳菌一个种。阴道加德纳菌是细菌性阴道炎(BV)的病原菌之一。BV的临床特征是阴道排出物增多,并有种恶臭气味,症状可不典型。其诊断依据是:①阴道排出物增多,稀薄、均质、灰白色,有恶臭味,pH>4.5;②有线索细胞,即阴道上皮细胞被革兰阴性小杆菌覆盖;③胺实验阳性:10% KOH滴到阴道分泌物上,立即出现鱼腥味和氨味。

(四)李斯特菌属

【临床意义】

与人类疾病有关的主要是单核细胞增生李斯特菌和伊氏李斯特菌。由李斯特菌引起的人类疾病称"李斯特菌病",单核细胞增生李斯特菌的主要通过污染的食品感染人,很可能是细菌通过胃肠道黏膜的屏障进入血流,有暴发流行以及散发两种。单核细胞增生李斯特菌还可通过胎盘和产道感染新生儿,引起新生儿、婴儿化脓性脑膜炎、败血症性肉芽肿等,死亡率为23%~70%。妊娠妇女感染后可引起流产。偶尔还可引起成人心内膜炎、败血症、结膜炎等。有报告表明,单核细胞增生李斯特菌的易感人群是孕妇和她们的胎儿、老人,以及免疫抑制状况的人(如AIDS患者)。

(五)丹毒丝菌属

【临床意义】

丹毒丝菌属主要致病菌为猪红斑丹毒丝菌。红斑丹毒丝菌病是一种急性传染病,主要发生于家畜、家禽,人也可感染发病。猪红斑丹毒丝菌,主要通过受损的皮肤感染人,引起类丹毒,大多发生于手部,始于伤口,随后局部皮肤红肿有水瘤,局部淋巴结肿大,有时伴有关节炎,也可引起急性败血症或心内膜炎。人类感染多发生在兽医,屠宰,工人和渔业工人身上。

(六)芽胞杆菌属

【临床意义】

常见菌种为炭疽芽胞杆菌,蜡样芽胞杆菌等。

1.炭疽芽胞杆菌

炭疽芽胞杆菌引起的炭疽病遍及世界各地,四季均可发生。人类炭疽根据感染的途径不同,分为体表、肠道及吸入性感染,可分别引起皮肤炭疽、肠炭疽、肺炭疽、纵隔炭疽。

(1)皮肤炭疽:较多见,约占95%以上,多发于暴露的皮肤部位。1~2d 出现症状,开始似蚊虫叮咬一样的痒,然后出现斑疹、疱疹、严重水肿,继而形成无痛性溃疡,中心有血性渗出物并结成黑痂。常伴有局部淋巴结肿大、发热、头痛,并发败血症,可发生中毒性休克。

(2)肺炭疽:感染后12h 就可出现症状。初期类似感冒,然后突然高热、寒战、胸痛、出血、咳血性痰,很快出现呼吸衰竭,中毒性休克死亡。

(3)肠炭疽:感染后一般12~18h 出现症状。主要为急性胃肠炎表现,如恶心、呕吐、腹痛、发热、血性水样便,因中毒性休克死亡。这三型炭疽均可并发败血症和炭疽性脑膜炎。患者病后可获得持久免疫力,再次感染甚少。

2.蜡样芽胞杆菌

蜡样芽胞杆菌广泛分布于土壤、水、尘埃、淀粉制品、乳及乳制品中,可引起食物中毒,并可致败血症。蜡样芽胞杆菌引起的食物中毒有两种类型:一是腹泻型,胃肠炎症状,潜伏期平均为10~12h,病程一般为2h;二是呕吐型,于进餐后1~6h 发病,病程平均不超过10h。由蜡样芽胞杆菌引起的眼内炎是一种严重的疾病,对眼有穿透性损伤或血源性扩散,且进展的非常迅速。蜡样芽胞杆菌还可引起其他部位的感染,有一种烧伤感染会致命。

(七)诺卡菌属

【临床意义】

与人类疾病关系最大的有星形诺卡菌和巴西诺卡菌,多为外源性感染,星形诺卡菌主要通过呼吸道引起原发性、化脓性肺部感染,可出现类似结核的症状,进一步可通过血流向其他组织器官扩散,进而引起脑膜炎、腹膜炎等。星形诺卡菌肺炎患者的痰标本呈肺结核样的乳酪样痰。巴西诺卡菌常通过损伤的皮肤侵犯皮下组织产生慢性化脓性肉芽肿,表现为脓肿和多发性瘘管,故称为足菌肿,好发于腿和足部。诺卡菌病的治疗首选磺胺类,可单独使用,也可与四环素、链霉素、氨苄西林等联用。

(八)红球菌属

【临床意义】

最常引起人体感染的病原菌为马红球菌,常引起免疫力低下人群如艾滋病人的呼吸道感染以及胸膜炎和败血症。支气管红球菌可从某些肺结核和支气管扩张患者痰液中分离到。

(九)分枝杆菌属

【临床意义】

目前属内有150个种和亚种,分为:结核分枝杆菌、非结核分枝杆菌(NTM)、麻风分枝杆菌和腐物寄生性分枝杆菌。广泛分布于土壤、水、人体和动物体内,主要引起肺部病变,尚可引起全身其他部位的病变,常见的有淋巴结炎、皮肤软组织和骨髓系统感染,对严重细胞免疫抑制者还可引起血源性播散。

1.结核分枝杆菌

是人类分枝杆菌病最主要的病原体,因其胞壁含有大量脂质成分,抵抗力强,能耐低温、耐干燥,在干燥的痰中可存活 6~8 个月,含有结核分枝杆菌痰液的尘埃可保持 8~10d 的传染性。该菌对湿热敏感,60℃半小时、80℃以上 5 分钟以内可死亡,在煮沸条件下可完全杀菌,所以对于痰液污染物可通过焚烧灭菌。另外,结核分枝杆菌对紫外线抵抗力差,日光直射 4h 即可死亡。虽然在 70%~75% 乙醇中数分钟即被杀死,但由于乙醇能使痰中的蛋白质凝固,因此不宜用于痰的消毒。对人类致病的结核分枝杆菌包括人结核分枝杆菌、牛结核分枝杆菌、非洲分枝杆菌,统称为"结核分枝杆菌复合群"。不同结核分枝杆菌复合群引起的临床症状相似,治疗也相同。我国以人结核分枝杆菌感染的发病率最高,主要通过呼吸道、消化道和损伤的皮肤等多途径感染机体,引起多种脏器组织的结核病。其中以肺结核最为多见,开放性肺结核患者咳嗽时排出颗粒形成气溶胶,当易感者吸入气道达肺中后引起感染。原发病灶多见于肺尖、下叶的上部接近胸膜处,多能自愈,形成纤维化或钙化灶。机体内有潜在感染灶的人,一般来讲有 10% 可能复发,在感染的最初几年危险性最高。在 AIDS 病人中,肺结核多为原发性,进展迅速,经血流播散,局部的纤维化和干酪样病变较少。93% 的从未经治疗患者中分离到的结核分枝杆菌对抗结核药物敏感,对两药或三药治疗方案反应良好。但由于发生基因突变,目前 2/3 以上的临床分离株对多种抗结核药物产生耐药性。

国家最新统计资料显示,肺结核已成为目前我国最多发的传染病之一,仅次于乙型肝炎,呈"三高一低"的趋势,即:患病率高,死亡率高,耐药性高;递降率低。目前对于结核的治疗必须坚持以下原则:结核分枝杆菌的自发性耐药突变相当多,如果对这些患者仅用一种抗结核药物,则会很快对这种药物产生耐药,造成治疗失败。因此,至少要 2~3 种的药物联合治疗,防止耐药菌株出现,即使痰中检测不出抗酸杆菌后仍需继续治疗;尽管治疗前药敏试验对于结核的初始治疗作用不大,但为了公众的利益必须进行。

2.麻风分枝杆菌

是麻风病的病原菌。麻风病是由于细胞免疫缺陷,使感染的麻风分枝杆菌大量繁殖形成局部肉芽肿所致,可影响皮肤、外周神经,表现为皮肤感觉缺失和周围神经增厚。从鼻肉芽肿上脱落的菌体是传播的主要原因,可因密切接触引起感染。麻风杆菌在体外不能培养。

3.非结核分枝杆菌(NTM)

属于环境分枝杆菌,主要来源于污水、土壤、气溶胶。流行病学显示 NTM 的感染率日趋上升。非结核分枝杆菌感染具有以下特点:①多发生于机体免疫力低下时,为机会性感染,患者多为老年基础肺疾病者、使用激素、免疫抑制剂者、AIDS 患者等;②该菌的致病力较结核分枝杆菌低,它所导致的疾病往往进展缓慢、病程较长,且病灶范围小、症状轻;③多合并有人类免疫缺陷病毒感染,NTM 是 AIDS 的主要机会致病菌,最常见的感染是鸟-胞内分枝杆菌;

④可与结核分枝杆菌合并感染,多见于有空洞的结核患者身上;⑤对抗结核药具天然的耐药性,临床疗效不佳;⑥肺部症状与 X 线表现程度不符,肺结核分枝杆菌引起的肺部感染症状较轻,但胸片可表现为广泛的病灶。

四、肠杆菌科细菌

肠杆菌科细菌是临床标本中最常见的革兰阴性杆菌。正如其名,肠杆菌科细菌在人类和动物的肠道内大量存在,随人和动物的排泄物广泛分布于土壤、水和腐物中。大多数肠杆菌科细菌是肠道的正常菌群,但当宿主免疫力降低或细菌侵入肠道外部位(移位定植)等特定条件下可成为条件致病菌而引起疾病。有些肠杆菌科细菌是致病菌,主要有伤寒沙门菌、志贺菌、致病性的大肠埃希菌、耶尔森菌等。

(一)埃希菌属

【临床意义】

目前属内有 6 个种,其中以大肠埃希菌最常见。是人类和动物肠道的正常菌群,正常情况下不致病。大肠埃希菌在婴儿出生后数小时就进入肠道并终生伴随。当机体抵抗力降低或细菌入侵肠外部位时可成为条件致病菌引起感染,以化脓性炎症最为常见。某些特殊菌株致病性强,能直接导致肠道感染。

埃希菌属是医院感染的重要病原菌之一,也是食物和饮料的卫生学标准。所致疾病可分2 类:

1.肠道外感染以泌尿系感染为主,如尿道炎、膀胱炎、肾盂肾炎

还可引起菌血症、败血症、肺炎、腹膜炎、胆囊炎、阑尾炎、术后伤口感染,以及新生儿的脑膜炎等,属条件致病菌感染,多见于婴儿、老年人和免疫功能低下者。

2.肠道内感染主要为腹泻

引起肠道感染的大肠埃希菌主要有 5 组:

(1)产肠毒素型大肠埃希菌(ETEC):是 5 岁以下婴幼儿和旅游者腹泻的重要病原菌,经粪-口感染,由质粒介导产生耐热肠毒素 ST 和不耐热肠毒素 LT 而引起腹泻,不侵犯肠黏膜上皮。可为轻度水样泻或类似霍乱的严重腹泻,可伴恶心、呕吐、腹痛和发热等症状。

(2)肠致病性大肠埃希菌(EPEC):是婴幼儿腹泻的主要病原菌,严重者可致死,成人少见。EPEC 多不产生肠毒素(某些菌株产生类志贺毒素),病菌在十二指肠、空肠和回肠上端大量繁殖形成微菌落,导致肠黏膜的刷状缘破坏、绒毛萎缩、上皮细胞排列紊乱和功能受损而造成严重腹泻。表现为发热、呕吐、腹泻,粪便常为黏液性。

(3)肠侵袭性大肠埃希菌(EIEC):相对较少见,不产生肠毒素,死亡后产生内毒素,导致肠黏膜上皮发生炎症或溃疡。临床表现为细菌性痢疾样症状。腹泻呈脓血便,有里急后重,主要侵犯较大儿童和成人。

(4)肠出血性大肠埃希菌(EHEC):其代表血清型为 O157:H7。所有血便患者均应常规

做O157:H7的培养,尤其在发病季节有指征的患者其粪便检查应包括O157:H7的培养。O157:H7大肠埃希菌感染可以表现为无症状感染、轻度腹泻、出血性肠炎(HC)、溶血性尿毒综合征(HUS)、血栓性血小板减少性紫癜(TTP),以出血性肠炎最多见。

(5)肠聚集性大肠埃希菌(EAggEC):引起婴儿持续性腹泻脱水,偶有血便。

(二)志贺菌属

【临床意义】

1.该属是主要的肠道病原菌之一,目前属内有4个血清群,历史上曾作为4个种处理。A群为痢疾志贺菌,B群为福氏志贺菌,C群为鲍氏志贺菌,D群为宋内志贺菌。本菌属是人类细菌性痢疾最常见的病原菌,其致病物质主要是侵袭力和内毒素,临床呈现典型的黏液脓血便。痢疾志贺菌1型还能产生一种外毒素(称志贺毒素),具有神经毒性、细胞毒性和肠毒性。因此痢疾志贺菌引起的菌痢症状最重。宋内志贺菌最轻。我国以福氏志贺菌流行为主,尤其是福氏志贺菌2型,其次是宋内志贺菌。福氏志贺菌感染易转变为慢性,病程迁延,慢性患者和恢复期带菌常见。

2.小儿常可发生中毒性菌病,患儿多无明显的消化道症状,主要表现为全身性中毒症状,由内毒素大量释放引起,死亡率高,各型志贺菌都有可能引起。

3.治疗志贺菌感染的药物很多,但该菌易出现多重耐药性。根据CLSI/NCCLS要求,临床实验室常规药敏仅测试和报告氨苄西林、复方新诺明和一种喹诺酮类抗生素。若肠外分离菌株,加试三代头孢(一种药物)和氯霉素。第一代和第二代头孢菌素以及氨基糖苷类抗生素在体外测试可能为敏感,但临床无效,不能报告敏感。

(三)沙门菌属

【临床意义】

本属细菌分为肠道沙门菌和邦戈沙门菌两个种。肠道沙门菌可再分为6个亚种,包括肠道沙门菌肠道亚种,肠道沙门菌萨拉姆亚种等等。对人类致病的主要是肠道沙门菌肠道亚种的一些血清型,如伤寒血清型、副伤寒甲血清型、鸡沙门血清型等。目前,临床微生物实验室多以菌种的形式代替血清型报告,如伤寒沙门菌、甲型副伤寒沙门菌、鼠伤寒沙门菌、猪霍乱沙门菌等。

1.沙门菌致病物质主要有

①表面抗原:沙门菌的表面有M抗原、5抗原及Vi抗原,有Vi抗原的菌株比无Vi抗原的菌株致病力强;②内毒素:沙门菌有较强的内毒素,可引起肠热症;③肠毒素:某些沙门菌(如鼠伤寒沙门菌)能产生类似大肠埃希菌的肠毒素。

2.沙门菌所致疾病,最常见的是急性胃肠炎(食物中毒)

由摄入大量鼠伤寒沙门菌、猪霍乱沙门菌、肠炎沙门菌等污染的食物引起。潜伏期6~24h,主要症状是发热、恶心、呕吐、腹痛、腹泻,一般在2~3d内自愈。吐泻剧烈者伴脱水,导致休克肾衰而死亡。严重后果者主要见于婴儿老人及体衰者。

3.沙门菌所致另一类重要疾病是伤寒和副伤寒

伤寒和副伤寒是一种独特的急性全身性发热性单核细胞内感染,主要由沙门菌属中的伤寒沙门菌和甲型、乙型、丙型副伤寒沙门菌引起,偶尔由鼠伤寒沙门菌引起。伤寒与副伤寒患者外周血白细胞总数往往降低,伴中性粒细胞减少和嗜酸性粒细胞消失。病原菌的检出是本病的确诊依据,疾病早期以血培养为主,第 1 周阳性率最高,可达 90%,病程后期以粪、尿等培养为主,骨髓培养阳性率较血培养高,全程可取骨髓分离培养细菌。粪、尿培养一般于病程第 2~3 周阳性率较高,粪便培养阳性应结合临床表现,单纯大便培养阳性可为伤寒带菌状态。另外,取玫瑰疹刮取物或活检切片进行培养,也可获阳性结果。

4.伤寒沙门菌和副伤寒沙门菌的菌体(O)抗原、鞭毛(H)抗原及 Vi 抗原能刺激机体产生相应的抗体

肥达反应是测定患者血清中 O,H 抗体效价的一种传统血清学诊断方法,肥达反应与细菌分离培养同时进行或在后者失败的情况下,能辅助诊断伤寒,甲、乙、丙型副伤寒沙门菌引起的肠热证。通常伤寒与副伤寒发病 1 周后肥达试验开始出现阳性,第 3~4 周阳性率可达 90%,其效价随病程演进而递增,第 4~6 周达高峰,病愈后阳性反应可持续数月之久。其结果解释应注意:

(1)正常值:各地区有所不同,一般 O>1:80,H>1:160,A、B、C>1:80 才有临床意义;或在疾病早期及中后期分别采集 2 次血清,若第二份血清比第一份的效价增高 4 倍以上具有诊断价值。

(2)O 抗原刺激机体产生的抗体为 IgM,出现较早,存在于血清内的时间较短;H 抗体为 IgG,出现较迟,持续存在的时间较长。①O 高 H 不高:可能为疾病的早期;沙门菌属中其他菌种感染引起的交叉反应;或 H-O 变异的沙门菌引起的感染等。建议 1 周后复查。如 1 周后 H 也有升高,可证实为肠热症。②H 高 O 不高:可能为疾病的晚期;以往患过伤寒、副伤寒或接受过预防接种;回忆反应等。

(3)伤寒沙门菌与甲型、乙型副伤寒沙门菌有部分共同的 O 抗原,可使体内产生相同的 O 抗体,故 O 抗体特异性较低,增高时只能诊断为伤寒类疾病的感染。而伤寒与副伤寒时产生的 H 抗体特异性较高,在免疫学反应中不发生交叉凝集,因此某一种鞭毛抗体("H""A""B""C")的升高,对伤寒与各型副伤寒有鉴别诊断意义。

Vi 抗原存在于新从患者分离的伤寒沙门菌及丙型副伤寒沙门菌菌体最表层。患者感染后 Vi 抗体的升高,往往在病程 3~4 周之后,Vi 凝集试验≥1:5 者提示为伤寒带菌,对本病的早期诊断没有意义。

本试验结果的影响因素:①过去曾预防接种伤寒、副伤寒疫苗者,H 抗体效价明显升高,并持续数年,而 O 抗体低于正常值;②以往患过伤寒病或曾接种伤寒菌疫苗,新近又感染流行性感冒或布鲁菌病,可产生高效价 H 抗体,O 抗体则较低,但 H 抗体很快消失,此种反应称为回忆反应;③由于人们在日常生活中可能发生隐性感染而产生抗体,尤其在流行地区正常人凝

集效价可稍增高,故在判断结果时应考虑本地区正常人群的自然凝集价水平,以作为参考;④沙门菌属各菌种之间有某些共同抗原,在凝集试验中可能出现类属交叉凝集反应,但效价较低;⑤阴性结果不能完全排除伤寒的可能,应注意有 10％左右已确诊为伤寒者,在整个病程中抗体效价始终不升高,这可能与早期应用抗生素、免疫耐受和免疫缺陷有关。⑥肥达反应特异性不强,机体免疫功能紊乱、结核、败血症、斑疹伤寒、病毒性肝炎及部分急性血吸虫病患者,可出现假阳性反应;⑦血清溶血、菌液过浓等均会影响结果,菌液过期或产生自凝者不宜使用。

5.沙门菌偶尔还可引起肠道外的各种炎症,如胆囊炎、肾盂肾炎、脑膜炎、骨髓炎、心内膜炎和内脏脓肿。

6.与志贺菌属相同的是,临床微生物实验室常规仅测试和报告沙门菌对氨苄西林、一种喹酮类药和复方新诺明的敏感情况;对于胃肠外分离的沙门菌属,还要测试并报告氯霉素及某一种第三代头孢菌素的结果;对于胃肠外分离的沙门菌属,奈啶酸耐药、氟喹诺酮类敏感时用喹诺酮治疗可能出现临床治疗失败或延迟反应。

(四)枸橼酸杆菌属

【临床意义】

属内有 11 个种,常见菌种有:弗劳地枸橼酸杆菌、科斯枸橼酸杆菌(即原来的异型枸橼酸杆菌)、丙二酸盐阴性枸橼酸杆菌等等。弗劳地枸橼酸杆菌,是肠道的正常菌群成员,为条件致病菌,某些菌株产生肠毒素 LT 及 ST,导致原发性肠道感染而引起腹泻;和某些肠道外感染有关,常致尿道感染、菌血症、败血症和肺炎、腹膜炎、创伤感染、新生儿脑膜炎、脑脓肿,临床分离的菌株常具有多重耐药性。科斯枸橼酸杆菌最常从尿和呼吸道标本中分离出,引起新生儿脑膜炎和脑脓肿的病例有上升趋势,其死亡率高达 1/3,且至少有 75％的患儿发生严重的神经损害。

(五)克雷伯菌属

【临床意义】

本菌属包括肺炎克雷伯菌、产酸克雷伯菌、土生克雷伯菌、植生克雷伯菌、运动克雷伯菌等9 个种。肺炎克雷伯菌又分肺炎、臭鼻、鼻硬节 3 个亚种,从临床标本中分离的克雷伯菌属95％为肺炎克雷伯菌肺炎亚种,是国内导致医院感染最常见的细菌之一。肺炎克雷伯菌通常寄居于人体的肠道和呼吸道,为条件致病菌;当机体虚弱时,口咽部定居的细菌可成为肺部感染的来源。本菌所致的原发性肺炎可使肺部广泛坏死出血,常并发胸膜炎,引起胸痛;还可引起肺外感染,如尿道感染、败血症、伤口感染、脑膜炎等。臭鼻亚种可致臭鼻症,尚可引起败血症、泌尿道感染和软组织感染。鼻硬结亚种可使人鼻咽、喉及其他呼吸道结构发生慢性肉芽肿,使组织坏死。产酸克雷伯菌还可导致原发性肠道感染,与感染性腹泻相关。本菌对氨苄西林天然耐药。

(六)肠杆菌属

【临床意义】

肠杆菌属现有 21 个种和 2 个亚种,临床最常见的有:产气肠杆菌(现也称运动克雷伯菌)

和阴沟肠杆菌,是肠道正常菌群的一部分,一般不会引起腹泻,广泛存在于自然环境中,能引起多种肠道外的条件致病性感染,如泌尿道、呼吸道和伤口感染,亦可引起菌血症和脑膜炎。坂崎肠杆菌能引起新生儿脑膜炎和败血症,死亡率高达 75%。格高菲肠杆菌能引起泌尿道感染,生癌肠杆菌可引起多种临床感染,包括伤口感染、尿道感染、菌血症、肺炎等。

此类细菌常编码产生色色体介导的 Bushl(AmpC)型的 β-内酰胺酶,表现为对第一、二、三代头孢菌素、头霉素类、加酶抑制剂类抗生素均耐药,但对碳青霉烯类、第四代头孢菌素敏感。肠杆菌属细菌可在第三代头孢菌素的治疗过程中产生多重耐药性,即最初敏感的菌株在开始治疗 3～4d 内就可变成耐药菌株,因此需反复测试重复分离的菌株。多重耐药的阴沟肠杆菌引起的败血症有很高的死亡率。阴沟肠杆菌和产气肠杆菌对头孢西丁、头孢噻吩天然耐药。

(七)沙雷菌属

【临床意义】

现有 14 个种和 4 个亚种,临床常见的有黏质沙雷菌和液化沙雷菌,是水和土壤中的常见菌。其中,黏质沙雷菌是引起肠道外感染的重要条件致病菌之一,常引起人类各种感染,特别是尿路感染、肺炎、创面感染、败血症。与肠杆菌属细菌类似的是在第三代头孢菌素的治疗过程中可诱导形成多重耐药性,最初敏感的菌株在开始治疗 3～4d 内就可变成耐药菌株,因此需反复测试重复分离的菌株。沙雷菌属对头孢呋肟、呋喃坦叮及四环素天然耐药。

(八)耶尔森菌属

【临床意义】

本属细菌有 15 个种和 2 个亚种,临床常见的有:鼠疫耶尔森菌、小肠结肠炎耶尔森菌、假结核耶尔森菌等。鼠疫耶尔森菌是烈性传染病鼠疫的病原菌,主要在啮齿动物间流行。假结核耶尔森菌可引起人肠系膜淋巴结炎、腹泻和败血症。小肠结肠炎耶尔森菌可致胃肠炎、菌血症和败血症、肠系膜淋巴腺炎、关节炎等。假结核耶尔森菌可导致肠炎、淋巴感染、和败血症。耶尔森菌属引起动物源性感染,通常先引起啮齿动物和鸟类感染。人对本菌的感受性没有年龄和性别差异,而取决于受感染的方式。人类主要通过吸血节肢动物叮咬或食用污染食物等途径而受感染。

(九)变形杆菌属

【临床意义】

变形杆菌属有 4 个种,分别为普通变形杆菌、奇异变形杆菌、产黏变形杆菌、潘尼变形杆菌。变形杆菌属除了产黏变形杆菌以外,都是条件致病菌。本属细菌常出现于土壤、水和被粪便污染的物体上。该属所致的感染非常广泛,特别是作为尿路感染病原菌,与尿道结石形成有一定关系(变形杆菌和普罗威登斯菌水解尿素生成氨水,使尿液碱化,导致结石的形成),还可引起伤口感染、食物中毒、婴幼儿原发或继发感染性腹泻和新生儿脐炎等。其他的还有腹膜炎、盆腔炎、肺炎、眼结膜炎、骨髓炎等,严重者可导致败血症、脑膜炎。奇异变形杆菌对呋喃妥因、多黏菌素和四环素天然耐药;普通变形杆菌对第一代头孢、氨苄西林、多黏菌素、四环素、呋喃妥因天然耐药。

（十）普罗威登斯菌属

【临床意义】

普罗菲登斯菌属包括 8 个种，临床相关的主要有产碱普罗威登斯菌、拉氏普罗威登斯菌、司徒普罗威登斯菌、雷极普罗威登斯菌和海氏普罗威登斯菌。本菌属与变形杆菌一样，有可能促进尿中结晶形成，与泌尿系结石的形成有关。雷极普罗威登斯菌和司徒普罗威登斯菌可致泌尿道感染和其他肠道外感染，并且司徒普罗威登斯菌具有更高的致病力和耐药性，可引起许多医院感染的暴发流行。产碱普罗威登斯菌一般由患者粪便中，特别是小儿的粪便中检出。而拉氏普罗威登斯菌可从健康人群及腹泻病人的粪便中分离到，但未有证据证明该菌与腹泻直接相关。海氏普罗菲登斯菌存在于健康企鹅的肠道中。

（十一）摩根菌属

【临床意义】

摩根菌属包括 2 个种，分别为摩根摩根菌和耐冷摩根菌。该菌被证明是导致条件性继发感染的病原菌，可引起尿路感染和创伤感染，还可引起腹泻。

（十二）邻单胞菌属

【临床意义】

本属只有 1 个菌种即类志贺邻单胞菌，普遍存在于水和土壤表面。本菌主要引起胃肠炎，好发于夏季，主要与食人生的海产品有关。临床症状可以是短时间的水样腹泻或痢疾样腹泻；也能引起肠道外感染，主要是败血症，在机体免疫力降低时，还可引起蜂窝组织炎、骨髓炎、脑膜炎等。

其他可作为条件致病菌的肠杆菌科细菌还有哈夫尼亚菌属、爱德华菌属、克吕沃尔菌属、拉恩菌属、西地西菌属、塔特姆菌属等，临床较为少见。

五、非发酵菌

非发酵菌的完整提法是"不发酵葡萄糖的革兰阴性杆菌"，指的是一群因缺乏糖酵解的酶类，而只能在有氧的环境中以有氧方式，而不能以厌氧或兼性厌氧方式进行代谢的需氧菌。非发酵菌的类别很多，其中与临床感染关系密切的有假单胞菌属、不动杆菌属、产碱杆菌属、莫拉菌属等。除了铜绿假单胞菌和其他几种极少见的菌种，非发酵菌的毒力一般较低，主要引起体弱者或免疫力低下者的医院内感染。但是，由于严重疾病患者在住院患者中的比例日益增高，特别是一些恶性肿瘤患者以及导管插入术、介入治疗、长期抗生素、激素治疗等因素日益普遍，导致非发酵菌已成为多种感染性疾病的重要病原菌。尤其是像铜绿假单胞菌、嗜麦芽窄食单胞菌、鲍曼不动杆菌等多是多重耐药菌株，造成临床治疗困难。

大多数非发酵菌在不同环境中都有其自然定植部位，可成为人类感染的潜在传染源，如医院环境中的各种水源，包括洗刷间、水房、消毒液、雾化器等；各种仪器、用具表面，包括体温计、拖把、毛巾、纱布等；身体的某些潮湿部位，如腹股沟、腋窝等。

（一）假单胞菌属

【临床意义】

1.目前属内有 180 多个种和 15 个亚种,常见于医源性感染,以本属中的铜绿假单胞菌最多见和致病力最强,是医院内感染主要的病原菌。铜绿假单胞菌的感染多发生于烧伤、囊性纤维化、急性白血病、器官移植患者,以及年老体弱、免疫力差的患者,感染多位于潮湿部位,可引起伤口感染、烧伤后感染、败血症、肺部感染、尿路感染、化脓性中耳炎、眼部感染(可导致角膜穿孔)等各种化脓性感染以及婴儿腹泻等,还可通过血源性感染导致心内膜炎、脑膜炎、脑脓肿、骨和关节感染等,且大多数心内膜炎需手术置换瓣膜,否则感染难以清除。铜绿假单胞菌耐药性强,天然耐受第一、二代头孢菌素、第一代喹诺酮类抗生素、复方新诺明,除产生多种 β-内酰胺酶外,还与其外膜通透性低以及主动泵出机制等有关。铜绿假单胞菌还常在感染的部位形成生物膜(BF),具有更强的抗生素抗性(与浮游细菌相比,形成 BF 的细菌对抗生素的抗性可提高 10~1000 倍)。铜绿假单胞菌慢性感染的囊性纤维化患者的呼吸道分泌物中常可见一种异常的黏液样形态的铜绿假单胞菌,这是由于其产生的大量多糖(藻酸盐)包围菌体所致,而藻酸盐的产生导致诊断、治疗的困难。因此,临床上感染的铜绿假单胞菌常难以完全清除。

2.荧光假单胞菌和恶臭假单胞菌可见于水和土壤中,是人类少见的条件致病菌。其中荧光假单胞菌能在 4℃生长,是血制品的常见污染菌;恶臭假单胞菌可引起皮肤、泌尿道感染和骨髓炎等。

按 CLSI/NCCLS 推荐,经美国 FDA 通过的假单胞菌抗生素体外药物敏感试验选择的抗生素分为 4 组:A 组首选药物及常规试验报告的药物为:头孢他啶、庆大霉素、哌拉西林、妥布霉素;B 组与 A 组平行做药敏试验,但应选择性报告的药为:头孢吡肟、替卡西林、哌拉西林/他唑巴坦、氨曲南、亚胺培南、美罗培南、阿米卡星、环丙沙星、左氧氟沙星;D 组或 U 组,作为补充,或仅用于尿路感染的抗生素为:洛美沙星或诺氟沙星、氧氟沙星。值得注意的是,在长期应用各种抗生素治疗过程中,铜绿假单胞菌可能发生耐药突变,因此初代敏感的菌株在治疗3~4d 以后,测试重复分离菌株的药敏试验是必要的。

（二）伯克霍尔德菌属

【临床意义】

目前属内有 60 多个种,临床最多见为洋葱伯克霍尔德菌,本菌的 7 个基因型很难分开,通常称洋葱伯克霍尔德菌复合群,可从各种水源和潮湿表面分离到,为条件致病菌,在医院环境中常污染自来水、体温表、喷雾器、导尿管等,因而引起多种医院感染,包括心内膜炎、败血症、肺炎、伤口感染、脓肿等,在慢性肉芽肿和肺囊性纤维化的患者中常引起高死亡率和肺功能的全面下降。本菌对氨基糖苷类抗生素耐药,对复方新诺明多敏感。根据 CLSI/NCCLS 推荐,洋葱伯克霍尔德菌药敏选药 A 组为:甲氧苄啶-磺胺甲噁唑;B 组为:头孢他啶、米诺环素、美洛培南、替卡西林/克拉维酸、左氧氟沙星;C 组为:氯霉素。

（三）窄食单胞菌属

【临床意义】

目前属内有 8 个种,临床常见菌为嗜麦芽窄食单胞菌,也称嗜麦芽寡养单胞菌,旧称嗜麦芽假单胞菌。分布广泛,可引起条件感染,是目前医院获得性感染的常见病原菌之一,可致多种疾病,包括肺炎、菌血症、心内膜炎、胆管炎、脑膜炎、尿路感染和严重的伤口感染等。本菌对临床常用的大多数抗生素天然耐药,包括碳青霉烯类的亚胺培南(泰能)、美洛培南等,但对复方新诺明几乎 100% 敏感。因此,复方新诺明是临床治疗嗜麦芽窄食单胞菌感染的首选抗生素,也可以根据药敏试验的结果选择。根据 CLSI/NCCLS 推荐,嗜麦芽窄食单胞菌药敏选药:A 组为:复方新诺明;B 组为:替卡西林/克拉维酸、头孢他啶、米诺环素、左氧氟沙星;C 组为:氯霉素。

(四)不动杆菌属
【临床意义】

本菌属目前可分为 21 个基因种,在自然环境广泛分布,存在于正常人体的皮肤、呼吸道、胃肠道、生殖道,是机会致病菌,在非发酵菌中出现的频率仅次于铜绿假单胞菌而占第 2 位。临床标本中常能分离到的不动杆菌属细菌有醋酸钙不动杆菌、溶血不动杆菌、鲍曼不动杆菌等,最常见的是鲍曼不动杆菌。由于醋酸钙不动杆菌、溶血不动杆菌和鲍曼不动杆菌的表型试验不易区分,很多临床实验室将它们统称为"醋酸钙—鲍曼不动杆菌复合群",对氨基青霉素类、第一代和第二代头孢菌素、第一代喹诺酮类抗生素均天然耐药。洛菲不动杆菌的耐药性相对要差得多。由于不动杆菌能获得多重耐药性(在医院感染病原菌耐药性的传递中发挥重要作用)和能够在大多数环境表面生存,所以由不动杆菌引起的医院内感染近 10 年来增高的趋势明显,且多是多重耐药菌株。最常见的分离部位是呼吸道、尿道和伤口,所致的疾病包括肺炎、心内膜炎、脑膜炎、皮肤和伤口感染、腹膜炎、尿路感染等。

(五)产碱杆菌属
【临床意义】

目前属内有 15 个种和 8 个亚种,有临床意义的主要有木糖氧化产碱杆菌和粪产碱杆菌。通常是人和动物肠道的正常寄生菌,在皮肤和黏膜也能分离到本菌,水和土壤中等潮湿环境中均有本属细菌的存在。在很多临床标本中也可以分离到,为条件致病菌,主要引起肺炎、菌血症、脑膜炎、尿路感染等。

(六)无色杆菌属
【临床意义】

属内包括 6 个种和 2 个亚种,临床常见木糖氧化无色杆菌,是条件致病菌,可从医院环境和临床标本中分离到,包括血液、痰、尿等标本,可引起医院内感染和暴发流行,主要引起囊性纤维化患者呼吸道感染。

(七)苍白杆菌属
【临床意义】

目前属内有 13 个种,临床常见的有:人苍白杆菌、中间苍白杆菌、嗜血苍白杆菌和假中间苍白杆菌等。可从各种环境和人体部位中分离到,在常规培养基上生长良好,人苍白杆菌主要引起菌血症、眼内炎、脑膜炎、坏死性筋膜炎、胰腺脓肿和足刺伤后引起的骨软骨炎等。对氨基糖苷类、喹诺酮类、复方新诺明等敏感,对其他抗生素多耐药。

(八)金黄杆菌属

【临床意义】

目前属内有 40 多个种,临床常见菌种有:脑膜败血性金黄杆菌(现在命名为脑膜败血性伊丽莎白菌)、产吲哚金黄杆菌。金黄杆菌属为环境菌群,在医院主要存在于有水的环境和潮湿表面,常污染医疗器械和材料引起医源性感染。可以引起术后感染和败血症,也可以导致新生儿脑膜炎,感染与各种插管有关。金黄杆菌属对多种抗菌药物如氨基糖苷类、四环素类、氯霉素天然耐药,但对通常用于治疗阳性菌感染的抗菌药物如利福平、万古霉素、红霉素、克林霉素、复方新诺明敏感。但产吲哚金黄杆菌对万古霉素、克林霉素、红霉素、替考拉宁耐药。

(九)莫拉菌属

【临床意义】

隶属于莫拉菌科,目前属内有 21 个种。莫拉菌属是黏膜表面的正常菌群,致病力低,通常位于呼吸道,较少位于生殖道。医学上重要的莫拉菌是腔隙莫拉菌,能引起眼部和上呼吸道感染;非液化、奥斯陆、亚特兰大、苯丙酮酸等莫拉菌偶尔可引起败血症、脑膜炎、肺炎、肺脓肿及泌尿道感染。多数莫拉菌对青霉素敏感,临床分离株一般可不做药敏试验,但随着耐药菌株的日益增加,β 内酰胺酶检测还是很有必要的。

(十)丛毛单胞菌属

【临床意义】

属内有 21 个种,临床常见菌为土生丛毛单胞菌和睾酮丛毛单胞菌,可从血液、脓液、尿液、胸腹水和呼吸道分泌物等临床标本中分离出,是条件致病菌,可引起菌血症、尿路感染及肺部感染等。

(十一)希瓦菌属

【临床意义】

目前属内有 50 个种。海藻希瓦菌和腐败希瓦菌与临床关系较密切,常引起败血症、肺炎、关节炎、腹膜炎、脓胸、软组织和眼睛等部位的感染。

另外,还有食酸菌属、根瘤菌属、巴尔通体属、甲基杆菌属、黄单胞菌属、鞘氨醇单胞菌属等。

六、弧菌属和气单胞菌属

(一)弧菌属

【临床意义】

1.弧菌属目前共有 90 个种,其中从临床分离的有 12 个种。包括 O1 群、O139 群和非 O1 群霍乱弧菌、副溶血弧菌、拟态弧菌、河流弧菌、豪氏弧菌等。其中,以霍乱弧菌和副溶血弧菌最为重要。根据菌体抗原,O1 群霍乱弧菌分为小川型、稻叶型和彦岛型;根据生物学特性,O1

群霍乱弧菌又分为古典生物型和埃尔托(EITor)生物型。霍乱弧菌是引起烈性传染病霍乱的病原菌,通过侵袭力和霍乱肠毒素致病,可引起严重的呕吐和腹泻,患者腹泻粪便呈米泔水样。1817 年以来,霍乱弧菌曾引起 7 次世界大流行,前 6 次均为 O1 群霍乱弧菌古典生物型引起,第 7 次为 EITor 生物型引起;1992 年 10 月在孟加拉和印度流行的霍乱为 O139 血清群引起。治疗霍乱需补充水和电解质,纠正脱水,用抗生素的目的是缩短腹泻时间以减少脱水。多数弧菌对四环素敏感,但也有多重耐药现象。

2.副溶血弧菌主要引起肠道感染,进食副溶血弧菌污染的海产品可导致急性胃肠炎和食物中毒。其他能引起伤口感染、中耳炎和败血症等肠外感染的弧菌有解藻酸弧菌、辛辛那提弧菌、创伤弧菌、弗氏弧菌、河流弧菌、麦氏弧菌和皇室鱼弧菌。凡在流行季节有腹泻症状并有食用海产品史或与海水、海洋动物接触后发生伤口感染的患者,均应高度怀疑弧菌属细菌的感染。

(二)气单胞菌属

【临床意义】

1.目前该菌属共有 23 个种,和 12 个亚种,广泛存在于淡水、海水、土壤、鱼类和脊椎动物肠道中,人类接触后可引起感染,是人类急性腹泻的重要病原菌。特别是 5 岁以下的儿童易发生气单胞菌性腹泻,大多数病例属于这一年龄段。除了胃肠炎,气单胞菌还与伤口感染、骨髓炎、腹膜炎、败血症、呼吸道感染等有关。临床常见的有嗜水气单胞菌、豚鼠气单胞菌和维氏气单胞菌、杀鲑气单胞菌等。

2.患严重气单胞菌性腹泻的患者可给予特殊抗菌治疗。嗜水气单胞菌对头孢噻吩、氨苄西林、羧苄西林耐药,对四环素敏感性不定,对广谱头孢菌素大多敏感。嗜水气单胞菌通常对复方新诺明、氟喹诺酮、氨基糖苷类抗生素敏感。

第五章　血气分析

第一节　血气分析检验项目

一、血液酸碱度

这是判断酸碱平衡紊乱最直接的指标。血液 pH 的维持主要取决于 HCO_3^-/H_2CO_3 缓冲系统，正常人此缓冲系统比值为 24/1.2（即 20/1）。碳酸氢盐与碳酸的比值是决定血液 pH 值的主要因素，两者任何一方改变均能影响 pH 值，而且相互间可进行代偿性增高或减低。如二者同时按比例增高或减低，血液 pH 可维持不变。因此，pH 值改变不能鉴别是呼吸性还是代谢性酸碱中毒。目前，要求用国际单位制（SI）来表示物质浓度，pH 应改为[H^+]（mmol/L）来表示。

【英文缩写】

pH。

【参考范围】

动脉血：7.35～7.45，均值 7.40，极限值为 pH 6.8～7.8;[H^+]:35.5～44.7nmol/L，极限值为 15.8～158nmol/L;静脉血：7.32～7.42，均值 7.37;[H^+]:38.0～47.8nmol/L。

【临床意义】

正常人血液的酸碱度始终保持在一定的水平，变动范围很小，当体内酸性或碱性物质过多，超出机体调节能力，或者肺和肾功能障碍使调节酸碱平衡的能力降低，均可导致酸中毒或碱中毒。酸碱平衡紊乱是临床上常见的症状，各种疾病都可能出现。

1.pH 正常

(1)正常人。

(2)存在轻度酸碱平衡紊乱，但机体可以自动调节到正常水平，临床上称为代偿性酸、碱中毒。

(3)存在强度相等的酸中毒和碱中毒，作用互相抵消，pH 表现为正常。

2.pH 升高

提示体内碱性物质过多，有超出机体调节能力的失代偿性碱中毒。

3.pH 降低

提示体内酸性物质过多，有超出机体调节能力的失代偿性酸中毒。

二、血液二氧化碳分压

指血液中物理溶解的 CO_2 气体所产生的压力。PCO_2 基本上与物理溶解的 CO_2 量成正比关系,而与 H_2CO_3 及 HCO_3^- 仅有间接关系。通常在 37℃ 测定不接触空气的动脉血 PCO_2 (简写为 $PaCO_2$),静脉血 PCO_2($PvCO_2$)略高,因 CO_2 分子具有较强的弥散能力,故 $PaCO_2$ 基本上反映肺泡 PCO_2(简写为 $PACO_2$),能了解肺泡的通气情况。这是判断呼吸性酸、碱中毒的指标之一。

【英文缩写】

PCO_2。

【参考范围】

动脉血二氧化碳分压($PaCO_2$):$4.67 \sim 6.00kPa$($35 \sim 45mmHg$),极限值 $<1.33kPa$($10mmHg$)和 $>17.29kPa$($130mmHg$);静脉血二氧化碳分压($PvCO_2$):$5.30 \sim 7.30kPa$($45 \sim 55mmHg$)。

【临床意义】

1.病理性增高

见于:①呼吸性酸中毒时,肺通气不足,致二氧化碳潴留;②代谢性碱中毒代偿期,由于体内碱性物质囤积过多,使机体代偿性肺通气减慢,二氧化碳潴留。

2.病理性降低

见于:①呼吸性碱中毒时,肺通气过度,致二氧化碳排出过多;②代谢性酸中毒代偿期,由于体内酸性物质囤积过多,使机体代偿性肺通气加快,二氧化碳排出过多。

三、血浆二氧化碳总量

指血浆中各种形式存在的 CO_2 总量,其中大部分(95%)是 HCO_3^- 结合形式,少量是物理溶解形式(5%),还有极少量是以碳酸、蛋白质氨基甲酸酯及 CO_3^{2-} 等形式存在。这是判断代谢性酸、碱中毒的指标之一。

【英文缩写】

TCO_2。

【参考范围】

动脉血:$23 \sim 27mmol/L$,平均 $25mmol/L$;静脉血:$24 \sim 29mmol/L$,平均 $27mmol/L$。

【临床意义】

1.病理性增高见于

(1)代谢性碱中毒时,由于碱性物质产生过多或肾功能紊乱,使肾脏排出 HCO_3^- 减少,重吸收 HCO_3^- 增加,导致 TCO_2 升高,这是 TCO_2 升高的主要原因。

(2)呼吸性酸中毒时,由于 CO_2 排出减少,也可使 TCO_2 增加。

（3）代谢性碱中毒合并呼吸性酸中毒时，TCO_2 显著升高。

2.病理性降低见于

（1）代谢性酸中毒时，由于酸性物质产生过多或肾功能紊乱，使肾脏排出 HCO_3^- 增加，重吸收 HCO_3^- 减少，导致 TCO_2 减低，这是 TCO_2 减低的主要原因。

（2）呼吸性碱中毒时，由于 CO_2 排出过多，也可使 TCO_2 减低。

（3）代谢性酸中毒合并呼吸性碱中毒时，TCO_2 明显减低。

四、血浆标准碳酸氢盐和实际碳酸氢盐

血浆标准碳酸氢盐指在标准条件下，也就是呼吸功能完全正常条件下的 $[HCO_3^-]$，通常根据 pH 与 PCO_2 数据求得。血浆实际碳酸氢盐指血浆实际 $[HCO_3^-]$，即指"真正"血浆（未接触空气的血液在 37℃分离的血浆）所含 $[HCO_3^-]$。通常根据 pH 与 PCO_2 数据计算，也可以实际测定。但由于方法不同，结果有些差异。

【英文缩写】

血浆标准碳酸氢盐：SB；血浆实际碳酸氢盐：AB。

【参考范围】

血浆标准碳酸氢盐（SB）：22～27mmol/L，平均 24mmol/L；血浆实际碳酸氢盐（AB）：22～27mmol/L，平均 24mmol/L。

【临床意义】

1.$[HCO_3^-]$ 在正常范围

除正常的酸碱平衡外，急性呼吸性酸碱中毒早期，混合性酸碱中毒，如代偿性呼吸性酸中毒，代偿性呼吸性碱中毒＋代谢性碱中毒。

2.$[HCO_3^-]$ 降低

代谢性酸中毒、呼吸性碱中毒代偿期。呼吸性碱中毒＋代谢性酸中毒时明显下降。

3.$[HCO_3^-]$ 增高

代谢性碱中毒，呼吸性酸中毒代偿期。代谢性碱中毒合并呼吸性酸中毒时明显升高。

4.$[HCO_3^-]$ 异常病人

AB 与 SB 这两个指标结合起来分析，在酸碱平衡鉴别诊断上有一定价值。但也受呼吸因素的影响而继发改变。

（1）AB＝SB，且同时升高，表示代谢性碱中毒，一般无呼吸性因素存在。

（2）AB＝SB，且同时降低，表示代谢性酸中毒，一般无呼吸性因素存在。

（3）AB＞SB，提示 CO_2 潴留，多见于通气功能不足所致呼吸性酸中毒。

（4）AB＜SB，提示 CO_2 排出过多，多见于通气过度所致呼吸性碱中毒。

五、血液缓冲碱

指血液中所有具有缓冲作用的阴离子总和，包括 HCO_3^-、HPO_4^{2-}、血浆蛋白及血红蛋白阴

离子等。

血浆缓冲碱(BBp):是由血浆中 HCO_3^- 和 Pr 组成。

全血缓冲碱(BBb):是由血浆中 HCO_3^-、Pr^- 和 Hb^- 加上少量 HPO_4^{2-} 组成。

细胞外液缓冲碱(BBecf):是由血浆中 HCO_3^- 和 Pr^- 及 Hb 相当于 50g/L 时的缓冲碱(BBHb5)。正常人 Hb 以 150g/L 计算,因血液在细胞外液中占 1/3 量,因此细胞外液缓冲碱以 50g/L 计算,但实际上并非 Hb 都是 150g/L,应根据病人实际 Hb 的 1/3 计算细胞外液缓冲碱。

正常缓冲碱(NBB):是指血液 pH 7.4、PCO_2 5.32kPa(40mmHg)、Hb 充分氧合、37℃、一个标准大气压下测得的 BB。NBB 随 Hb 浓度而变。

【英文缩写】

BB。

【参考范围】

全血缓冲碱(BBb):45.3～52mmol/L,平均 48mmol/L;血浆缓冲碱(BBp):40～44mmol/L,平均 42mmol/L;细胞外液缓冲碱(BBecf):48.3mmol/L。

【临床意义】

这是判断代谢性酸、碱中毒的指标之一。代谢性酸中毒时 BB 减少,代谢性碱中毒时 BB 增加。由于同时受呼吸因素、血浆蛋白及血红蛋白的影响,因此不能确切反映代谢变化,但 BB 比 $[HCO_3^-]$ 值能更全面地反映体内中和酸的能力。

六、血液碱剩余

是指血液 pH 值偏酸或偏碱时,在标准条件下,即温度为 37℃、1 个标准大气压、PCO_2 5.32kPa(40mmHg)、Hb 完全氧合,用酸和碱将 1L 血液 pH 调至 7.4 所需加入之酸碱量就是 BE 或 BD。如需用酸滴定,表明受测血样缓冲碱量高,为碱剩余,用正值表示(即＋BE),见于代谢性碱中毒;如用碱滴定,表明受测血样缓冲碱量低,为碱缺失,用负值表示(即-BE),见于代谢性酸中毒。

【别名】

碱超,碱不足。

【英文缩写】

BE,BD。

【参考范围】

-3～+3mmol/L,平均为 0mmol/L。

【临床意义】

判断代谢性酸、碱中毒的重要指标。

1.病理性增高

体内碱储存过量,提示代谢性碱中毒。

2.病理性降低

体内碱储存不足,提示代谢性酸中毒。

在呼吸性酸中毒或碱中毒时,由于肾脏的代偿作用,BE 也可分别出现正值增加或负值增加。

七、血液氧分压

指血液中物理溶解的 O_2 所产生的压力。这是缺氧的敏感指标,也可以帮助判断呼吸功能。

【英文缩写】

PO_2。

【参考范围】

动脉血氧分压(PaO_2):10.0~13.3kPa(75~100mmHg);静脉血氧分压(PvO_2):4.0~6.7kPa(30~50mmHg)。

PO_2 在不同地区(高原、平原)有很大差异,高原地区 PO_2 低。PO_2 与年龄有一定的关系,随年龄增长 PO_2 下降。所以不同年龄 PO_2 正常值有差异,见表 5-1。

表 5-1　不同年龄组的 PO_2 正常参考值

年龄	PaO_2[kPa(mmHg)]
新生儿	6.65~9.30(50~70)
30 岁以下	11.79~13.30(90~100)
30~40 岁	11.31~12.64(85~95)
41~60 岁	9.98~11.97(75~90)
60 岁以下	8.65~10.64(65~80)

注:据统计分析,随着年龄增长 PO_2 每年下降 0.04~0.05kPa,到了 60~80 岁,每增长 1 岁,PaO_2 下降 0.133kPa。

【临床意义】

1.病理性降低

(1)肺部通气功能障碍,如支气管痉挛、黏膜肿胀、分泌物增多、慢性阻塞性肺气肿等使气道狭窄,通气受阻。

(2)肺部换气功能障碍,如肺泡周围毛细血管痉挛、血管栓塞、炎症、肺泡组织纤维化及肺不张、肺萎缩等,使肺泡组织不能有效地进行气体交换。

(3)氧供应不足。

(4)PaO_2<7.31kPa(55mmHg)提示呼吸功能衰竭;<5.32kPa(40mmHg)即可出现口唇

紫绀;＜3.99kPa(30mmHg)提示慢性肺部疾病预后不良;＜2.66kPa(20mmHg)时病人往往昏迷,有生命危险,但长期慢性缺氧病人和高原病人由于已耐受低氧环境,可例外。

2.病理性增高见于

①输氧治疗过度;②麻醉和呼吸功能衰竭治疗过程中,由于呼吸器的使用也可造成血氧分压升高。

八、血液氧饱和度和血液氧含量

血液氧饱和度指与结合 O_2 的血红蛋白量占血红蛋白总量的百分比,血液氧含量指血液中溶解的 O_2 和血红蛋白结合的 O_2 的总和,二者与血液氧分压一起应用可判断组织缺氧程度和呼吸功能。

【英文缩写】

血液氧饱和度:$SatO_2$,O_2Sat,sO_2;血液氧含量:$CoritO_2$,O_2Cont,cO_2。

【参考范围】

动脉血氧饱和度(SaO_2):95%～98%;静脉血氧饱和度(SvO_2):60%～85%;动脉血氧含量:(CaO_2):6.7～9.8mmol/L(15～22mL/dL);静脉血氧含量:(CvO_2):4.9～7.1mmol/L(11～16mL/dL)。

【临床意义】

1.由于氧供应不足或肺部通气、换气障碍,导致组织缺氧,此时 PaO_2、SaO_2、CaO_2 均降低。

2.由于病人贫血,血红蛋白降低,血液携带的氧减少,因而 CaO_2 降低,PaO_2 和 SaO_2 正常。

3.由于心力衰竭、休克等原因,血循环淤滞,流经组织的血液量不足导致组织缺氧,此时,PaO_2、SaO_2、CaO_2 可正常,但 PvO_2、SvO_2、CvO_2 明显降低。

4.严重的酸中毒、酒精中毒时,组织利用氧减少,PaO_2、SaO_2、CaO_2 正常,但 PvO_2、SvO_2、CvO_2 升高。

5.一氧化碳中毒、高铁血红蛋白血症时,血红蛋白和氧结合的能力降低,PaO_2 正常,而 SaO_2、CaO_2 下降。

九、血红蛋白50%氧饱和时的氧分压

指血红蛋白 50% SO_2 时的 PO_2。可从氧解离曲线求得,因氧解离曲线与血 pH 有关,也可根据病人血 pH 查得 P50。在正常情况下,当温度 37℃、pH 7.40、$PCO_2$5.32kPa(40mmHg)时,查氧解离曲线,P50 为 3.54kPa(26mmHg)。

【英文缩写】

P50。

【参考范围】

$3.32\sim3.86$kPa($25\sim29$mmHg)。

【临床意义】

P50 可反映血液运输氧的能力及 Hb 对 O_2 的亲和力。P50 增加,提示氧解离曲线右移,O_2 与 Hb 亲和力下降,Hb 易释放氧(Hb 不易结合 O_2)。P50 降低,提示氧解离曲线左移,O_2 与 Hb 亲和力增加,Hb 易结合氧(Hb 不易释放 O_2)。因此 P50 降低时,尽管 SO_2 较高,而实际上组织缺氧。

【附注】

影响 P50 因素较多,凡能影响 O_2 与 Hb 结合的因素均可影响 P50,以下因素影响氧解离曲线而影响 P50:①温度:体温高右移、体温低左移;②PCO_2:PCO_2 增高右移,PCO_2 降低左移,③pH:pH 增高左移,pH 降低右移。红细胞内 2,5-DPG:增高右移、降低左移。

十、肺泡-动脉氧分压差

指肺泡气氧分压与动脉血氧分压之间存在的差值。$A\text{-}aDO_2$ 是非直接测定数据。

【英文缩写】

$A\text{-}aDO_2$。

【参考范围】

正常情况下也存在一定量的 $A\text{-}aDO_2$,吸空气时为 2.66kPa,吸纯氧时不超过 6.65kPa。吸空气时儿童为 0.66kPa,正常年轻人为 1.06kPa;一般岁年龄增长而上升,$60\sim80$ 岁可达 3.2kPa,但一般不超过 4.0kPa。

【临床意义】

$A\text{-}aDO_2$ 是判断肺换气功能正常与否的一个依据,心肺复苏中反映预后的一项重要指标。当 $A\text{-}aDO_2$ 显著增大时,反映肺淤血和肺水肿,提示肺功能严重减退。病理状态下 $A\text{-}aDO_2$ 增加,主要有 3 个重要因素:解剖分流、通气/灌注比例失调及"肺泡-毛细血管屏障"的弥散障碍。

1.$A\text{-}aDO_2$ 显著增大表示肺的氧和功能障碍,同时 PaO_2 明显降低,这种低氧血症吸纯氧不能纠正。吸纯氧后 PaO_2 常低于 79.8kPa,一般由肺内短路所致,如肺不张和成人呼吸窘迫综合征。

2.$A\text{-}aDO_2$ 中度增加的低氧血症,一般吸入纯氧可获得纠正,如慢性阻塞性,类肺部疾病。

3.由于通气不足造成低氧血症,若 $A\text{-}aDO_2$ 正常,则提示基础病因多半不在肺,很可能为中枢神经系统或神经肌肉病变引起肺泡通气不足。

4.PaO_2 降低,而 $PaCO_2$ 与 $A\text{-}aDO_2$ 正常时,要考虑此种低氧血症是吸入氧浓度低所致,而不是肺部本身病变所致,如高原性低氧血症。

十一、阴离子隙

指血液中未测定的阴离子量,通常以($Na^+\text{-}Cl^-\text{-}HCO_3^-$)表示。这是判断代谢性酸中毒的重要指标,对许多潜在的致命性疾病的诊断可提供重要线索。

【英文缩写】

AG。

【参考范围】

8~16mmol/L,平均为 12mmol/L。

【临床意义】

AG 是早期发现代谢性酸中毒合并代谢性碱中毒、慢性呼吸性酸中毒合并代谢性酸中毒、呼吸性碱中毒合并代谢性酸中毒、混合性代谢性酸中毒及三重性酸碱失衡的有用指标。应用 AG 做指标时,应精确的测定血清电解质,已排除实验误差对 AG 的影响。AG 增高提示肯定有代谢性酸中毒存在;在混合性酸碱紊乱的病人,代谢性酸中毒可以被其他现象掩盖,通过 AG 值可以发现许多潜在的有价值的线索。

十二、血红蛋白

当静脉血流经组织时,HbO_2 放出 O_2 而成为酸性较小的 Hb。正是由于 HbO_2 和 Hb 的酸性差别才能使组织中生成的 HCO_3^- 运至肺部,转变成 CO_2 排出体外,从而运输和排出 CO_2。1gHb 如 100% 的氧合时,可携带 1.39mL O_2,Hb 与 O_2 结合呈 S 形曲线,称为氧解离曲线,此曲线受到多种因素的影响而发生左移或右移。

【英文缩写】

Hb。

【参考范围】

男:120~160g/L;女:110~150g/L。

【临床意义】

Hb 用于 Beb、Beecf、SaO_2 等的计算。有的血气分析仪本身同时可测 Hb 浓度,有的需输入 Hb 浓度值,便可计算出上述指标。

第二节　血气标本采集

血液气体分析作为高科技的产物,以其迅捷、准确的特点,已愈来愈广泛地应用于临床各科疾病的监测之中,而其标本的采集技术与检验结果的准确性密切相关,正确认识标本采集过程中的干扰因素及尽量减少这些干扰因素的影响,对保证检验质量起着重要作用,下面介绍一下实际工作中对于血气分析标本的采集方法及注意事项。

1.采血人员的要求

要选择责任心强、工作认真、经验丰富,能掌握动脉血气标本采集工作的医务人员担任采血工作。

2.患者的生理状态

采血时患者应处于安静,呼吸稳定状态,否则如果患者大声喧哗、激动等均可导致换气过度使 PCO_2 下降。采血时间宜选在清晨空腹或饭后 2h 后,因为饭后迷走神经兴奋,胃黏膜碳酸酐酶作用加强,胃壁细胞向胃液中分泌 H^+,同时大量的 HCO_3^- 进入血液,此现象为"碱潮",此刻采血则影响检测结果。

另外,患者的体温及血红蛋白浓度对结果有一定影响,故采血前应预先测定患者的体温及血红蛋白的浓度。

3.采血部位

取血要选择浅表、易于触及体表侧支循环较多的动脉,如桡动脉、肱动脉或股动脉。采血时禁止使用加压绷带,否则将影响结果的准确性。

4.采血器材

由于一次性注射器筒与栓之间可通过空气且摩擦力较大,采血时血液不能自行进入针筒,因此应选用高压灭菌玻璃注射器或专用配套血气采血管。

5.采血过程

使用肝素钠做抗凝剂,待肝素充分浸润针筒内壁后,将空气和多余肝素钠排掉,采血量以 2~3mL 为宜。血液中肝素的稀释比例应<5%,否则会造成 pH、PCO_2 偏低、PO_2 偏高,其中的 PCO_2 下降最为明显,采血完成后应立即将针头刺入橡皮塞中封闭针头,否则,气体的进入可使 pH 偏高,PCO_2 偏低,PO_2 偏高。

6.血标本的储存及影响

采血后应立即送检,在尽可能短的时间内测定,测定时要充分混匀,如需存放,应置于 4℃ 冰箱内,放置时间不超过 1h。存放时间过长,对检验结果会造成 pH 下降、PO_2 下降、PCO_2 上升。

参考文献

[1]张家忠,陶玲.输血检验技术[M].2 版.北京:人民卫生出版社,2020.

[2]朱玉贤,李毅,郑晓峰,等.现代分子生物学[M].北京:高等教育出版社,2019.

[3]徐群芳,严家来.输血技术[M].北京:人民卫生出版社,2018.

[4]尚红,王毓三,申子瑜.全国临床检验操作规程[M].4 版.北京:人民卫生出版社,2015.

[5]侯振江,尹利华,唐吉斌.血液学检验技术[M].武汉:华中科技大学出版社,2013.

[6]胡丽华.临床输血学检验技术[M].北京:人民卫生出版社,2015.

[7]龚道元,孙晓春,曾涛.临床输血检验技术[M].2 版.北京:人民卫生出版社,2021.

[8]刘成玉,郑文芝.实验诊断学[M].2 版.北京:人民卫生出版社,2017.

[9]府伟灵,徐克前.临床生物化学检验[M].5 版.北京:人民卫生出版社,2015.

[10]夏薇,陈婷梅.临床血液学检验技术.北京:人民卫生出版社,2015.

[11]刘运德,楼永良.临床微生物学检验技术[M].北京:人民卫生出版社,2015.

[12]周庭银,王华梁,倪语星,等.临床微生物检验标准化操作程序[M].上海:上海科学技术出版社,2019.

[13]刘辉.临床免疫学检验技术实验指导[M].北京:人民卫生出版社,2015.

[14]倪培华.临床生物化学检验技术实验指导[M].北京:人民卫生出版社,2015.

[15]仲其军,江兴林,范颖.生物化学检验[M].武汉:华中科技大学出版社,2017.

[16]许文荣,林东红.临床基础检验学技术[M].北京:人民卫生出版社,2015.

[17]潘世扬.临床分子诊断学[M].北京:科学出版社,2018.

[18]杨荣武.分子生物学[M].南京:南京大学出版社,2017.

[19]吕建新,王晓春.临床分子生物学检验技术[M].北京:人民卫生出版社,2015.

[20]朱水芳.现代检验检疫技术[M].北京:科学出版社,2020.

[21]褚静英.临床基础检验[M].南京:江苏大学出版社,2015.